权威·前沿·原创

皮书系列为
"十二五""十三五"国家重点图书出版规划项目

U0218557

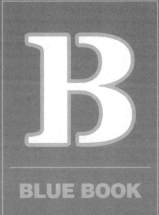

BLUE BOOK

智 库 成 果 出 版 与 传 播 平 台

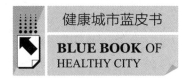

健康城市蓝皮书

BLUE BOOK OF
HEALTHY CITY

编委会主任／王彦峰　雷海潮

北京健康城市建设研究报告
（2020）

ANNUAL REPORT ON HEALTHY CITY CONSTRUCTION
IN BEIJING (2020)

主　编／王鸿春　盛继洪

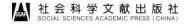

社会科学文献出版社
SOCIAL SCIENCES ACADEMIC PRESS（CHINA）

图书在版编目（CIP）数据

北京健康城市建设研究报告. 2020 / 王鸿春，盛继洪
主编. -- 北京：社会科学文献出版社，2020. 11
（健康城市蓝皮书）
ISBN 978 - 7 - 5201 - 7428 - 2

Ⅰ. ①北…　Ⅱ. ①王…②盛…　Ⅲ. ①城市卫生 - 研
究报告 - 北京 - 2020　Ⅳ. ①R126

中国版本图书馆 CIP 数据核字（2020）第 198375 号

健康城市蓝皮书

北京健康城市建设研究报告（2020）

主　　编 / 王鸿春　盛继洪

出 版 人 / 王利民
责任编辑 / 曹义恒

出　　版 / 社会科学文献出版社·政法传媒分社　（010）59367156
　　　　　　地址：北京市北三环中路甲 29 号院华龙大厦　邮编：100029
　　　　　　网址：www. ssap. com. cn
发　　行 / 市场营销中心（010）59367081　59367083
印　　装 / 天津千鹤文化传播有限公司

规　　格 / 开　本：787mm × 1092mm　1/16
　　　　　　印　张：21.25　字　数：313 千字
版　　次 / 2020 年 11 月第 1 版　2020 年 11 月第 1 次印刷
书　　号 / ISBN 978 - 7 - 5201 - 7428 - 2
定　　价 / 168.00 元

本书如有印装质量问题，请与读者服务中心（010 - 59367028）联系

为贯彻落实中共中央和北京市委关于繁荣哲学社会科学的系列指示精神，北京市社科规划办和北京市教委自2004年以来，依托首都高校和科研机构的优势学科领域，建设了一批北京市哲学社会科学研究基地。研究基地在优化整合社科资源、资政育人、体制创新、服务首都改革发展等方面发挥了生力军作用，为首都新型高端智库建设进行了积极探索，做出了突出贡献。

围绕新时期首都改革发展的重点和热点问题，北京市哲学社会科学规划办公室与社会科学文献出版社联合推出"北京市哲学社会科学研究基地智库报告系列丛书"，旨在推动研究基地成果深度转化的同时打造首都新型智库拳头产品。

本书是北京市社会科学基金研究基地重点项目"北京健康城市建设研究报告（2020）"的研究成果，项目编号：19JDGLA015。

组织编写单位

中国医药卫生事业发展基金会
北京市卫生健康委员会
首都社会经济发展研究所
北京健康城市建设促进会
北京民力健康传播中心
北京健康城市建设研究中心

主要编撰者简介

王彦峰 中国医药卫生事业发展基金会创始人，中国城市报中国健康城市研究院名誉院长，国际健康与环境组织创始主席，健康城市蓝皮书编委会主任。曾长期在中央理论宣传等部门工作，主要编著有《健康是生产力》《中国健康城市建设实践之路》等。先后荣获"健康城市建设杰出人物"和"健康中国年度十大人物"等荣誉称号。他建议将奥运会和健康城市建设结合起来，得到北京市委、市政府大力支持，于2007年4月27日正式启动"健康奥运、健康北京——全民健康活动"。2009年北京市政府制定发布了《健康北京人——全民健康促进十年行动规划》，被聘为健康促进活动总顾问。提出的"健康是生产力"这一科学理念引起了广泛的社会反响。

雷海潮 博士，现任北京市卫生健康委党委书记、主任。曾两次参加中央政治局集体学习材料的编研工作，参与全国深化医药卫生体制改革政策的研究过程，负责起草2005～2010年全国卫生工作会议报告等重要文件，主持制定"健康北京发展建设规划"，参与制定全国卫生事业"十五""十一五""十二五""十三五"发展规划和"2020年全国卫生服务体系规划"。担任全国人大《基本医疗卫生与健康促进法》起草咨询委员会委员、国家卫生健康委公共政策专家咨询委员会委员、世界卫生组织卫生人力资源科学指导委员会委员。在国内外杂志发表学术论文200余篇。

王鸿春 中共北京市委研究室办公室原主任、首都社会经济发展研究所原所长，现任中国城市报中国健康城市研究院院长、北京健康城市建设促进会理事长、北京健康城市建设研究中心主任及首席专家，研究员，北京师范大学北京文化发展研究院兼职教授。近年来主持完成决策应用研究课题65项，其中世界卫生组织委托课题、省部级项目共10项，获国家及北京市领导批示20余项，"转变医疗模式政策研究"等课题获北京市第九届优秀调查研究成果一等奖等市级奖项共11项。著有《凝聚智慧——王鸿春主持决策研究成果文集》，并先后主编或合作主编决策研究著作25部，其中《北京健康城市建设研究报告（2017）》《北京健康城市建设研究报告（2019）》《中国健康城市建设研究报告（2019）》分别获得中国社会科学院第九届"优秀皮书奖"一等奖和第十一届"优秀皮书奖"二等奖、三等奖。

盛继洪 首都社会经济发展研究所所长、北京市决策学学会常务副理事长，中国城市报中国健康城市研究院特约研究员，高级政工师。长期在北京市委从事决策应用研究工作，为市委、市政府领导科学决策服务。近年来主持课题27项，其中省部级课题10项，获北京市调查研究成果二等奖3次。曾担任《首都全面深化改革政策研究》、《建设国际一流的和谐宜居之都研究》、《北京经济高质量发展研究》、《健康城市蓝皮书：中国健康城市建设研究报告》（2016～2019）、《健康城市蓝皮书：北京健康城市建设研究报告》（2017～2019）主编，其中《北京健康城市建设研究报告（2017）》《北京健康城市建设研究报告（2019）》《中国健康城市建设研究报告（2019）》分别获得中国社会科学院第九届"优秀皮书奖"一等奖和第十一届"优秀皮书奖"二等奖、三等奖。

摘　要

人民健康是民族昌盛和国家富强的重要标志，健康城市是以人的健康为导向的城市发展思想，是城市全方位发展的重要标志。北京市作为政治中心、文化中心、国际交往中心和科技创新中心，优先发展健康城市建设是新时期落实健康中国战略重大决策部署的新使命。

2020 年 3 月，为贯彻落实健康中国战略和《国务院关于实施健康中国行动的意见》，全面推进健康北京建设，健康北京行动推进委员会印发了《健康北京行动（2020—2030 年）》，要求到 2022 年全面达到或超过"健康中国行动"提出的阶段目标，到 2030 年基本建成与国际一流的和谐宜居之都相适应的健康城市格局。本书旨在根据健康北京建设的新要求，结合新冠肺炎疫情对北京健康城市建设各方面的考验，深入开展北京市健康城市建设研究工作，推进"健康北京行动"，为市委、市政府决策及建设健康北京、制定健康北京"十四五"发展规划提供有益的理论参考和政策建议。

总报告通过全面评估《健康北京人——全民健康促进十年行动规划（2009—2018 年）》（以下简称"十年行动规划"）的目标实现情况、各项行动实施情况，客观呈现了"十年行动规划"的产出，分析了新时期健康北京建设面临的挑战。我们应进一步完善组织体系，优化多部门协作机制；协调多部门促进健康的政策，加强政策的规制能力；创新干预活动、建立长效机制，促进人群健康行为生活方式改善；完善评价指标体系与评价机制。

分报告关注生态环境建设、疫情防控常态化背景下的社区和工作场所管理、控制吸烟、居民心理健康素养等健康城市建设的热点、难点、重点问题，对健康北京建设的六大领域所取得的成绩和经验进行了梳理和总结：扎实推进冰川绿谷生态沟域建设、寻找生活垃圾源头分类机制的有效措施，推

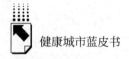
进健康环境建设；开辟新路径、加强人才培养、强化科技信息手段、融合线上线下服务等多措并举，优化健康服务能力；完善首都居民心理健康与妇幼健康服务体系等，构建健康社会；加强健康教育与健康促进、普及全民健身和健康素养、定期开展健康素养监测调查，培育健康人群，增强群众维护自身健康的能力；通过大众传播媒介打造无烟北京、提升全民健康意识、健康科普教育、改变不健康生活方式等，发展健康文化。

关键词： 健康北京　健康城市　健康教育　健康促进

目　录

Ⅰ 总报告

Ⅱ 健康环境篇

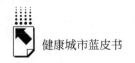
Ⅲ 健康社会篇

Ⅳ 健康服务篇

Ⅴ 健康文化篇

Ⅵ 健康产业篇

Ⅶ 健康人群篇

皮书数据库阅读**使用指南**

总 报 告

General Report

B.1

《健康北京人——全民健康促进十年行动规划（2009—2018年）》终期评估报告

常春 汤伟民 徐晓莉*

摘　要：　在后奥运时期，北京市政府立足大卫生观念，针对北京市居
　　　　　民主要健康问题，颁布了《健康北京人——全民健康促进十
　　　　　年行动规划（2009—2018年）》。2018年进行的终期评估显
　　　　　示，在11项行为及健康状况指标中，健康素养、人均每日食
　　　　　盐摄入量、成人吸烟率、规律运动比例、居民每日早晚刷牙

---

* 常春，博士，教授，北京大学公共卫生学院社会医学与健康教育系副主任，研究方向为健康
教育与健康促进，以第一作者/通讯作者在核心期刊、SCI杂志发表论文150余篇；汤伟民，
北京市卫生健康委员会爱国卫生运动推进处处长，长期负责全市爱国卫生和健康促进工作，
主持制定健康北京"十二五""十三五"发展建设规划、《"健康北京2030"规划纲要》和
《健康北京行动（2020—2030年）》等；徐晓莉，北京市疾病预防控制中心，主任医师，研
究方向为疾病防控、健康教育与健康促进，主持开展《健康北京人——全民健康促进十年行
动规划（2009—2018年）》实施与评估。

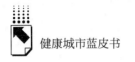

率、定期体检率、孕产妇死亡率与婴儿死亡率、人均期望寿命等指标达到"十年行动规划"目标，中小学生肥胖检出率小幅增长，人均每日油脂摄入量、高血压"三率"尚未达到目标；9项健康促进行动和7项保障措施得到有效落实，并且取得了丰富经验，其中多部门协调机制、控烟行动成效显著，健康知识普及行动、健身行动、母婴健康行动具有特色。建议进一步完善组织体系，优化多部门协作机制；协调多部门促进健康的政策，加强政策的规制能力；创新干预活动、建立长效机制，促进人群健康行为生活方式改善；完善评价指标体系与评价机制。

关键词： 健康促进　健康行为指标　十年行动规划　健康北京

一　评估背景

随着社会经济和医疗卫生事业的发展，北京市居民的健康状况得到不断提升。2008年北京市居民主要健康指标达到或接近发达国家水平，婴儿死亡率下降至3.22‰，人均期望寿命达到80.27岁①；在奥运之年进一步夯实传染病防控工作，在全国率先实现基本医疗保障制度全覆盖。在后奥运时期，北京市政府充分认识到"健康是人们成就事业和幸福生活的基本前提，是实现经济、社会发展的基本条件，也是人类社会永恒的追求"。北京市政府在客观评估北京市居民健康状况和危险因素的基础上，基于"防治结合、预防为主"的大卫生观念，提出"将提高市民健康素质作为首都社会发展

---

① 北京市公共卫生信息中心：《2008年北京市卫生工作概况》，北京市卫生健康委网站，http://wjw.beijing.gov.cn/wjwh/sszl/201912/t20191217_1254555.html，最后访问日期：2020年7月31日。

的重要目标，充分利用'健康奥运、健康北京—全民健康活动'的宝贵遗产，通过10年的努力，用健康促进策略应对慢病的挑战"的设想，于2009年5月颁布了《健康北京人——全民健康促进十年行动规划（2009—2018年)》（以下简称"十年行动规划"）。① 该规划针对慢性病对北京市民健康的危害和发展趋势，提出11项行为及健康状况指标，以"政府主导、部门合作；市民参与、人人行动"为原则，提出了9项健康促进行动和7项保障措施，旨在将北京建设成为拥有一流"健康环境、健康人群、健康服务"的国际化大都市，开创有首都特色的经济社会可持续协调发展道路，使北京成为全国最早针对健康危险因素开展防控行动的城市之一。

习近平总书记在2016年8月召开的全国卫生与健康大会上强调"没有全民健康，就没有全面小康"②，这一精辟论断诠释了健康在中国全面建成小康社会中的价值；党的十八届五中全会将健康中国建设上升为国家战略，国务院先后颁布了《"健康中国2030"规划纲要》和《健康中国行动（2019—2030年)》，是保障人民健康的重大举措，对全面建成小康社会、加快推进社会主义现代化具有重大意义，不仅提出了未来10年的健康目标，也规划了"健康中国"的行动路线，凸显"将健康融入所有政策"的理念，以及政府主导、多部门合作、全社会参与的行动策略。中共北京市委、北京市人民政府先后印发《关于促进卫生与健康事业发展的意见》《"健康北京2030"规划纲要》，北京市人民政府制定《北京市关于进一步加强新时期爱国卫生工作的实施意见》，进一步推动了健康北京建设。

在健康中国建设和健康北京建设宏伟蓝图下，全面评估"十年行动规划"目标实现情况、各项行动实施情况，有助于客观呈现"十年行动规划"的产出，总结组织实施经验、获取科学数据，分析新时期健康北京建设面临的挑战，不仅可以为健康北京建设、健康北京"十四五"发展规划制定提供宝贵的依据和政策建议，也可以为其他城市设计和实施本地健康行动提供经验。

---

① 北京市人民政府：《健康北京人——全民健康促进十年行动规划（2009—2018年)》，京政发〔2009〕17号。
② 《习近平谈治国理政》第2卷，外文出版社，2017，第370页。

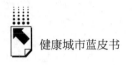

二　评估方法

（一）评估设计

我们分别以"十年行动规划"中的 11 项指标、9 项健康行动和 7 项保障措施为依据，收集 10 年间各指标、行动、措施数据，量化评估各指标的动态变化情况及目标的实现程度，以及各项行动和保障措施的执行情况、受益情况。

（二）资料收集

该评估由北京大学公共卫生学院于 2018 年 5 月至 2019 年 5 月进行。通过收集现有资料/文献（北京市政府及北京市健康促进工作委员会各成员单位出台的政策、2009～2018 年《北京市卫生与人群健康状况报告》、2009～2018 年《北京市健康促进工作年度汇编》和《健康北京工作手册》、各成员单位及各区的"十年行动规划"总结评估报告及其他相关文献等），相关知情人座谈会、访谈等方法，对"十年行动规划"11 项指标的实现程度、9 项健康行动的实施情况、7 项保障措施的落实情况以及取得的经验和存在的问题进行全面深入了解。分别于 2013 年 10 月和 2018 年 5 月采用机构问卷调查方法，调查 6 区 36 所中小学共计 3973 人，其中小学生 1385 人，中学生 2588 人；调查 16 区企事业单位 81 个，回收职工有效问卷 12280 份，其中事业单位职工占 52.0%，企业职工占 48.0%。

（三）资料分析

（1）11 项指标变化趋势及实现目标程度分析。描述 11 项指标 2009～2018 年的变化情况及变化趋势；分析比较各项指标当前状况及其达到"十年行动规划"设定的 2018 年目标的情况；同时，将已获得的北京市数据与同年全国数据及其他城市数据进行横向比较。

（2）各项行动及保障措施实施情况分析。定性、定量描述"十年行动规划"9项健康行动、7项保障措施涵盖的各项活动完成情况、受益情况，分析变化趋势，总结经验并发现存在的问题。

（3）学生、职业人群问卷调查资料分析。描述分析学生、职业人群健康知识、部分健康行为现状，描述企事业单位健康政策、环境与服务现状，作为"十年行动规划"各项行动实施效果的补充。

三 评估结果

（一）11项指标实现情况

1. 健康素养水平

在进行"十年行动规划"中期评估时，曾确定以居民健康素养替换"全民健康知识知晓率"这一指标。评估结果显示，北京市居民健康素养水平从2008年的10.70%，提高到2018年的32.30%[1]，提升了21.6个百分点，历年均高于全国城市居民健康素养平均水平[2]，提前实现《"健康中国2030"规划纲要》所提出的到2030年全国居民健康素养水平达到30%的目标。2018年北京市居民健康素养水平也高于全国主要大城市（上海为28.38%，深圳为24.27%，天津为21.00%，重庆为17.60%）[3]，但相较于"健康北京行动"提出的2022年居民健康素养水平达到40%的目标尚须继续努力（见图1）。

---

[1] 北京市人民政府：《北京市2012年度卫生与人群健康状况报告》，人民卫生出版社，2013；北京市人民政府：《北京市2018年度卫生与人群健康状况报告》，人民卫生出版社，2019。

[2] 王萍等：《2008年中国居民健康素养现状调查》，《中国健康教育》2010年第4期；李英华等：《2012年中国居民健康素养监测结果》，《中国健康教育》2015年第2期；国家卫生健康委员会宣传司：《国家卫生健康委员会2019年8月26日例行新闻发布会文字实录》，中国政府网，http://www.nhc.gov.cn/xcs/s7847/201908/9f070ab42a6c4d239991b6db0f07f22b.shtml，最后访问日期：2020年7月31日。

[3] 潘新锋等：《2018年上海市居民健康素养水平及其影响因素分析》，《中国健康教育》2020年第2期。

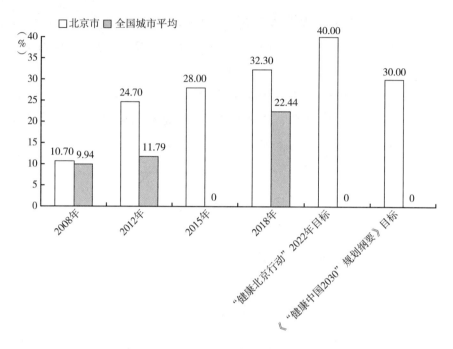

图1 2008～2018年北京市居民健康素养水平变化情况

2. 人均每日食盐摄入量

根据北京市政府历年发布的《北京市卫生与人群健康状况报告》和北京市卫生部门提供的数据进行汇总分析，结果显示，北京市居民人均每日食盐摄入量呈下降趋势，2012年为9.70克，2015年为9.90克[①]，提前达到并持续低于"十年行动规划"目标。"健康中国行动""健康北京行动"均提出人均每日食盐摄入量到2030年≤5克的目标，实现这一目标仍具有挑战（见图2）。

3. 人均每日油脂摄入量

分析北京市官方数据可以发现，北京居民每日膳食油脂摄入量持续下降，

---

① 北京市公共卫生信息中心：《2008年北京市卫生工作概况》，北京市卫生健康委网站，http://wjw.beijing.gov.cn/wjwh/szzl/201912/t20191217_1254555.html，最后访问日期：2020年7月31日。

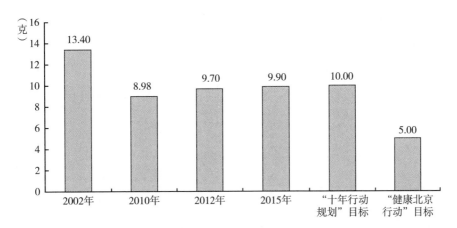

图2　北京市居民人均每日食盐摄入量变化情况

2015年北京市居民每日膳食油脂摄入量为39.9克①，与"十年行动规划"目标和"健康中国行动"目标、"健康北京行动"目标仍存在差距（见图3）。

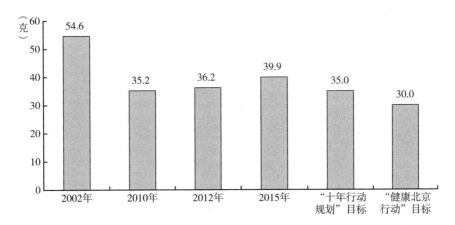

图3　北京市居民每日膳食油脂摄入量变化情况

4. 成人吸烟率

北京市成人吸烟率呈持续下降态势，总体吸烟率由2008年的29.0%下

---

① 北京市公共卫生信息中心：《2008年北京市卫生工作概况》，北京市卫生健康委网站，http：//wjw. beijing. gov. cn/wjwh/szzl/201912/t20191217_ 1254555. html，最后访问日期：2020年7月31日。

降至 2019 年的 20.3%；其中男性吸烟率下降尤为明显，由 2014 年的 52.3%持续下降至 2019 年的 37.1%①，女性吸烟率在原本较低水平下又进一步下降，说明控烟成效显著，达到"十年行动规划"目标，与"健康北京行动"2022 年控烟目标、"健康中国行动"2030 年控烟目标基本持平（见图 4）。

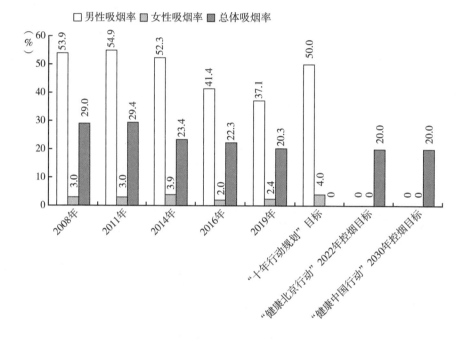

图 4　北京市成人吸烟率变化情况

5. 规律运动比例

北京市"十年行动规划"基线数据显示，2002 年北京市居民每周运动 3 次及以上、每次运动 30 分钟及以上人群所占比例为 34.1%；北京市体育局报告显示，2008 年北京市居民经常参加体育锻炼（指每周参加 3 次及以上、每次锻炼持续时间 30 分钟及以上、每次锻炼的运动强度达到中等及以

---

① 《北京市第三次成人烟草调查情况公布》，北京市卫生健康委网站，http://wjw.beijing.gov.cn/xwzx_ 20031/xwfb/201912/t20191227_ 1521991.html，最后访问日期：2020 年 7 月 31 日。

上）的比例为43.2%[①]，2011年人群体力活动不足（指运动达不到1周至少3天、每天的中等体力活动累计在20分钟以上、每次持续时间至少在10分钟以上）的比例为31.7%[②]，2014年北京市居民运动不足（指每周中等强度活动时间不足150分钟）的比例为21.1%[③]，《北京市2018年度卫生与人群健康状况报告》显示，2017年北京市18～79岁常住居民身体活动不足率是20.3%[④]，尽管部分数据对规律运动或体力活动不足的定义存在差异及人群年龄段选取不尽相同，但总体而言北京市居民参加体育锻炼的比例呈上升趋势（见图5）。

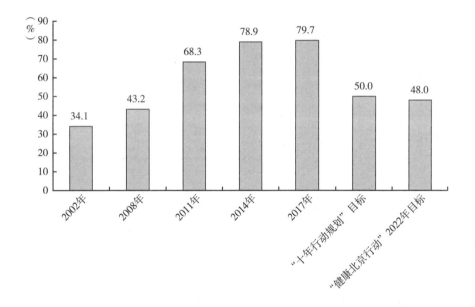

图5　北京市居民每周规律运动比例变化情况

①　《北京市第二次群众体育现状调查报告》，北京市体育局网站，http://www.bjsports.gov.cn/publish/main/116307/116338/2012/12/19/20121219165257453535481/1373957199754.pdf，最后访问日期：2020年7月31日。
②　北京市人民政府：《北京市2011年度卫生与人群健康状况报告》，人民卫生出版社，2012。
③　马爱娟等：《2014年北京市成年人体力活动现况调查》，《首都公共卫生》2017年第1期。
④　北京市人民政府：《北京市2018年度卫生与人群健康状况报告》，人民卫生出版社，2019。

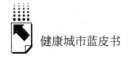

6. 居民每日早晚刷牙率

如图 6 所示，根据北京市 2017 年居民健康素养监测结果，15～69 岁居民每日早晚 2 次刷牙的比例在 2017 年为 88.5%，接近"十年行动规划"目标。其中，城市居民、农村居民分别为 90.2% 和 78.0%；男性居民、女性居民分别为 83.9% 和 93.4%。

2013 年中小学生调查抽样结果显示，中、小学生每日刷牙率均达到 97%，其中每日刷牙 2 次及以上的比例分别为 74.6% 和 62.7%。

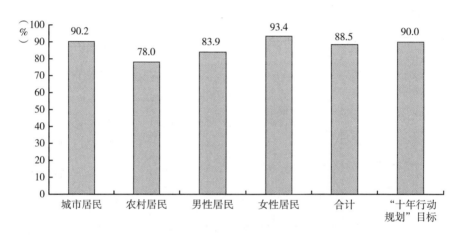

图 6　2017 年北京市 15～69 岁居民每日早晚 2 次刷牙比例

7. 中小学生肥胖检出率

来自 2009～2018 年北京市年度卫生与人群健康状况报告数据显示，2009～2018 年，北京市中小学生肥胖检出率呈持续缓慢上升态势（见图 7），未能实现"十年行动规划"所提出的中小学生肥胖率控制在 15% 以下的目标。有研究显示，我国 2014 年 7～18 岁学生肥胖率总检出率为 7.3%，为 2010 年的 1.5 倍，且肥胖检出率高发区主要集中在华北、华东、东北，尤其是环渤海地区①；而北京市中小学生肥胖检出率在 2010～2014 年增幅

---

① 王烁等：《1985～2014 年中国 7～18 岁学生超重与肥胖流行趋势》，《中华预防医学杂志》2017 年第 4 期。

为 5%，2014 ~ 2018 年增幅为 8.3%，远低于全国中小学生肥胖检出率增速。

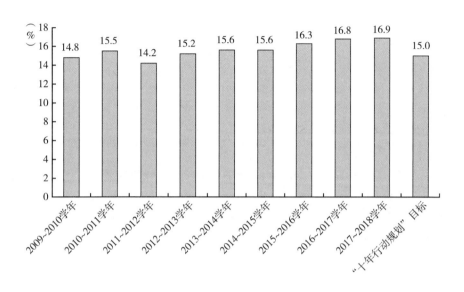

图 7 2009 ~ 2018 学年度北京市中小学生肥胖* 检出率情况

* 依据身体质量指数（BMI）统计肥胖。

8. 孕产妇死亡率与婴儿死亡率

2018 年按"妇幼年度"报告的孕产妇死亡率为 10.64/10 万（见图 8），自然年度报告的孕产妇死亡率为 11.03/10 万，均达到"十年行动规划"所提出的孕产妇死亡率低于 15/10 万的目标，且达到"健康中国行动"2030 年目标。

2009 ~ 2018 年按"妇幼年度"报告的北京市户籍人口婴儿死亡率、5 岁以下儿童死亡率均呈持续下降趋势，2011 年起婴儿死亡率保持在 3‰以下（见图 9），2013 年起 5 岁以下儿童死亡率基本保持在 3‰以下（见图 10）；2018 年以自然年度报告的婴儿死亡率为 2.14‰，处于全国领先水平[1]，并

---

[1] 《权威发布：中国妇幼健康事业发展报告（2019）》（全文），搜狐网，https：//www.sohu. com/a/317282167_100077467，最后访问日期：2020 年 7 月 31 日。

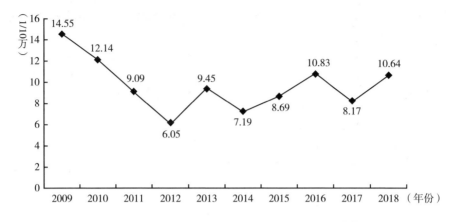

图8 2009～2018年北京市户籍孕产妇死亡率变化情况

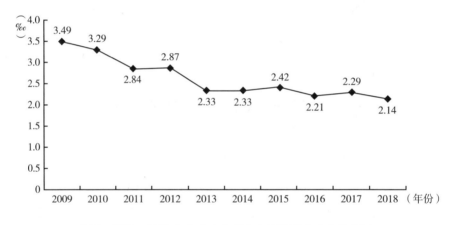

图9 2009～2018年北京市户籍人口婴儿死亡率变化情况

已经达到国际先进水平①，均达到"健康中国行动"2030年目标及"健康北京行动"2022年目标。

9. 高血压、糖尿病知晓率、治疗率、控制率

监测数据显示，北京市居民高血压知晓率、治疗率和控制率（简称

---

① 《死亡率，婴幼儿（每千例活产儿）》，世界银行网站，https：//data. worldbank. org. cn/indicator/SP. DYN. IMRT. IN?%20locations＝CN－DE&view＝chart，最后访问日期：2020年7月31日。

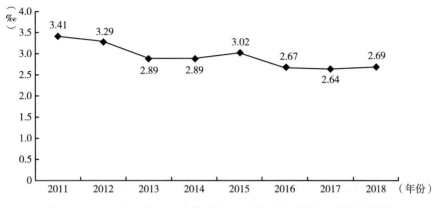

图10　2011～2018年北京市户籍人口5岁以下儿童死亡率变化情况

"三率"）自2014年以来有所提升，其中高血压控制率提高较为明显（见图
11），但高血压"三率"尚未达到"十年行动规划"目标，其中高血压知晓
率接近"健康中国行动"2022年目标。2017年糖尿病知晓率、治疗率和控
制率分别为60.8%、57.6%和24.1%，自2011年以来处于小幅波动状态，
糖尿病知晓率已达到"健康中国行动"2030年目标（见图12）。

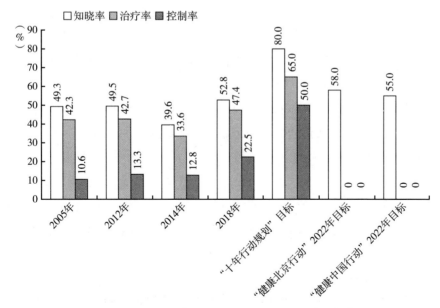

图11　北京市居民高血压知晓率、治疗率、控制率情况

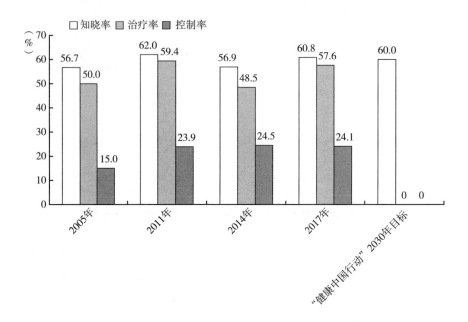

图12　北京市居民糖尿病知晓率、治疗率、控制率情况

10. 定期体检率

"定期体检率"为"十年行动规划"中期评估后替换"健康体检合格率"的指标。2018 年北京市 16 区企事业单位员工调查结果显示，职业人群每年进行健康体检的比例为 83.5%；较 2009 年相关研究报告①的北京市成年人体检率（60.8%）明显提高。女性职工每年健康体检率高于男性职工，事业单位员工每年健康体检率高于企业员工（见图13）。

11. 人均期望寿命

如图 14 所示，2009～2018 年北京市居民人均期望寿命持续提高，2011 年为 81.12 岁，达到"十年行动规划"目标；2018 年北京市人均期望寿命达到 82.20 岁，居于全国领先水平，并达到世界发达国家或先进地

① 张普洪等：《北京市成年人健康体检的频率和途径》，《中国慢性病预防与控制》2009 年第 6 期。

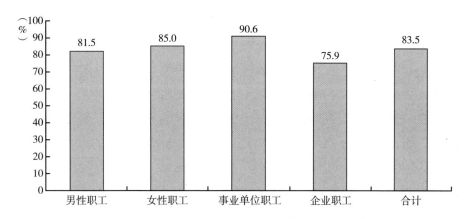

图13 2018年北京市企事业单位员工健康体检率

区水平，且达到"健康中国行动"2030年目标，接近"健康北京行动"2022年目标。

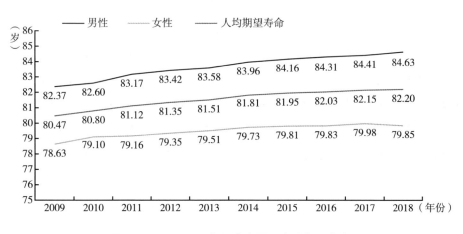

图14 2009～2018年北京市居民人均期望寿命

（二）9项健康行动实施情况

1.健康知识普及行动

普及健康知识是提高居民健康素养水平的重要举措。自"十年行动规划"实施以来，健康知识普及行动在宣传、卫生、教育等多部门的协作下，

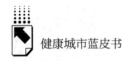
已经形成了全方位的健康知识传播体系，并以立体多元的形式向北京市居民进行各类健康知识的传播普及。首先，创建了《养生堂》《我是大医生》等主流大众媒体的精品系列栏目，分别在电视、报纸、电台开设健康专题栏目11档，共制作访谈节目6000余期；与北京电视台共同策划制作12部"健康生活、健康北京"系列公益广告，在北京电视台所属10个频道进行滚动播出，累计播出超过12000次。其次，充分发挥新媒体在健康知识普及中的作用，在搜狐健康、今日头条等平台开设自媒体号，累计推送健康科普文章近5200篇，累计阅读数超过5000万次。

2011~2019年，北京市分三批组建了由683名专家组成的北京健康科普专家团队，提升了健康科普能力；并利用专家资源，编写了《北京人健康指引》《中小学生健康指引》《健康大百科》《健康到你家》等系列丛书；还通过"健康之星""健康科普大赛""社区健康文艺作品大赛""健康北京周"等大型活动激发居民参与健康行动，推进社区健康教育。北京市教委出台一系列政策加大中小学健康教育力度[1]，卫生部门编制了《健康促进学校规范》北京市地方标准[2]，进一步提升学校健康教育工作品质。2018年进行的企事业单位调查显示，企事业单位普遍开展了慢病防控、传染病防控、职业安全健康教育（见图15），但职业人群健康知识水平仍存在不完整、不系统的问题，如对吸烟危害的全面认识、对职业病的完整了解以及对超重、肥胖的理解有待进一步提高（见表1）。

---

① 《北京市教育委员会关于印发〈北京市中小学养成教育三年行动计划（2017—2019年）〉的通知》，京教基一〔2017〕14号；北京市教育委员会：《北京市教育委员会关于开展"师生健康中国健康"主题健康教育活动的通知》，北京市教育委员会网站，http：//jw. beijing. gov. cn/xxgk/zxxxgk/201805/t20180508_ 45313. html，最后访问日期：2020年7月31日；北京市教育委员会：《北京市教育委员会关于开展2018—2019学年中小学健康教育系列活动的通知》，北京市教育委员会网站，http：//jw. beijing. gov. cn/xxgk/zxxxgk/201807/t20180703_ 55520. html，最后访问日期：2020年7月31日。

② 中华人民共和国国家卫生和计划生育委员会：《健康促进学校规范》，《中国卫生标准管理》2016年第18期。

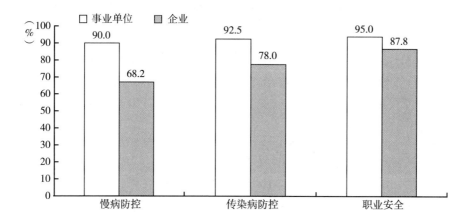

图15　2018年北京市企事业单位开展健康教育情况

表1　职业人群健康知识知晓情况（2018）

选项	事业单位		企业		合计	
	数量 （人）	占比 （％）	数量 （人）	占比 （％）	数量 （人）	占比 （％）
导致高血压、糖尿病等慢性病的影响因素有哪些#	2011	31.5	1384	23.5*	3395	27.6
我国肥胖标准（BMI值）	2185	34.2	1400	23.7*	3585	29.2
推荐的每人每天食盐摄入量	3030	47.5	2084	35.4*	5114	41.6
饮食中控制油量对预防高血脂最有效	5043	79.0	4262	72.3*	9305	75.8
过量饮酒最容易损伤肝脏	5971	93.5	5326	90.3*	11297	92.0
吸烟可以导致哪些疾病#	1234	19.3	614	10.4*	1848	15.0
吸入二手烟会引起哪些疾病#	2394	37.5	1696	28.8*	4090	33.3
法定职业病的种类#	820	12.8	739	12.5	1559	12.7

＊具有统计学意义；#多选题，全部回答正确记为知晓。

2. 合理膳食行动

北京市从多层级组织实施了合理膳食行动。教育、卫生部门密切合作，出台了专项政策①，原北京市卫生局组织编写了《北京市中小学生健康膳食指引》②，有效保障了中小学饮食卫生，并对营养膳食进行管理。市教委和卫健委制订了相关工作方案③，指导中小学开展形式多样、充满趣味性的合理膳食主题活动，培养儿童和青少年健康的饮食习惯；从 2017 年起在全市启动了中小学校健康食堂创建工作。2013 年"十年行动规划"中期评估的中小学生问卷调查显示，北京市中小学生对饮食相关健康知识的知晓率较高，分别有 75.6% 的小学生和 69.1% 的中学生知晓不吃早点、爱吃零食、爱吃油炸食品等饮食习惯不利于身体健康；北京市中小学生营养与健康状况监测数据显示，2016～2017 年近九成中小学生知道食品包装上的营养成分表以及所表达的含义；学生膳食行为和习惯也有所改善，每天吃早餐的比例增长到 80% 以上，而且学生日均饮用含糖饮料也明显减少。④

在全市范围内开展的合理膳食行动，侧重于创造合理膳食支持性环境，

---

① 北京市教育委员会：《关于加强中小学生在校就餐管理的通知》，京教勤〔2011〕19 号；北京市教育委员会：《北京市教育委员会北京市卫生和计划生育委员会关于开展"食育课堂、助力成长"北京市校园营养师宣讲团进校园活动的通知》，北京市教育委员会网站，http：//jw. beijing. gov. cn/xxgk/zxxxgk/201605/t20160531_ 12269. html，最后访问日期：2020 年 7 月 31 日；北京市卫生和计划生育委员会等：《北京市儿童营养均衡计划》，北京市政府网站，http：//www. beijing. gov. cn/zhengce/wenjian/192/33/50/438650/1539980/index. html，最后访问日期：2020 年 7 月 31 日；《北京市教委关于印发〈北京市中小学校食堂管理办法（试行）〉的通知》，北京市教育委员会网站，http：//jw. beijing. gov. cn/gxhq/zcwj/201804/t20180404_ 40429. htm，最后访问日期：2020 年 7 月 31 日；《北京市教委关于印发〈北京市中小学校外供餐管理办法（试行）〉的通知》，北京市教育委员会网站，http：//jw. beijing. gov. cn/gxhq/zcwj/201804/t20180404_ 40432. htm，最后访问日期：2020 年 7 月 31 日。

② 北京市卫生局编《北京市中小学生健康膳食指引》，中国协和医科大学出版社，2014。

③ 北京市卫生健康委员会、北京市教育委员会：《"营"在校园——北京市平衡膳食校园健康促进行动工作方案（2014—2020 年）》，北京市卫生健康委网站，http：//wjw. beijing. gov. cn/xwzx_ 20031/wnxw/201912/t20191214_ 1172574. html，最后访问日期：2020 年 7 月 31 口。

④ 北京市卫生健康委员会：《北京市学生营养状况持续改进》，北京市卫生健康委网站，http：//wjw. beijing. gov. cn/bmfw/wxts/201905/t20190516_ 269140. htm，最后访问日期：2020 年 7 月 31 日。

累计创建健康示范餐厅、健康示范食堂 700 余个；充分发挥餐饮企业在促进居民健康膳食中的积极作用，联手推出减盐包子以及"减盐、减油、减糖"菜肴等。北京市官方数据显示，2011～2015 年低钠盐销量持续增加，2016 年后低钠盐销量呈下降趋势，这可能与人口数量变化和居民就餐模式变迁（在外就餐、外卖）等有关。2018 年开展的 12280 名企事业单位职工调查结果显示，约有 1/3 的职工自报不吃早餐，有 40.8% 的职工自报饮食口味偏咸。

合理膳食行动在环境支持、学生教育方面开展了大量工作。面对人们生活方式的改变，在新形势下进行环境支持迭代，将营养知识转化为行动，是未来面临的挑战。

3. 控烟行动

自 2009 年以来，北京市的控烟行动日益严格，从部分室内公共场所禁烟到室内公共场所全面禁烟、部分室外公共场所禁烟，从公共场所禁烟到综合多项控烟策略并举。2014 年《北京市控制吸烟条例》颁布并于 2015 年 6 月 1 日开始实施，使北京成为全国率先进行更为严格的控烟立法的城市，也是控烟立法最接近世界卫生组织烟草控制框架公约有关条款的城市。为保证《北京市控制吸烟条例》有效实施，北京市建立了相关工作机制，完善配套政策实施方案、标准和规范，广泛开展社会动员，开展多种形式的宣传教育，创造无烟环境并建立戒烟支持体系。

《北京市控制吸烟条例》实施以来，全市控烟志愿者已达 13718 人；北京 12320 共受理控烟相关服务 66213 件，其中投诉举报 50126 件；全市 61 家医院开设了戒烟门诊；医疗卫生机构共提供简短戒烟干预服务 2500 万人次；在 2017～2018 年国家卫生健康委进行的全国无烟医疗卫生系统暗访检查中，北京市获得排名第一的优异成绩。2018 年北京市对 1590 家场所控烟情况暗访的结果显示，96.4% 的场所张贴有禁烟标志，禁烟标志张贴率指标连续 3 年均有所提高（见图 16），居民对《北京市控制吸烟条例》的知晓率达到 91.2%（见图 17），北京市居民被动吸烟率从 2011 年的 50.7% 下降至 2017 年的 28.2%（见图 18），中国烟草年鉴数据显示，

2015年后北京市卷烟销售量呈持续下降趋势（见图19）。在2018年调查的81家企事业单位中，有77家制定了控烟制度；职业人群调查结果显示，在2325名吸烟者中有戒烟意向的为1485人，占63.9%；女性、年轻者、高文化程度者更倾向于戒烟（见表2）。北京市中小学无烟学校比例已达到100%。

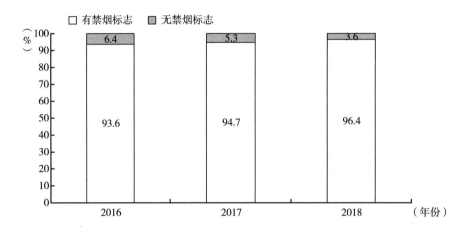

图16 2016～2018年北京市重点场所张贴禁烟标志的比例

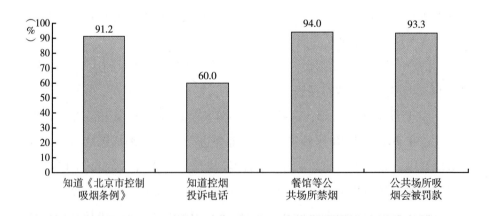

图17 2017年北京市居民对《北京市控制吸烟条例》知晓情况

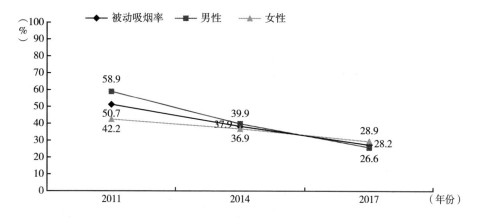

图 18　2011～2017 年北京市居民被动吸烟率

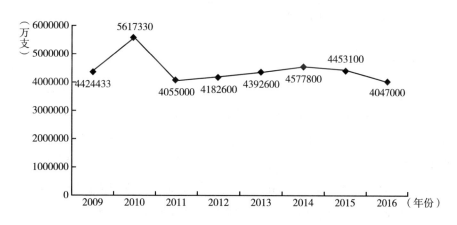

图 19　2009～2016 年北京市卷烟销售情况

表 2　职业人群吸烟者的戒烟意向

单位：人

变量	类别	准备在 1 个月内戒烟	考虑在 6 个月内戒烟	会戒烟,但不会在 6 个月内	不想戒烟
性别*	男	201	356	869	815
	女	16	15	28	25
年龄*	<35 岁	90	173	372	296
	35～44 岁	74	112	277	283
	≥45 岁	53	86	248	261

变量	类别	准备在一个月内戒烟	考虑在6个月内戒烟	会戒烟,但不会在6个月内	不想戒烟
文化程度*	初中及以下	26	43	84	132
	高中/职高/中专	63	103	290	241
	大专/本科及以上	128	225	523	467
年收入	5万元以下	92	135	353	354
	5万~10万元	77	160	371	333
	10万~15万元	35	55	125	103
	15万元以上	13	21	48	50
工作性质	普通职员	163	271	659	627
	管理者	54	100	238	213
合计		217	371	897	840

* 0.05 检验水平具有统计学意义。

4. 健身行动

北京市政府分别于 2011 年和 2016 年颁布《北京市全民健身实施计划 (2011—2015 年)》和《北京市全民健身实施计划 (2016—2020 年)》,并于 2016 年编制了全国首个社区体育地方标准《体育生活化社区建设规范》;北京市体育局 2017 年重新修订颁布《北京市全民健身条例》,先后制定了《北京市体育特色乡镇标准》和《北京市全民健身示范街道标准》,在全民健身法制化、规范化方面走在全国前列,成为健身行动的依据和保障。[1] 2017 年北京市体育局与市卫健委签订了《体医融合战略合作框架协议》,进一步促进体育部门与卫生部门的合作。

---

[1] 北京市政府:《北京市全民健身实施计划 (2011—2015 年)》,京政发〔2011〕16 号;北京市政府:《北京市全民健身实施计划 (2016—2020 年)》,京政发〔2016〕61 号;北京市质量技术监督局:《体育生活化社区建设规范》,DB11/T1333 – 2016;北京市政府:《北京市全民健身条例》,北京市体育局网站,http://tyj. beijing. gov. cn/bjsports/zcfg15/fgwj/dfxfg/1425962/index. html,最后访问日期:2020 年 7 月 31 日;北京市体育:《北京市体育特色乡镇标准》,北京市体育局网站,http://tyj. beijing. gov. cn/bjsports/zcfg15/fgwj/qtwj/1639641/index. html,最后访问日期:2020 年 7 月 31 日;北京市体育:《北京市全民健身示范街道标准》,北京市体育局网站,http://tyj. beijing. gov. cn/bjsports/zcfg15/fgwj/qtwj/1639651/index. html,最后访问日期:2020 年 7 月 31 日。

在"十年行动规划"实施期间，北京市从多方面推进全民健身。根据北京市体育局提供的信息，截至2018年，北京市有公益类社会体育指导员约5.4万名；全市16个区均建有体育总会，市级体育社团有95个，区级体育社团有531个，备案健身团队有7893个，形成了覆盖面广、包容量大的社会化全民健身组织网络；全市100%的街道（乡镇）、100%的行政村和有条件的社区均建有体育设施，各类体育场地有20075个，全民健身路径工程有9024套，全民健身专项场地有4683片，健身步道有2678公里。大力开展"一区一品"群众体育品牌活动，鼓励社区街道创新群体运动。特别是在京津冀一体化和迎"冬奥"的大背景下，2016年出台《北京市人民政府关于加快冰雪运动发展的意见（2016—2022年）》，冰雪运动指导员培训、运动队建设和群众性冰雪运动得到蓬勃发展。

据北京市总工会统计，截至2018年底，机关企事业单位坚持开展工间操活动的职工占比接近60%；国有企业职工参与率超过50%；非公有制企业有三成以上职工参与工间操（工前操）活动。2018年进行的16区企事业单位12280名职工调查结果显示，职业人群规律运动（指每周不少于3次、每次不少于30分钟中等强度运动）的比例为44.7%（见图20）。2017年北京市中小学生体质健康测试及格及以上比例达到93.0%，其中小学学生为96.84%，初中学生为88.56%，高中学生为89.32%；良好率达到50.0%，优秀率达到13.0%。[1]

5. 保护牙齿行动

10年来，北京市逐渐建立起在牙防所带领下的覆盖全部16个区的口腔预防保健体系，并实施了北京市口腔公共卫生服务项目，提高了北京居民口腔卫生服务的可及性。口腔卫生服务项目包括免费氟化泡沫预防龋齿服务、免费窝沟封闭预防恒牙龋齿服务等。参与免费窝沟封闭防龋工作的医疗机构由2010年的107家增加到2018年的187家，累计参与免费窝沟封闭防龋的

---

[1] 北京市卫生健康委员会：《北京市2017年度卫生与人群健康状况报告》，北京市卫生健康委网站，http://wjw.beijing.gov.cn/xwzx/xwfb/201807/t20180711_244168.htm，最后访问日期：2020年7月31日。

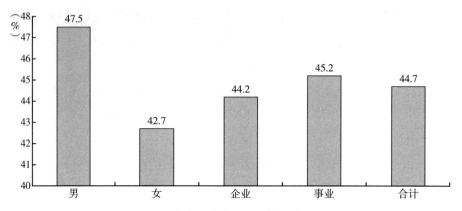

图20 企事业单位职工规律运动比例

学龄儿童共2540846人次。北京市牙防办统计数据显示，北京市5岁儿童乳牙患龋率、12岁儿童恒牙患龋率相对平稳，填充率则呈上升趋势（见图21）。2015年第四次全国口腔流行病学调查数据显示，北京市5岁儿童乳牙开放性患龋率全国最低，治疗率全国最高；12岁儿童患龋率低于国家平均水平10.2个百分点（分别为28.3%、38.5%）。

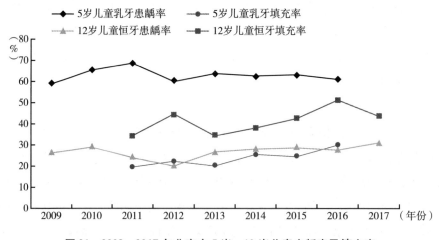

图21 2009~2017年北京市5岁、12岁儿童患龋率及填充率

6. 保护视力行动

视力保护是北京市教委和卫生计生委学校卫生工作的重中之重。自

2001年以来，北京市教育、卫生部门先后出台、下发多个加强中小学生视力保护相关政策[①]，2018年进一步贯彻执行《教育部等八部门关于印发〈综合防控儿童青少年近视实施方案〉的通知》[②]，一直坚持政策、环境、服务、健康教育多措并举开展中小学生近视防控。眼保健操作为一项常态管理措施已在所有中小学校得到实施；在2011年对全市所有中小学校教室及黑板照明情况进行摸底调查的基础上，2012年下拨专项资金对教室和黑板照明进行标准化改造；采取多种形式开展中小学生用眼健康教育；各区也采取了多种形式开展中小学生近视防控。

尽管北京市、国家都在防控中小学生近视方面做了很多努力，但是北京市中小学生视力不良检出率上升的趋势并未得到有效遏制。2017~2018学年北京市中小学生视力不良检出率有所抬头，为59.5%（见图22），中小学生视力不良检出率城区高于郊区（见图23）、随年级升高而提高（见图24）。2014年全国学生体质与健康调研结果显示，北京市中小学生视力不良检出率为57.2%，低于全国平均水平和东部地区，高于西部地区（见图25）。中小学生视力不良的影响因素众多，需要在学生课业负担、户外活动、电子产品日益普及等多因素协同影响中寻求突破，遏制视力不良检出率上升的势头。

7. 社区健康管理（知己健康行动）

随着"十年行动规划"取得进展，原本的"知己健康行动"被赋予

---

① 北京市教育委员会、北京市卫生局、北京市人民政府教育督导室：《关于加强本市中小学生肥胖及视力低下防控管理工作的意见》，京教体美〔2011〕13号；北京市教育委员会、北京市卫生局：《关于本市中小学校教室及黑板照明标准化改造的通知》，京教体艺〔2012〕1号；北京市教育委员会、北京市卫生局、北京市人民政府教育督导室：《关于进一步加强北京市中小学校和托幼机构防近视、控肥胖工作的意见》，京教体艺〔2013〕8号；北京市教委：《关于举办第四届"关爱眼部健康 减缓近视发展"青少年用眼卫生系列公益活动的通知》，京教函〔2012〕181号；北京市教育委员会、北京市卫生和计划生育委员会：《关于做好2014年北京市中小学生视力不良警示工作的通知》，京教函〔2014〕418号；北京市教育委员会、北京市卫生和计划生育委员会：《关于做好2015年北京市学校卫生工作的通知》，京教体艺〔2015〕7号。

② 《教育部等八部门关于印发〈综合防控儿童青少年近视实施方案〉的通知》，教体艺〔2018〕3号。

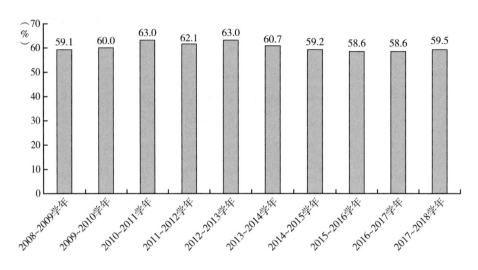

图22　2008～2018学年度北京市中小学生视力不良检出率情况

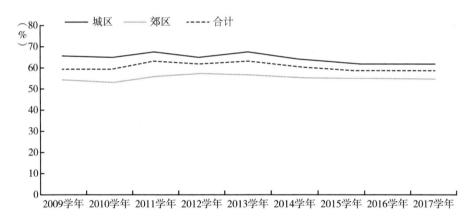

图23　2009～2017学年北京市城区、郊区中小学生视力不良检出率

了新的内涵，结合国家基本公共卫生服务相关项目的开展和家庭医生签约的推进，社区健康管理的内容和形式已经较原本的"知己健康行动"有了进一步的提升。北京市社区卫生常规数据监测显示，截至2018年底，全市336家社区卫生服务中心和1586家社区卫生服务站共建立居民个人健康档案1691.768万份，其中电子健康档案1674.1109万份，健康档案建档率达78.53%，电子健康档案建档率达77.71%。全市社区卫生服务

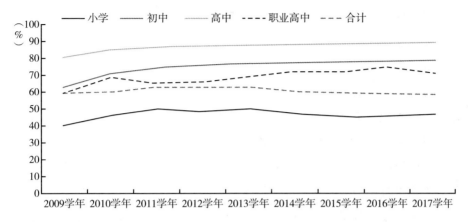

图 24　2009～2017 学年北京市各学段中小学生视力不良检出率

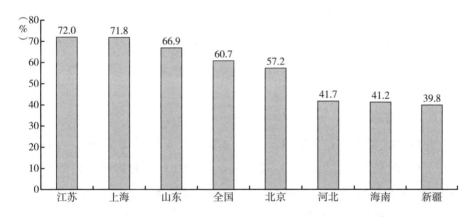

图 25　2014 年全国部分省份中小学生视力不良检出率

机构管理高血压患者 151.9176 万人，高血压患者规范管理率为 67.71%；管理 2 型糖尿病患者 65.22 万人，规范管理率为 68.44%。北京市市场监督管理局（原药监局）于 2009 年下发了《关于零售药店配备血压计体重计的通知》，2014 年全市零售药店 100% 配备血压计、体重计和腰围尺；截至 2018 年，全市共有 4766 家药店可为居民提供健康咨询服务，受益人数达 427.5 万人。

　　综上，社区健康管理服务提供方在服务内容和质量上进行了不懈努力，进一步提高居民对社区健康管理服务的利用率和依从性值得进一步思考，同

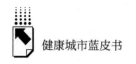
时人口老龄化也是社区健康管理面临的巨大挑战。

8. 恶性肿瘤防治行动

北京市于 2008 年 1 月在全国率先启动为 25～65 岁户籍妇女免费筛查子宫颈癌和乳腺癌的试点工作，并于 2009 年在全市推广。10 年来，北京市不断规范"两癌"筛查服务、扩大服务范围，提高服务质量。2018 年北京市卫生健康委、北京市财政局、北京市总工会、北京市妇女联合会印发了《关于优化整合北京市两癌筛查和长效体检工作的通知》，对全市"两癌"筛查方案进行调整和完善，进一步优化筛查方法、细化筛查流程、整合服务资源、扩大受益人群。截至 2018 年底，北京市共筛查宫颈癌和乳腺癌5746636 例次，宫颈癌、乳腺癌早诊率分别达 95%、80%，治疗率接近100%，达到了"十年行动规划"恶性肿瘤防治行动目标。此外，北京市开展了城乡居民癌症早诊早治工作，2014～2018 年累计投入经费 5207 万元，在城市和农村地区开展恶性肿瘤高危人群评估，分别达 106927 例和158458 例。

9. 母婴健康行动

北京市政府出台了《健康北京"十二五"发展建设规划》《北京市"十二五"时期妇女发展规划》《北京市"十二五"时期儿童发展规划》，原北京市卫生局印发了《健康北京人——母婴健康行动项目（妇幼保健）实施方案》，有效保障和推动了母婴健康行动的实施。北京市在长期保持孕产妇系统管理率、0～6 岁儿童保健覆盖率处于高水平，孕产妇死亡率、婴儿死亡率处于低水平的情况下，将预防出生缺陷和先天疾病筛查、提高出生人口素质作为母婴健康行动的重点。为此，基于三级预防的思路，出台一系列政策，优化婚检与孕前优生健康检查，为常住新生儿提供 6 项免费筛查服务，将出生缺陷筛查、儿童早期综合发展、孕产妇艾滋病、梅毒和乙肝免费筛查等纳入绩效考核；开展新生儿疾病筛查、听力筛查等。

2018 年全市孕产妇系统管理率为 97.48%，0～6 岁儿童保健覆盖率为98.92%；通过增补叶酸，神经管缺陷发生率由 2011 年的 1.01‰降至 2018年的 0.67‰。户籍人口严重出生缺陷发生率连续 8 年呈下降趋势；0～1 岁儿童神经心理发育筛查率从 2011 年的 57.43% 提高至 2018 年的 93.46%。新生儿疾病筛查率在 99% 以上，1~6 岁儿童听力筛查率维持在 90% 以上，达到"十年行动规划"母婴健康行动目标。

（三）保障措施

1. 组织体系

2009 年北京市人民政府发布"十年行动规划"后，北京市编办做出了《关于设立北京市健康促进工作委员会有关问题的批复》，成立了"北京市健康促进工作委员会"。该委员会的主要职责为"拟定北京市健康促进工作政策和规划，组织指导、督促相关部门落实市健康促进各项工作，协调解决工作中的重大问题"。委员会领导小组组长由时任北京市副市长丁向阳担任，先后参与的成员单位达到 56 个，下设专职办公室负责日常工作，16 个区也成立了规制相同的区级健康促进委员会，形成了"十年行动规划"的组织实施体系，为落实"十年行动规划"提供了有力的组织保障。2018 年北京市卫生健康委员会整合爱国卫生运动和健康促进各项工作职能，健康促进委员会并入爱国卫生运动委员会，在新的构架下纳入 40 余个委、办、局，进一步理顺关系，对形成多部门合作机制产生了积极作用。

2. 政策支持与经费保障

自 2009 年"十年行动规划"实施以来，北京市政府、北京市健康促进委员会及各相关部门累计下发与"十年行动规划"相关的政策文件 130 余份，从不同角度对"十年行动规划"的实施提出了要求并进行指导，多层面、多维度促进了"十年行动规划"各项工作的有效落实。上述政策文件多为多部门联合发文，其中卫生、教育、体育为单独或联合发文最多的部门，在一定程度上体现了多部门参与、"将健康融入所有政策"的理念，与《健康北京行动（2020—2030 年）》形成了政策上的对接，保证了北京市健康促进政策的连贯性与持续性。

2011~2012 年北京市财政连续下拨专项工作经费支持"十年行动规划"健康知识普及、低钠盐推广、健身场所与设施建设，之后加大公共卫生投入

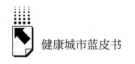
力度，涵盖了"十年行动规划"相关活动。除市政府财政投入外，区政府、各部门、企事业单位、媒体也在"十年行动规划"落实和推进中进行了大量人力、财力、物力的投入。

3. 能力建设

为了进一步提高全市健康促进队伍的工作能力，北京市健促办每年举办相关人员和机构的培训，包括针对相关委办局人员、成员单位联络人、16区健促办主任、联络人及健康教育所所长等。与此同时，北京市健康教育所每年对各区健康教育专业人员进行业务能力培训，促进了专业队伍的能力建设。各区健康教育所还多次组织社区卫生人员健康教育能力培训，侧重于提升社区卫生服务机构医护人员开展健康讲座的能力。

4. 考核评估

在"十年行动规划"实施期间，北京市健康促进工作委员会办公室建立了信息上报机制，为开展考核评估奠定了较好基础。从2011年起，北京市健康促进委员会办公室每年对各部门、各区县健康促进行动开展情况进行督促和考核，并编制《北京市健康促进工作年度汇编》，积累"十年行动规划"落实情况的资料，也为各成员部门、各区县分享交流经验提供了良好的平台。在2013年和2018年北京市健康促进工作委员会办公室委托第三方开展了"十年行动规划"中期和末期评估，为评价"十年行动规划"实施过程和效果提供更丰富、客观的资料。

5. 社会动员与合作

社会动员是健康促进的首要策略，旨在动员全社会（包括政府、专业机构、社会团体、企事业单位、学校，乃至每一个家庭、每一个居民）担负各自的健康责任，积极组织和参与健康促进活动。"十年行动规划"形成了各级政府、多部门合作的组织构架，每年发布的《北京市卫生与人群健康状况报告》，发挥了明确主要健康问题、引导工作重点的作用，得到了国家卫生健康委和其他省份的高度关注，经验和模式也为其他省份提供了借鉴。此外，北京市健康促进委员会办公室积极组织相关委办局、区、企事业单位人员参加国际、国内健康促进学术会议，分享交流北京市"健康促进十年行动"经验；2016年在上海召开的第九届全球健康促进大会，北京市的"健康北京人——全民健康促进十年行动""北京市控烟条例颁布与执行"成为大会交流案例。此外，北京健康之星评选等案例入选国家级健康促进优秀案例，北京经验得到大力传播和广泛认可。

四 "健康中国"视域下的政策建议

（一）机遇与挑战

2018年北京市居民期望寿命为82.2岁，30~70岁居民主要慢性病早死概率为10.7%，孕产妇死亡率为10.64/10万，婴儿死亡率为2.01‰，居民主要健康指标总体优于高收入国家平均水平；2018年居民健康素养水平为32.3%，在全国领先。[①] 从"健康北京、健康奥运"到《健康北京人——全民健康促进十年行动规划（2009—2018年）》的实施，北京居民的健康意识、健康需求不断提升。党的十八届五中全会将健康中国建设上升为国家战略，《"健康中国2030"规划纲要》《健康中国行动（2019—2030年）》提出了健康中国建设的总体目标和实现路径；《"健康北京2030"规划纲要》突出了京津冀健康协同发展、全生命周期健康服务、无烟环境推进行动等具有首都特色的重点工作和多部门统筹、"将健康融入所有政策"的机制；《健康北京行动（2020—2030年）》设立20项具体行动，全面推进北京居民健康和国际一流和谐宜居之都建设，新一代信息技术在健康领域广泛应用，北京将利用自身的经济、组织体系优势更好地满足广大人民群众对美好生活的向往。

同时，北京在新时期也面临诸多健康挑战和新的需求。2018年底北京常住人口达2154.2万人，60岁以上人口占16.9%，城镇化率为86.5%[②]，常住

---

① 北京市人民政府：《北京市2018年度卫生与人群健康状况报告》，人民卫生出版社，2019。
② 北京市教育委员会、北京市卫生和计划生育委员会：《关于做好2015年北京市学校卫生工作的通知》，京教体艺〔2015〕7号。

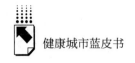
外来人口为 764.6 万人①，2017 年末，三次产业从业人员比例为 3.9∶15.5∶80.6。② 北京面临人口老龄化速度快、城乡经济与外展不均衡、首都功能定位与产业结构变化、国际国内人口流动活跃等多种健康影响因素叠加交织的问题。2019 年，心脑血管疾病、癌症、慢性呼吸系统疾病、糖尿病占居民死亡原因的比例为 82.6%，成为制约健康预期寿命提高的重要因素；境外传染病输入风险增大、重大传染病防控形势仍然严峻。"十年行动规划"评估结果也显示，中小学生肥胖率、视力不良率增长的势头还没有得到有效控制，油和盐摄入量高、体力活动不足等健康危险因素依然较为普遍，高血压、糖尿病患者的血压控制率、血糖控制率有待进一步提高。

（二）建议与展望

1. 进一步完善组织体系，优化多部门协作机制

"十年行动规划"实施之初建立的"健康促进委员会"已经形成了多部门合作的组织体系，后期与市卫健委健康促进处、爱卫办的整合，进一步加强了组织体系建设，在"十年行动规划"组织实施中发挥了重要作用。随着健康北京建设的不断深化，加之健康北京的特殊地位和面临的具体问题，北京市也与时俱进地撤销了健康促进委员会，建立了"健康北京推进委员会"，有必要在"健康北京行动"中确保将相关上、下游各个部门纳入健康北京建设的组织体系中，为实现人群健康、城市环境与基础设施建设、社会服务与保障的有机融合和全面发展奠定基础。

应不断深入理解"将健康融入所有政策"理念，优化基于健康促进委员会这一组织构架形成的多部门合作机制，在明确各部门在健康北京建设中的责任基础上，激发各部门自主的健康责任感，推进健康影响评价的开展；

① 《教育部等八部门关于印发〈综合防控儿童青少年近视实施方案〉的通知》，教体艺〔2018〕3 号。

② 北京市统计局：《全市 2018 年末常住人口》，北京市统计局网站，http：//tjj.beijing.gov.cn/tjsj_ 31433/yjdsj_ 31440/rk_ 32024/2018/202002/t20200217_ 1647183.html，最后访问日期：2020 年 7 月 31 日。

通过建立定期联席会议制度等措施，在大健康思维下进行资源整合与协调，更好地实现协调与资源整合，形成多部门合作共赢的局面，实现提高北京居民健康水平、建设国际一流宜居和谐之都的战略目标。

2. 协调多部门促进健康的政策，加强政策的规制能力

分析"十年行动规划"相关政策可以发现，政策条文在一定程度上存在内容交叉、同一健康主题多次发文、针对同一问题不同部门要求不一的现象，容易使基层部门感到政出多门，不利于执行。此外，部分政策文件没有明确责任主体、任务要求不具体、缺乏考核评价相关内容，致使政策规制能力弱，落实力度受到影响。但是，也有健康公共政策的成功范例，如《北京市控制吸烟条例》，政策宣传、执法、效果评价责任明晰，落实得力，成效明显。为此，建议北京市在梳理现行健康相关政策文件的基础上进行统筹协调，对长周期政策文件制定配套性政策；同时在新的政策文件制定过程中，借鉴《北京市控制吸烟条例》制定和实施的经验，加强各成员部门间政策的协调性，提升政策文件的规制能力。

3. 创新干预活动，促进人群健康行为生活方式改善

"十年行动规划"评估显示，在10年间，卫生、教育、媒体等部门及各区开展了大量健康知识传播活动，促进了居民健康素养的提升、对《北京市控制吸烟条例》的高度知晓，但在将知识转化为行动方面有所欠缺。基于健康促进、健康行为相关理论和国际国内经验，建议创新政策与环境支持、建立学校和工作场所健康促进长效机制，依托移动健康技术开展个性化健康行为指导。

（1）创新政策与环境支持国际经验表明，政策、立法可以从资源保障、环境支持、人群行为制约等方面促进人群健康行为生活方式的形成，最终在预防疾病、增进健康方面发挥作用，并且部分国家已经通过制定政策，不仅有效减少了烟草、酒精、食糖等的使用，有助于预防控制慢性非传染性疾病，还从上述产品的消费税中提取一定比例，补充健康教育与健康促进投资，反哺了健康促进工作的开展，值得北京市借鉴。

（2）整合学校健康教育内容，开设健康教育课。当前中小学生肥胖、

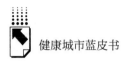

视力不良问题突出，且培养儿童和青少年养成健康行为与习惯也是全民健康的根基。当前国家、北京市都对学生健康高度重视，但大多是对每一个健康问题单独提出健康教育要求；学校健康教育活动数量不少、形式活泼多样，但缺乏系统性、连续性，且无法覆盖各个学段所有学生，体育健康课也无法实现健康知识和技能的全面、系统教授。为此，有必要建立学校健康促进长效机制，将健康教育课纳入小学、初中、高中日常课程教学体系，实现全面开设每周0.5学时健康教育课，整合营养、运动、护眼、控烟、心理健康、结核病预防、艾滋病预防等内容纳入不同年级健康教育课程，并从学校健康政策、环境方面进一步支持中小学生的健康行为。

（3）建立工作场所健康促进长效机制。职业人群健康促进行动是维护全生命周期健康的重要组成部分，也是慢病防控关口前移的必要举措。开展工作场所健康促进，不仅能保护劳动者的健康权益，也是经济社会发展的有力保障。但是，长期以来职业人群健康侧重于职业病防控，北京市首都功能定位和产业格局变迁，需要在新时期基于北京市职业人群特点重新定位健康促进重点，并且能通过政策和制度对工作场所健康促进加以规范，鼓励在巩固现有健康体检和工间操制度、控烟政策、健康食堂创建的基础上，通过自身力量或购买服务，建立工作场所健康促进长效机制，全面、系统地开展有针对性的健康教育活动，促进员工采取健康的行为和生活方式。

（4）运用移动健康技术，开展个性化健康行为指导。截至2020年3月，我国网民规模达到9.04亿人，互联网普及率达64.5%，新冠肺炎疫情也促进了互联网被更多人接纳和在更广泛领域应用。新媒体、移动健康技术，以其方便快捷、可定制、能够实现基础健康数据监测和督促健康行为养成，越来越多地被应用于健康领域。"十年行动规划"的后几年中，新媒体和移动健康技术已在传播健康信息方面得到了应用，未来大数据、5G技术的应用，必将进一步推动其在健康促进中发挥重要作用。建议优化各政府部门下辖健康微信公众号的内容、开发用户友好的高质量手机应用，并鼓励社会力量提供差异化健康管理服务。

（5）完善体制机制，开展重大传染病防控行动。作为全国经济社会发展程度最高的城市之一，慢性非传染性疾病是居民主要死因。因此，改变行为和生活方式，减少疾病危险因素，需要常抓不懈。同时，北京作为国家政治、经济、文化中心，国际化大都市，人员流动频繁，发生重大传染病疫情的风险不容忽视，"非典"、新冠肺炎疫情都是重要的警示。为此，建议进一步完善传染病监测报告系统，强化各部门应急处置能力，完善快速反应、协调联动的机制，并在健康知识普及中加大对传染病预防控制相关法律法规、个人防护行为及维护社会和他人健康行为的宣教力度。

4. 依托现有政策和项目，进一步完善老年人和慢病患者健康管理

国家基本公共卫生服务项目、家庭医生签约服务已经实施多年，覆盖的服务对象不断增加，在服务内容和服务模式上积累了丰富的经验。未来在已经取得较好效果的"高血压患者自我管理""知己健康项目""糖尿病患者快乐生活俱乐部"等项目的基础上，进一步根据城乡、不同社区居民的特点，探索适合于本区、本社区的慢病患者、老年人健康管理模式，并加以推广应用，扩大服务规模，提高服务质量。

5. 建立科学可行的评价指标体系与机制

在现有健康素养监测、烟草流行监测、慢病及其危险因素监测、营养调查等的基础上，实现信息共享，开展健康素养和行为危险因素评估。在实践中不断完善和优化评价指标与评价机制，探索基于大数据开展评价的可行性，使评价结果能引导和有效促进各项工作开展并成为政策决策的依据。

6. 加强能力建设，将北京市健康促进工作推向新高度

应建立健康北京智库，及时根据工作发展的需要开展应用性研究，在健康北京建设的框架下进一步深化国际合作交流。对内提升各部门、机构的健康促进能力，对外在全球公共卫生安全防控和全球健康治理中发出"北京声音"、分享"健康北京"经验。

健康环境篇

Healthy Environment

B.2

"创卫"与城市健康环境建设

——以北京市朝阳区为例

李靓 肖志锋 宋丽琛 许晶*

摘 要： 健康环境建设是健康城市建设的关键一环。就北京而言，推进
健康环境建设是打造首善之区的重要举措，是增强城市竞争力
的重要保障，是保障改善民生的现实需要。创建卫生城市为加
快健康环境建设、推动健康城市建设提供了基本路径。北京市
朝阳区以创建国家卫生区推动健康环境建设，突出人民健康中
心，强调和谐宜居目标，固化健康生活理念，全力以赴，全民
动员，彰显出创卫对健康环境建设的重要支撑作用。通过创建
国家卫生区，朝阳区整体健康环境改善明显，人居环境显著提

---

* 李靓，北京市朝阳区卫生健康委党委书记、主任；肖志锋，北京市朝阳区卫生健康委副主任；
宋丽琛，北京市朝阳区创建国家卫生区领导小组综合协调组组长、北京市朝阳区三里屯街道
办事处副主任；许晶，北京市朝阳区紧急医疗救援中心副主任、高级工程师。

升，城市建设更有品质。未来，应强化以创卫推进健康环境建设顶层设计，形成以创卫推动健康环境建设的良好态势，凝聚以创卫推动健康环境建设的整体合力，提供以创卫推动健康环境建设的多重保障，持续开展创卫宣传，提升群众健康意识和素养。

关键词： 卫生城市　创卫　健康环境　朝阳区

健康城市是衡量一个城市建设管理水平和社会文明程度的重要标志，其中健康环境建设又是健康城市建设的关键一环。习近平总书记指出："要把人民健康放在优先发展的战略地位。"[①] 人民健康既是民生问题，也是社会政治问题。将健康中国和健康城市的理念融入经济社会的所有领域，已成为治国理政的重大战略任务。近年来，朝阳区紧紧依托北京奥运会、中央商务区建设、"一绿"试点、疏解整促提升等契机，以经济快速发展带动健康城市建设步伐，以创建国家卫生区促进健康环境建设，多措并举、共治共享，健康环境建设取得丰硕成果。但是，如何实现健康环境建设成果的全面共享、持续发力，如何实现全市3%的地域面积承载全市16.7%的人口总量的和谐相处是摆在全区面前的重大课题。加快推进更加宜居、更加和谐、更有活力的健康城市成为民之所需、当务之急。

一　推动健康环境建设的重大时代意义

（一）推进健康环境建设是打造首善之区的重要举措

2015年，党的十八届五中全会将健康中国建设上升为国家战略。根据《"健康中国2030"规划纲要》要求，北京市委、北京市人民政府先后印发

---

① 《习近平谈治国理政》第2卷，外文出版社，2017，第370页。

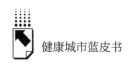
《关于促进卫生与健康事业发展的意见》《"健康北京2030"规划纲要》《北京市"十三五"时期健康北京发展建设规划》，明确提出"将健康融入所有政策"，推进健康环境建设成为健康城市建设的重要切入口，以健康环境建设助推健康北京建设已成为打造首善之区的重要内容。

（二）推进健康环境建设是增强城市竞争力的重要保障

城市化加速使城市人口快速膨胀，住房紧张、环境污染、交通拥堵等传统"大城市病"问题不断突出，加快推进健康环境建设为防治这种"大城市病"提出了具体的应对措施，以健康环境促城市治理，以城市治理提竞争能力，成为当前大型城市健康全面发展的重要逻辑脉络，健康环境建设不仅实现了城市表层化的环境水平变化，而且实现了城市内在品质的有效提升，成为快速提升城市竞争力的重要保障。

（三）推进健康环境建设是保障改善民生的现实需要

切实解决好卫生与健康领域的关键性问题，让群众真正喝上干净的水、呼吸上清洁的空气，以健康环境承托健康城市，以健康城市承载美好生活，是摆在朝阳区政府面前的重大任务。因此，健康环境建设不仅关乎朝阳区的发展，更是回应群众对美好生活的期盼、保障和改善民生的现实需要。

二　明确创卫与建设健康环境的相互联系

（一）卫生城市的内涵

20世纪90年代末，随着中国经济和社会全面发展，普遍性的城市问题逐渐浮出水面。1989年《全国爱国卫生运动委员会关于开展创建国家卫生城市活动的通知》首次提出"卫生城市"的概念，并决定在全国开展创建国家卫生城市的活动，以此提高城市卫生水平，为人民提供清洁、优美、整齐、舒适的生活环境和工作环境。1997 年、1999 年中央及各部委连续下发《关于卫生改革与发展的决定》《关于发展城市社区卫生服务的若干意见》，进一步明确卫生城市发展的总体目标和具体规划，并对发展框架做出了明确规定。[①] "卫生城市"概念的提出，为加快健康环境建设、推动健康城市建设提供了基本路径。

（二）健康环境建设的内涵

健康环境建设是建设健康城市、实现健康中国的关键。[②] 基于"健康城市"理念提出的"健康环境建设"理念，为提高居民体力活动水平和生活质量，营造健康可持续发展的社区人居环境提供了理论依据。[③] 1994 年，中央提出了"中国健康城市计划试点区"，为健康环境建设的探索提供了打造样本的条件。2007 年，在 1994 年试点基础上对 10 个城市进行了健康环境的深入建设，取得了良好成效。2015 年，健康中国建设上升为国家战略后，中央发布了《"健康中国 2030"规划纲要》，对健康环境建设提出了纲领性的政策依据，对总目标和具体实施方案均提出了明确指向。至此，健康环境建设已上升到国家战略的最高层面。

（三）两者的内在联系

经过多年的实践与探索，部分区域的健康环境建设已取得丰硕成果，也证明了加快健康环境建设对健康城市建设的现实意义。从本质上看，卫生城市创建和健康环境建设都是从环境的改善做起，通过全范围的爱国卫生运动，瞄准城市健康水平和人们健康素养的双提升是健康城市建设的重要部分。从实践上看，健康环境建设是纲要性的指导方向，而创建卫生城

---

① 苏薇等：《农村感知性健康人居环境建设思考》，2019 中国城市规划年会，中国重庆，2019 年 10 月 19 日。

② 苏薇等：《农村感知性健康人居环境建设思考》，2019 中国城市规划年会，中国重庆，2019 年 10 月 19 日。

③ 谢劲、陈永军：《城市体质健康型人居环境的构建研究》，《科学大众（科学教育）》2019 年第 8 期。

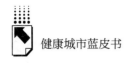

市则是具体的落地措施，两者着眼点不同、发力点不同，关注点也不相同，但总体的目标指向是一致的，都是突出与人们生活质量息息相关的整体环境改善，强化环境对人的总体作用，是健康城市、健康中国建设的重要抓手。

三　多元宣传提高居民素养，为健康环境建设提供导向

按照《健康中国行动（2019—2030年）》的健康环境促进行动的目标要求，到2022年和2030年，居民环境与健康素养水平分别达到15%及以上和25%及以上。① 朝阳区在国家卫生城市创建和健康促进城市试点"两区连创"过程中，加大多元宣传力度，改善居民环境、提高居民健康素养，在近年来开展的健康素养专项调查中全区居民健康素养水平达到30.7%。由此可以看出，健康环境建设要取得与健康中国战略相匹配的效果，必须要抓住居民环境与健康素养这一关键指标，强化引导，持续发力。

朝阳区自开展创建国家卫生区以来，把培育和提高居民的健康意识、健康行为、健康素养贯穿于创建活动全过程，引导居民自觉养成健康科学的生活方式和文明向上的行为规范，力争以更加科学的健康认知、更加有效的知识学习、更加健康的生活方式，扎实推进全区创卫工作。从实际效果来看，立体多元的健康科普、健全完善的教育网络对提高居民环境保护意识和提升健康卫生素养有着重要的促进作用。2016年起每年深入开展"健康素养提升行动"，《朝阳报》开设健康教育专版，每周定期刊发健康素养66条知识。为了更好地吸引广大群众了解创卫、认同创卫、参与创卫，2019年朝阳区创卫办推出了具有鲜明的视觉识别性的朝阳创卫符号体系，包括"用心创卫　崭新朝阳"标志体系，以朝阳区凤凰形象为依据，推出朝阳创卫小先锋卡通形象人物，并围绕这一形象开发了朝阳创卫微信表情包、"漫趣

---

① 健康中国行动推进委员会：《健康中国行动（2019—2030年）》，中央人民政府网站，http://www.gov.cn/xinwen/2019-07/15/content_5409694.htm，最后访问日期：2020年7月30日。

说健康"朝阳创卫小先锋四联漫画段子集、贴合青少年武林风的《朝阳创卫传世秘籍》宣传册等趣味性强、传播性广的宣传工具。与此同时，朝阳区利用自身国际化和首都文化中心的区位优势，邀请众多艺术家和明星担任朝阳创卫公益形象大使，积极参与创卫宣传，利用明星的号召力与影响力为地区创卫造势，吸引社会关注。同时，利用当前科技信息技术与融媒体平台多元发展的态势，打造了朝阳亮点系列公众号、头条号、抖音号等容量大、实时性强、交互性强的新媒体平台，全面展现朝阳创卫的最新工作进度和取得的重要创卫成绩，2019年8月在抖音平台举办的"抖出朝阳新净界"抖音挑战赛，历时10天的活动共获得8700万次浏览量，极大地推动了健康朝阳宣传的效果。此外，在灵活运用各种媒体平台进行宣传推广的同时，朝阳区也扎实推进在各主要道路、众多社区、交通枢纽、地铁、机场候机大厅、农贸市场、公共卫生间和健康主题公园内的宣传营造，实现了处处可见、比比皆是的创卫宣传效果，将朝阳创卫所涵盖的健康守则、健康规范、健康活动、健康知识纷纷送入人们的生活，在创建国家卫生区过程中形成了个人、家庭、政府和社会多方共促的健康素养提升网络，使健康环境建设成为朝阳区老百姓日常生活的重要组成部分。

四　朝阳区以创卫推动健康环境建设的实践探索

朝阳区以创建国家卫生区推动健康环境建设，突出人民健康中心，强调和谐宜居目标，固化健康生活理念，全力以赴，全民动员，彰显出创卫对健康环境建设的重要支撑作用。

（一）精耕细作，提升市容环境水平

加大城市环境治理力度，规范环境秩序，加强背街小巷整治，建成59条优美大街，全面提升环境建设水平。推进区域内77条小微水体综合治理，建立台账，通过铺设截污管线、清淤和建设提升泵站等措施，治理小微水体长度约32.37公里。环卫保障水平大幅提升，集贸市场监管有力，加强行业

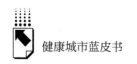

监管，规范亮照经营。开展农贸市场改造提升工作，规范划行规市，统一健康教育宣传栏标准，完善病媒生物防制设施。达到《标准化菜市场设置与管理规范》要求的市场有48家，占94.1%。强化区域环境治理，坚持共建共治，推进建成区环境整治工作。积极组织开展各类环境卫生清理活动，切实提升城市绿化水平。绿化美化力度不断加大，全区绿化覆盖率达48.2%、人均公园绿地面积为18.6平方米，超过创卫指标要求。

（二）综合治理，强化生态环境质量

提升扬尘污染治理水平，对全区复工面积全过程加强管理，完成全区3320万平方米较大地块裸地苫盖，形成8.8万平方米防尘"彩色地毯"。强化环保日常监管。近几年，朝阳区环境空气质量优良天数（API指标）年平均在320天以上，空气质量持续改善。全区秸秆综合利用率为100%。水环境质量持续改善。制定《北京市朝阳区饮用水水源保护区突发环境事件应急预案》后，截至目前，全区水源地未发生重大以上集中式饮用水水源地污染事故，水源地安全保障率达100%。

（三）监管有力，规范重点环境标准

加强重点公共场所规范化管理，积极开展公共场所卫生监督量化分级管理，加强"四小"场所监督检查，2019年公共场所卫生行政处罚1337件，卫生指标达到国家有关标准要求。学校托幼机构卫生有效加强，持续开展传染病和常见病防控工作，不断完善基础设施建设，学生健康档案建档率达100%，中小学健康教育开课率达100%。职业卫生管理全面落实，开展工作场所职业危害专项治理行动，严格执法检查，坚决查处非法违法行为。近三年未发生重大职业病危害事故，未发生重大食品安全事故，餐饮业、集体食堂餐饮服务食品安全监督量化分级管理率为93.56%。

（四）科学管理，突出健康环境保障

健全重大传染病防控和儿童国家免疫规划工作和保障机制，成功建设首

批国家慢性病综合防控示范区，规范重性精神疾病管理治疗工作，以网格化综合管理为基础，实验室检验设备装备达标率超过94%，近三年未发生重大实验室生物安全事故。传染病、慢性病、精神障碍患者管理规范。各临床用血医疗机构按照国家和北京市医疗机构临床用血管理的有关规定和要求开展工作，临床用血100%来自自愿无偿献血。加强基层医疗卫生机构建设，朝阳区49家社区卫生服务中心标准化建设率达100%。妇幼保健工作管理严格，2019年常住人口孕产妇死亡率为10.68/10万、5岁以下儿童死亡率为2.48‰、婴儿死亡率为1.95‰，各项指标达到国际先进水平。

五 朝阳区推进健康环境建设的成效

通过创建国家卫生区，朝阳区整体健康环境改善明显，人居环境显著提升，城市建设更有品质。

（一）食药环境进一步安全稳固

食品和药品监管是保障人民群众身体健康的关键环节。北京市目前已建立了全程可追溯的食品供应监管机制，初步完成了药品票据追溯系统建设，对餐饮服务单位明厨亮灶、量化分级管理工作，药品生产、经营企业GMP和GSP认证工作及重点食品安全监测抽检和药品抽验工作都起到了良好的推进作用。在北京市的基础上，朝阳区加强食用农产品质量安全监管，在全区设立了44个病死动物暂存网点，定期收集、运输并进行无害化处理。加强餐饮行业监管。截至目前，实现阳光餐饮的单位超过25000家，药品批发和零售企业全部加入药品票据追溯系统。

（二）水体环境进一步净化安全

2019年，朝阳区共推进完成了定福花园、绿岛苑、北京新天地、马南里等45个小区和58个单位的自备井置换工作，置换完成数量位居全市首位；同时推进完成了农光南里、驼房营南里、华严里、胜古北里等80个老

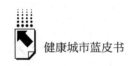

旧小区内部供水管网改造工作，改善约 27.5 万人的用水品质。为了使"南水"惠及更多市民，改善饮用水质，进一步提高居民百姓的幸福感，2020年，朝阳区计划完成 40 个自备井和老旧小区内部供水管网改造，预计惠及6 万余人。通过开展"清河行动"、小微水体治理、污水管线建设等措施，区域水环境得到进一步提升。

（三）绿化环境进一步自然优美

2019 年，朝阳区共完成绿化美化 11715 亩，在开启 3 个一道绿隔公园、4 个二道绿隔公园建设的同时，新增改造了 26 个公园绿地，对 15 条重点道路进行了绿化提升，对 11 个老旧小区进行了绿化改造等。2020 年，朝阳区农村地区将继续大尺度增绿，孙河地区孙河郊野公园、心连心公园，金盏地区金盏森林公园二期，来广营地区朝来森林公园三期，太阳宫地区坝河文化公园，王四营地区官庄公园，三间房地区杜仲公园二期，崔各庄地区黑桥公园二期，管庄地区城市景观公园等公园将建成开园，为首都生态再添绿色。

（四）大气环境进一步干净清洁

2019 年，朝阳区 $PM_{2.5}$ 累计平均浓度达到了历史同期的最优水平 43 微克/立方米，同比下降 17.3%。一年来，朝阳区聚焦蓝天保卫战，不断加大扬尘精细化管理。在裸地治理上，开展了六轮裸地治理行动，实现裸地动态清零，治理完成裸露土地约 2090 万平方米；在道路扬尘治理上，实施"一把扫帚扫到底"，对道路进行深度清扫保洁，城市洁净度水平显著提升；在工地扬尘治理上，加强对工地、渣土车的监管，累计检查工地 2.6 万个次，视频监控平台巡检工地 5.9 万项次。

（五）市容环境进一步和谐宜居

2019 年，朝阳区建成主次支路 20 条，完成 150 公里慢行系统整治。通过建立立体停车场、挖掘居住区内部及周边停车资源等措施，多种方式扩充停车位 1.1 万个。在 2019 年累计完成 203 条道路的基础上，2020 年朝阳区计划完成 22 条道路的公共服务设施数据采集、权属确认、二维码的制作及安装工作，实现五环内主要道路公共服务设施二维码全覆盖。不断完善全市城市道路清扫保洁台账，明确管理和作业责任，提高次干道机械清洗作业频次，增加冬季午间洗地作业，增加城市道路尘土残存量检测数量。

（六）生活环境进一步健康友好

在完善规划绿地布局方面，朝阳区遵循"公园城市"的发展理念，按照居民出行"300 米见绿、500 米入园"的生态园林城市标准，2020 年将通过小微绿地、休闲公园、城市森林等的建设，新增绿化 1103 亩，逐步满足人民群众身边增绿等休闲需求。城市绿道也是居民休闲健身的好选择。朝阳区现已建设完成温榆河绿道（朝阳段）、望京环绿道、常营半程马拉松绿道等在内的 129 公里绿道，绿道串联成网，形成了连接城市和自然的绿色纽带。2020 年，朝阳绿道还将不断延伸，预计将建成绿道共 11 公里。

六 以创卫推动朝阳区健康环境建设的对策建议

推进朝阳区健康环境建设，是建设一流人居环境、彰显文化魅力的重要抓手，也是朝阳区的重要发展方向。市民对美好生活的期待，考验着我们的治理能力和治理水平。

（一）强化以创卫推进健康环境建设顶层设计

1. 着眼于在京津冀协同发展框架下推进健康环境建设

疏解非首都功能、推动京津冀协同发展，是北京新时期三件大事之一。朝阳区推进健康环境建设，就要紧紧围绕京津冀协同发展的总框架，统筹部署资源管理与生态环境保护，强化生态考核约束，防治水、大气、土壤污染，加快推进全市人居环境整治等各项工作，系统谋划、整体推进，建立完善健康环境建设的总体规划，加快补强健康环境建设的突出弱项，形成在京

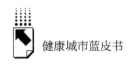
津冀协同发展框架下推进健康环境建设的总体格局。

2. 着眼于将健康融入所有政策，推进健康环境建设

将健康融入所有政策，加强健康环境建设的顶层设计具有重要的意义，为推进健康环境建设指明了方向、提供了遵循。国内外健康环境建设经验值得我们借鉴，如芬兰、澳大利亚等国成立专门委员会完善与健康有关的政策、法规，杭州设立"6＋1"平台构建大健康全社会共建体系，上海普及健康生活、优化健康服务、完善健康保障、建设健康环境和发展健康产业等，全面融入为推进健康环境建设提供了政策保障。

3. 着眼于"总结卫生城市创建经验"，推进健康环境建设

国家卫生城市创建活动是一项长期、复杂而艰巨的工作。朝阳区在创建卫生城市中，取得了丰硕的成果、积累了丰富的经验，为加强健康环境建设、推进健康城市建设打下了坚实的基础。有必要充分总结卫生城市创建经验，发扬创卫过程中的好经验、好做法、好机制，推进健康环境建设，为将卫生城市逐步长线过渡为健康环境搭桥开路，更好地保护生态环境、保障人群健康、促进社会和经济全面发展。

（二）形成以创卫推动健康环境建设的良好态势

1. 保护修复生态系统

坚持保护优先，加大生态保护力度。以风景名胜区、饮用水水源保护区、湿地保护区和森林公园等生态保护地为载体，保护关键生态敏感点。积极开展"城市增绿"行动，全面深化城市绿化、郊区绿化建设，提高森林覆盖率和林木蓄积量。深入推进水生态环境修复，稳步提高水体自净能力和污染物降解能力。

2. 加大水环境治理力度

积极开展清水治污行动，深入实施城市河道综合整治和生态治理，加快推进工业污水、城镇生活污水截污纳管和达标排放，确保实现城区污水零直排、农村生活污水治理设施全覆盖。改造提升供水管网，健全城市洪涝灾害防御体系、加强饮水安全保障。继续推进农村饮水安全提升工程，城镇集中

式饮用水水源地水质达标率保持在 100%，城市水体水质达到 IV 类标准以上的比例达 90%。

3. 加强大气污染综合治理

深入实施大气污染防治行动计划，统筹推进燃煤烟气、工业废气、车船尾气、餐饮排气、扬尘灰气治理，改善大气质量。加大工业企业污染防治力度，加强工业烟粉尘、挥发性有机废气治理，控制施工和道路扬尘，控制餐饮油烟、装修和干洗废气。强化城市通风廊道和生态带规划控制，有效缓解城市热岛效应。加强大气环境、雾霾天气、酸雨等气象监测预警，建立区域性酸雨治理和大气污染防控响应机制。

4. 着力于改善城乡人居环境

积极开展城市环境提升工程，重点加强城市道路、建筑立面、城市绿化、户外广告、灯光夜景等方面的设计和整治。持续加强背街小巷环境整治，优化城市社区和居住小区环境，实施危旧房改善工程，完善洁化、绿化、亮化、序化长效管理机制。全面实施交通治堵行动计划，加大轨道交通建设力度。完善人行步道、自行车道等慢行系统，健全轨道交通、公交车、出租车、公共自行车等公交体系建设，有效解决交通拥堵问题。

（三）凝聚以创卫推动健康环境建设的整体合力

1. 建立完善统一领导机制

强化组织领导，进一步完善健康环境建设工作网络，制定切实可行的实施方案、配套措施、支持性政策，加强指导和考核。实行目标责任制管理，建立政府牵头、各级各部门全面协作、全社会共同参与的工作机制，明确各部门职责和任务，健全信息沟通和会商机制，形成信息及时反馈、问题共同研究、工作不断推进的闭环管理系统，确保各项任务措施落实到位。

2. 建立完善考核评估机制

要进一步明确职责任务，明确建设中涉及单位的职责和任务，并在指导委员会（或爱国卫生运动委员会）的统一指导下，分解指标，设立时限，

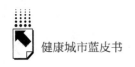

把具体任务落实到具体的单位、部门或团体；要进一步细化健康环境建设指标，按照客观真实、高效简便、灵敏可靠的原则，建立综合评价方法：既有统一指标，又有加分因素；既利于不同城市之间的比较，也便于与国际上其他健康城市进行比较，为健康城市建设后续工作提供依据与指导。

3. 建立完善长效管理机制

围绕《"健康北京2030"规划纲要》主要任务和核心指标，制订实施本区落实健康环境建设的具体方案，分步实施、分阶段推进。鼓励专业化、市场化建设和运行管护，发挥多主体的联动作用，进一步明确各部门、各单位的权责，密切沟通，加强配合，与各自的年度规划衔接，落实到相关部门、相关人员，使健康环境建设管理长效机制不断完善。

（四）持续开展创卫宣传，提升群众健康意识和素养

1. 标本兼顾，打造健康环境长效维护机制

健康环境建设离不开生活工作在其中的广大居民和群众，良好的环境建设需要长期的维护与保障，需要社会各方的积极参与和共同建设。通过环境改造，可以在短期内有效提升环境品质，但要做到问题不反弹、保障常态化，则必须提高广大群众的环境保护意识，提升健康卫生素养，让文明科学成为一种生活方式，只有这样才能形成标本兼治的良性发展态势。所以，需要积极鼓励广大居民和商户参与环境自治，尝试运用多种鼓励手段，调动群众参与治理的积极性，探索自下而上、多级响应的监督管理方式，及时有效地维护环境品质。

2. 持续开展环保和健康宣传

群众的环境保护意识和健康卫生素养的提升，需要在不断宣传推广中持续进行灌输，在日常生活的方方面面都宣扬文明礼貌的行为与举措，进而诱导全民树立文明素养和环保意识。采取群众喜闻乐见的形式，开展宣传活动，树立群众优秀典型人物和集体，以榜样的力量带动全民逐渐实现整体素养的全面提升。

3. 充分结合各项治理任务不断推进宣传

在推进环保与健康宣传工作的同时，需要充分结合政府开展的各项治理任务，如疏解整治促提升、爱国卫生月、创建国家卫生区、全民大扫除等，进一步借力发力做好同步宣传工作。充分调动辖区卫生、商业、物业等相关部门和单位的资源，结合各自开展的专项工作，选择相关话题，不断发掘新的传播途径和形式，灵活开展宣传推广。

B.3

北京市延庆区冰川绿谷
生态沟域建设研究

夏胜银　徐志忠　钱　永*

摘　要： 冰川绿谷是北京市市级生态沟域，也是北京建设和谐宜居城
市和美丽乡村协同推进的重要抓手。冰川绿谷沟域自然资源
独特、文化底蕴深厚、地缘优势凸显。基于此，在冰川绿谷
生态沟域建设过程中，延庆区出实招清脏、出狠招治乱、出
真招增绿、出细招控污，致力于美化环境、亮化产业、细化
管理，取得了很好的成效。但也存在沟域基础设施建设需要
配套、公共交通服务水平不高、城乡互动信息不对称、美丽
乡村建设缺乏人才支撑等方面的问题。因此，必须从政策扶
持、工程推进、宣传推介、人才引进等方面入手，扎实推进
冰川绿谷生态沟域建设。

关键词： 生态沟域　冰川绿谷　健康环境　延庆区

冰川绿谷是北京市市级生态沟域，位于延庆区东南部大庄科乡，东临怀
柔，南接昌平，距北京中心城区 65 公里。自 2013 年启动生态沟域建设以
来，党委、政府立足当地的资源禀赋，因地制宜、科学规划、统筹推进，对
域内丰富的资源进行优化整合，对绿色生态产业进行合理布局，对现有的特

---

* 夏胜银，北京市农业农村局调研员；徐志忠，北京市延庆区园林绿化局局长；钱永，北京市
延庆区大庄科乡干部。

色文化进行深入挖掘，以沟域建设为抓手，实施乡村振兴战略，建设美丽乡村，把过去人见人愁的穷山沟变成了人见人爱的生态谷。

一　冰川绿谷沟域建设基本情况

（一）拥有绿水青山，乡村让城市更向往

北京市建设和谐宜居城市、建设美丽乡村齐头并进，城市的繁华热闹与乡村的优雅静谧相得益彰。城市居民对乡村优美的自然环境、丰富的人文遗迹、多彩的民俗文化充满向往，乡村农民对绿水青山变成金山银山、建设绿色生态田园十分渴望。

（1）自然资源独特，让城里人养眼洗肺。冰川绿谷沟域面积126.57平方公里，涉及29个行政村、40个自然村、1927户、5337人；人口密度为42人/平方公里；林木绿化率为85.96%，年降水600毫米左右，是延庆区人口密度相对较小，植被最好、降水最多的地区。清、幽、静、野是冰川绿谷沟域生态环境的真实写照。

（2）文化底蕴深厚，让城里人访古探幽。在冰川绿谷沟域"抬头看风景，俯首品文化"。域内有距今约300万年前的冰臼，直径20米、深18米，被誉为亚洲第一；辽代冶铁群遗址，当地称辽代"首钢"，被列为2014年中国十大考古发现；平北红色第一村、昌延联合政府遗址，是革命历史的见证及红色教育基地；钟离故里的传说、莲花山的奇迹、残长城下"望成"的寄予；等等。自然资源、历史文化、民俗经典，遍布着地质文化、冶铁文化、红色文化、道教文化、长城文化、慈孝文化，这些文化源远流长、交相辉映、熠熠生辉。

（3）地缘优势凸显，让城里人流连忘返。大庄科乡与昌平、怀柔交界，是延庆区到北京城区最近的乡镇。大秦铁路、昌赤路穿境而过，沿途风光绮丽、景色宜人。紧邻长城，内有莲花山、龙潭峡谷景点，南与十三陵风景区相邻，地处北京的龙脉之上，山绿水净，人杰地灵。

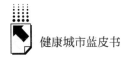
（二）守护绿水青山，乡村变世外花园

"一方水土养一方人。"在冰川绿谷沟域内的村民们眼里，既然"靠山吃山，靠水吃水"，就要养山护山，爱水节水，还要让这方水土富裕人，让这方水土造福人。为此，延庆区果断出招，采取了不少好的措施（见图1）。

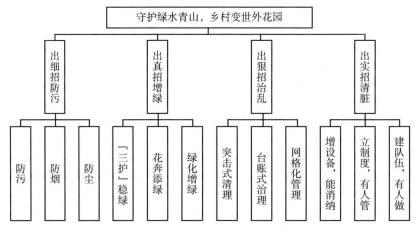

图1 延庆区守护青山绿水的具体措施

（1）出实招清脏。用实"三招"，聚力清脏，不留死角。一是建队伍，有人做。加强保洁队伍建设，村村都有保洁员，强化环保意识、责任意识，根据季节与村庄实际，适时开展清脏活动，定期开展违法小广告的专项整治行动，平均每两个月一次。针对春夏降雨，积极开展路面及村内污水处理工作。在秋季开展"三烧"管控工作，有效控制秸秆焚烧、垃圾焚烧、园林废弃物焚烧。针对每年冬季降雪，积极开展铲冰除雪行动，共配备铲车6辆、四轮刮雪车2台、农用车50余辆、机动人员700余人，确保村民安全出行。二是立制度，有人管。强化书记主任责任制，加大对各村保洁员的监督检查力度，对责任区保洁进行量化考评，根据考评兑现工资。落实农村环境数据管理模式，根据规章制度，与各方签订责任书，加强对乡监察员、保洁员的管理。定期召开村干部会议，明确提出关于环境建设工作方面的要求，制定管理办法，将管理权下放到村。强化监督机制，乡每季度聘请第三

方专业公司，结合全乡实际制定考评标准，采取暗访暗查的方式，对29个行政村的村庄环境、河道进行考核，考核结果直接与村干部年终收入挂钩。三是增设备，能消纳。垃圾去处成为清脏难题，乡建立垃圾分类回收站，按照村收集、乡村清运、区处理，乡每天按时回收、清运垃圾。设立多个垃圾大箱出山试点村，先期购置垃圾大箱10个，与之配套的单臂吊车1辆，试验性开展垃圾出山工作。2019年在慈母川、霹破石两个垃圾分类示范村配备垃圾分类桶240套。投资9万余元在沟域公路沿线新增垃圾桶100余个。

（2）出狠招治乱。一是网格化管理。对沟域内山、水、林、田、路、自然景观实行网格化管理，明确网格责任人以及日常维护任务，落实动态化、不间断管护工作机制。及时对已经完成建设的公园及景观节点建筑垃圾进行清理，对出现老旧破损的设施、铺装进行维护修复，对周边绿化进行修剪整理，有效杜绝了村边、路边、河边乱堆、乱放、杂草丛生的"三乱"现象。二是台账式治理。在"疏解整治促提升"专项活动中，对私搭乱建、违法建设的3400平方米建筑物，逐一建立台账，明确拆除整改任务、时限、责任人。利用城管监督城市管理"四公开一监督"应用管理平台，及时通报信息，第一时间与责任人沟通并进行销账处理，有理有序地实施拆除，没有发生冲突事件。2019年，各村除了开展日常保洁外，结合专项销账行动，清理建筑渣土250余立方米，清运生活垃圾132吨，清理乱堆乱放240余处，粉刷小广告400余条，并且拆除一家"散乱污"企业。三是突击式清理。针对管理较为薄弱的村级公路开展突击整治工作。2019年8月下旬，针对道路沿线环境问题，对沿线暴露垃圾、山体落石、路旁荒草等突出问题进行清理整治，出动保洁人员40人，运输车4辆，打草机7台，清理道路3条，切实做到聚力量、抓重点、见成效。突击整治占道经营违法行为，多部门联合执法，有效控制乡域内占道经营、乱堆乱放等违法行为。

（3）出真招增绿。一是绿化增绿。实施新一轮植树造林工程，加大了风沙林补植、经济林补植力度，在域内道路两旁种景观树木，分别种植9111棵乔木，18175株灌木，营造了37公里绿色长廊。种植五角枫、馒头柳等10万平方米。瓦庙村环境绿化美化工程共治理周边环境4200平方米，垫方 5000 立方米。二是花卉添绿。提升域内基础设施建设与美化工程，在域内道路、坡坎种植波斯菊、山菊花、玫瑰花 100 万余株，引进玫瑰天竺葵精油提炼项目，共种植 75 亩。三是"三护"稳绿。护山，通过沟域生态修复，实施护堤坝、护村坝、护路坝系统工程，种植海棠树、杨树、柳树，有效防治水土流失，实现了域内山场开采、山体塌方"双零"目标。护林，全面落实生态林管理和维护制度，加强了专业扑火队、护林员队伍管理和培训，提高两支队伍的管护、养护能力。护水，加大河滨带治理，通过实施小流域治理，把保持水土和保护水源作为头等大事，治理水土流失面积为 14000 平方米，占总流域面积的 86.0%。砌筑树盘近 3 万个，整修梯田 2 万余平方米。

（4）出细招控污。实施"三防"工程，控制区域内的污染。一是防尘。落实"门前三包"责任，营造整洁优美的居住环境，提高商户自律意识。加强裸露地面、道路、工地扬尘污染控制，全排查、立台账、强监督、明责任、建考评，严控扬尘污染。二是防烟。严格实施北京市《餐饮业大气污染物排放标准》，开展民俗户、餐饮企业及食堂专项整治，实施油烟治理升级改造达标排放。各村委会配合督促民俗户按照相应环保要求，安装油烟净化器、建设防渗污水池等。禁止秸秆、枯草树叶、垃圾等露天焚烧，多部门负责"三烧"的执法检查巡查。三是防污。大庄科乡持续开展了"白色垃圾换取日常用品"活动，8 年累计投入 160 多万元，回收白色垃圾近 1000 吨。配合实施蓝天保卫战攻坚行动，启动秋冬季农村环境整治暨大气污染防控强化工作。落实"河长制"，开展"清空净水"行动，实现域内商户污水零排放。

（三）扮靓绿水青山，捧住生态"金饭碗"

立足冰川绿谷沟域发展的实际，大庄科生态沟域要在发展中求生存、得实效、惠民生，必须遵循"像保护眼睛一样保护生态环境""像珍惜生命一样珍惜生态自然"，必须尊重自然规律、经济规律和社会规律，做好美化环境、亮化产业、细化管理三篇文章，既"守护好绿水青山"，又扮靓绿水青山。既要让这方水土富裕人，还要让这方水土造福人。

（1）美化环境。按照"生态提质、生态成景、生态惠民"的原则，坚持实施域内大环境美化。一是改造民居住新房。实施泥石流和生态搬迁政策，对沙门村进行农宅改造，对铁炉村进行143户整体搬迁，对黄土梁村实施搬迁。实现了搬一个危险村，建设一个美丽村。二是改善路网方便出行。持续改善和提升域内路网建设，大庄科乡路网成为延庆区山区乡镇中道路最完善，通达性最强的乡镇。2019年完成了铁泰路二期、西铁路、大西路以及6条进村路等乡村两级路网建设，台自沟村田间路路面完成1500平方米，龙庙沟田间路路面完成3400平方米，乡累计完成公路建设约8公里。通达的路网，改善了农民出行条件，方便了城市居民乡村旅游。三是完善配套提品质。近年来，先后修建观景亭（台）3个、停车场10个、旅游公厕4个、登山步道15000米、观光木栈道800米；完善旅游标志系统，安装旅游标志70块，其中一级标志3块、二级标志36块、三级标志31块，修建白龙潭峡谷游步栈道400米。在公路沿线停车港湾设置了长椅40个，供游客休憩。

（2）亮化产业。产业是沟域发展的支撑，文化是产业发展的灵魂。冰川绿谷沟域充分整合区域优势和文化资源优势，做好四大特色产业品牌。一是提炼农耕文化，做精特色农业。将农业横向一、二、三产业融合，培育香草种植基地，发展休闲体验产业，带动农民增收（见图2）。纵向上中下空间结合，大力推广"三层立体循环农业"，即空中养蜂、中间育果、林下种植栗蘑和杂粮的"三维度"种养模式，实施线上线下的销售方式，让大庄科乡农业成为特色产业。空中蜂蜜产量约50吨，实现利润130万元；中间农林牧渔收入2353万元；地面花卉带动吸收本地劳动力98人，增加村集体收入50万元，花卉工资性收入达4000元／（人·月）。农村人均可支配收入达到15777元。二是弘扬红色文化，做强特色旅游。大庄科是革命老区，红色文化在全区乃至全市特色鲜明。大庄科乡将7个蕴藏着浓厚的红色印迹的村连点成线，开设了穿军装、走山路、吃忆苦饭的红色教育课堂。规划整合红色资源，恢复旧址遗迹，开辟徒步、骑行、自驾等不同线路，策划和打造红色文化体验区，通过教育、培训、情景再现等不同手段，实现"红＋

绿"的精品化，吸引更多人爱红旗、恋乡村。2018 年接待游客 6 万多人次，带动创收约 700 万元。三是秉持民俗文化，做细特色民宿。2016 年，大庄科乡很多村都开始筹划高端民宿，现在沟域内高端民宿如雨后春笋般呈现在青山绿水间。里长沟、二道河、小庄科、东王庄、香屯、沙塘沟、小辛庄、大青沟等村都已建成或正在建设高端民宿。这些民宿或独立，或成群，既原汁原味又不失高端大气。小辛庄村的"桃乐谷"、铁炉村的"水岸别墅"、香屯村的"乡隅香舍"、二道河村的"唯里乡居"、里长沟的"乡野＋"等，舒适休闲农村体验与高端的民宿服务，为城里人提供了心灵的港湾，与村里人分享了自然的馈赠。做细"生态＋民宿"，以特有的民俗底蕴带动民宿产业发展，实现生态绿色创收。近年来，大庄科乡民宿总接待量超过 1700 人次，带动创收近 100 万元。四是传承慈孝文化，丰富产业内涵。全国少数民族特色村寨，北京美丽乡村——慈母川村，因钟离孝母敬母而得道成仙的故事得名，村内慈孝底蕴浓厚，尊老敬老蔚然成风，厚德典型不断涌现。该村已连续举办三届延庆区重阳文化节暨慈孝文化节，不光有当地群众的积极参与，更有慕名而来的城里人，并且被央视等诸多媒体转载报道。2019 年争取到全市重阳文化节的分会场，把慈孝文化与惠民、富民工程紧密相连，保留了生态沟域绿色底色，更增添了传统文化的底蕴和内涵，促进了传统乡村旅游产业的转型升级。

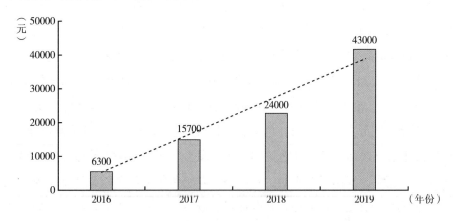

图 2　2016～2019 年香草种植户人均可支配收入

（3）细化管理。沟域内所有行政村，按照大庄科乡制定的《大庄科乡村级权力清单》，对村级日常事务进行精细化管理。一是村级事务项目化。将村级权力分为村级重大事项、村级财务管理、村民个人在原有宅基地上翻建新房审批、村民救助救灾申请、低收入户精准识别和建档立卡、阳光村务、印章使用、矛盾纠纷调解、一事一议申请、社保业务、党员发展、教育管理12项，每一项都制作了流程图和风险防范示意图。二是具体工作量化。对村级日常管理的12项工作的内容、工作目标、完成时限、具体要求都进行量化，考核验收对表对账，一目了然。对村级财务账前审计量化为3级风险、9个险点、9个防范措施，既便于操作，又很见成效。三是决策程序规范化。对村级重大事项决策，制定了提出动议、村"两委"合议、村民广议、民主复议、上报审议、形成决议的"六议工作法"（见图3），执行严

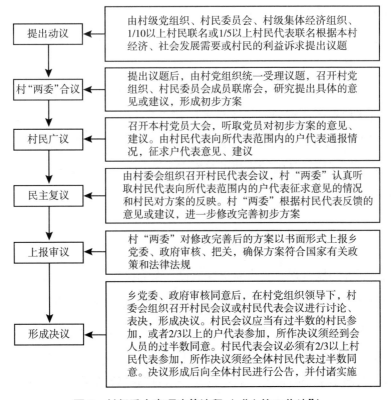

图3　村级重大事项决策流程（"六议工作法"）

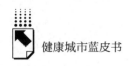

格按照程序和要求进行，既坚持重大事项决策的议事原则，又充分调动了村民参与村级事务管理的积极性，形成的决议更能得到村民的认可和支持。近年来，大庄科乡村级各项惠民、利民、便民措施的决策，都是按照"六议工作法"形成的，提高了镇村两级组织的办事效率，更提高了群众对镇、村两级组织的满意度，提升了政府的公信力以及基层党支部的战斗力和凝聚力。

二 存在的主要问题

（一）沟域基础设施建设需要配套

近年来，虽然实施了"生态沟域五项工程""农业综合开发工程"等基础建设工程，但是依然还有一些乡村路面是土路，"雨天一身泥、晴天一身灰"的现象还未全面消除。多数田间道过窄、过陡，雨雪天气基本无法通车，从而影响了村民的生产、生活，增加了生产、生活成本；仍有一些相对偏远的自然村落还没有列入美丽乡村的建设序列中，到目前为止大庄科乡29个行政村中只有9个村进行了美丽乡村建设，其余20个村只是在能力范围内改造村内环境。基础设施建设与生态沟域发展、都市型现代农业发展还不相适应。

（二）公共交通服务水平不高

冰川绿谷沟域内现有昌赤路贯穿而过。昌赤路建设较好，行车顺畅，但出行需要往返盘行两座山，盘山路弯道较大，坡度也很高，遇上雨雪天气驾驶难度更大，而且可能导致封山封路。大庄科乡群众到市区，驱车走昌赤路往南途径昌平到市区，在不堵车的情况下需要两个小时以上，驱车经延庆区到市区需要两个半小时以上。区域内常年只有两辆公交车运行，每两小时一次，公共交通极不方便。

（三）城乡互动信息不对称

冰川绿谷沟域已经有成型的红色旅游和特色农业产业，近年来辐射带动了高端民宿旅游业，开展了"慈孝文化节""邻里节""端午文化节"等众多与农业生产、农村生活、传统文化相关的活动。虽然延庆区与市级职能部门进行电视、微信、网络、专栏宣传，但宣传渠道、方式依然单一，影响力较小，导致城市居民对农村高端民宿和民俗风情不了解、不知情。

（四）美丽乡村建设缺乏人才支撑

冰川绿谷沟域建设依靠乡党委政府的支持，有序推进，但村"两委"班子成员文化程度较低、年龄偏大、服务能力有限。据统计，沟域内29个行政村，2018年全部完成了"一肩挑"换届选举，其中大专学历5人，其余都处于高中及以下学历；"80后""90后"有5人，其余人员年龄平均在45周岁以上。其工作动力与创新意识相对欠缺，在一定程度上制约和影响了美丽乡村建设的进程和质量。

三　对策与建议

（一）加大政策扶持力度

冰川绿谷沟域内拥有浓厚的红色文化、农耕文化、冰臼文化、冶铁文化、慈孝文化的底蕴，是山区与城区连接的纽带。加强政策扶持力度，重点支持域内生态环境建设、文化保护和传承以及特色生态产业的培育和发展，既能让这片革命热血之地迸发出红色的光辉，也能使当地在保护绿水青山的同时，围绕利用绿水青山实现增收、创业致富。

（二）加大工程推进力度

一是加快推进美丽乡村建设。统一规划，推进流程，完善管理方法，先

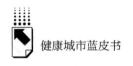
易后难，像攻坚战一样逐一建设好重点、难点村落。二是持续推进生态沟域建设。着力培育生态产业，重点发展香草景观农业，以及核桃、板栗、山楂等特色林果业。三是改造升级路网。加大公路建设投入力度，按照村村通公交的标准和要求，拓宽路面，完善路网，增加公交以及公共出行交通工具，保障村民出行。加快昌赤路二线工程建设力度，在域内修建隧道，替换盘山公路。

（三）加大宣传推介力度

利用线上线下、"两微一端"以及抖音等自媒体，多渠道、多途径、多维度宣传大庄科乡的红色产业、传统农业以及香草产业，实现品牌效应。举办"慈孝文化节""香草文化节"等区域性、唯一性的特色文化活动，增加曝光率，宣扬红色正能量。

（四）加大人才引进力度

政策的落实在于干部的作用，只有提高基层工作人员的文化素质以及工作能力，才能使基层良好发展。抓好农村基层工作人员素质培训，突出村"两委"班子的带头作用，明确党组织在农村的领导作用，充分发挥基层党组织和党员的战斗堡垒作用和先锋模范作用。运用政策和基层组织的领导作用，使村民产生向心力，激发农民的生产热情，依靠党的领导增收致富。

冰川绿谷沟域建设仅靠延庆区、大庄科乡政府的力量远远不够，还离不开市级各职能部门的政策支持，聚焦解决区域内农民最关注、要求最迫切、受益最直接的实际问题，增加农民收入、发展产业支撑和改善生产环境；更离不开社会各界的共同参与和支持。上下齐心，各界同力，在不久的将来，冰川绿谷沟域一定会朝着"景色宜人、产业诱人、环境留人、品牌待人、文化醉人"的郊野山水公园发展，大庄科乡也一定会成为北京"乡村让城市更向往，生态让生活更精彩"的美丽乡村。

B.4
北京生活垃圾源头分类现状与分析报告[*]

汤文仙 刘国海[**]

摘　要： 随着修订后的《北京市生活垃圾管理条例》的正式实施，北京开启了全面推行生活垃圾分类新篇章。源头分类是垃圾分类管理的关键环节和难点，而居民是生活垃圾分类中的行动者，对垃圾分类能否成功起着基础性作用。目前北京探索的四种垃圾分类投放模式更多的是作为责任主体的居民在前端分类，缺乏前端分类中居民、物业和街道社区三方的相互协同，有必要对目前北京生活垃圾分类的现状与模式进行整体梳理，寻找一条既能够明确居民、物业和街道社区的责任与义务，又切实可行的生活垃圾源头分类机制。在源头分类上，目前存在居民参与率低、物业主动性低、在范围上覆盖面窄、在监督上效力不足等问题。建议实施居民、物业和街道社区的"三级分类递进机制"，固化社区干部下沉到社区垃圾分类的工作机制，发挥社区关键人群积极参与垃圾分类的示范作用，建立生活垃圾数据库和街道垃圾分类促进中心，鼓励小区引进社会资源实现厨余垃圾不出社区，构建全覆盖的垃圾分类数字化监管督导系统。

关键词： 垃圾分类　源头分类　精准分类　三级分类递进机制

---

* 本文为北京市哲学社会科学规划研究基地项目"城市精细化治理的北京经验研究"（19JDGLB028）的阶段性成果。

** 汤文仙，博士，高级经济师，北京城市学院副教授，首都城市环境建设研究基地研究员；刘国海，高级工程师，北京城市学院副教授，首都城市环境建设研究基地研究员。

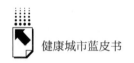

"垃圾围城"日益成为城市化进程中的难题，也成为城市治理体系的一项重要的"关键小事"。作为我国首善之区，北京市每年产生数量庞大的生活垃圾，推动垃圾分类工作是一个巨大挑战。特别是新版《北京市生活垃圾管理条例》（以下简称《条例》）已于2020年5月1日正式实施，标志着生活垃圾全程分类管理进入了依法加速推进的新阶段。认真总结北京市垃圾分类的经验与不足，创新工作方法，可以为全国垃圾分类做出表率与贡献。

一　北京生活垃圾分类的发展历程与进展

（一）发展历程

1996年，民间环保组织"地球村"帮助西城区大乘巷家委会建立了垃圾分类试点，标志着由环保组织倡导、居民自发参与的垃圾分类活动在北京开展。随后，北京市以筹办北京奥运会为契机，加大垃圾分类的工作力度，生活垃圾分类处理进入政府主导的发展进程，前后大致经历了三个阶段。

第一个阶段是2002～2008年，为奥运试点阶段。主要标志是完成建设部垃圾分类试点任务和奥运承诺指标。先后发布了国家标准《城市生活垃圾分类标志》和北京市地方标准《生活有机垃圾微生物处理设备技术条件》。2007年10月，北京市首座餐厨垃圾处理厂——南宫餐厨垃圾处理厂投产运行。通过这一阶段，北京市圆满完成了垃圾分类处理的申奥承诺。

第二个阶段是2009～2016年，为系统建设阶段。为加强垃圾分类系统建设，2009年出台的《关于全面推进生活垃圾处理工作的意见》，明确提出构建城乡统筹、结构合理、技术先进、能力充足的生活垃圾处理体系和政府主导、社会参与、市级统筹、属地负责的生活垃圾管理体系。在《北京市生活垃圾分类系统建设"十二五"规划》中提出出台一系列垃圾分类技术和管理规范性文件和建成达标试点小区3000余个的目标。2011年11月，《条例》成为生活垃圾管理在法律层面的首个地方规范。

第三阶段是2017年至今，为普遍推行阶段。北京市为落实习近平总书记在中央财经领导小组第十四次会议上做出的"普遍推行垃圾分类制度"重要指示，先后发布了《关于加快推进生活垃圾分类工作的意见》《北京市生活垃圾分类治理行动计划（2017—2020年）》。建立联席会议制度，统筹推进工作落实和开展示范片区建设。2019年11月通过了修订后的《条例》并于2020年5月1日正式实施，标志着北京市垃圾分类步入法制化、常态化和系统化的新时代。

（二）环境现状

1. 生活垃圾产生量居全国前列

根据生态环境部发布的《全国大、中城市固体废物污染环境防治年报》，2017年北京市处于大、中城市中生活垃圾产生量的第一位，2018年则仅次于上海市处于第二位。近年来，每年垃圾产生量仍以明显的速度增长，年均增长达到5.5%，增长态势严峻（见图1）。在垃圾体量如此庞大的情况下，北京市每天会产生近2.6万吨生活垃圾，人均每天1.2千克。

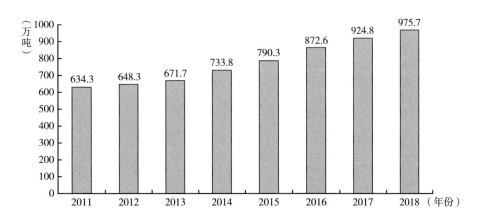

图1 北京市生活垃圾产生量的增长

资料来源：根据生态环境部《全国大、中城市固体废物污染环境防治年报》历年数据整理。

2. 垃圾处理能力基本满足需求

面对北京市生活垃圾的快速增长，垃圾收运体系和处理系统的压力日益增大，环境隐患逐渐凸显。北京市近年来加大垃圾分类处理硬件的建设，处置能力进一步提升，基本满足北京市生活垃圾处理需求。截至 2019 年底，北京市生活垃圾处理设施总设计处理能力为 32711 吨/日，其中焚烧 16650 吨/日、生化处理 8130 吨/日、卫生填埋 7931 吨/日。其中无害化处理率达到99.98％，资源化率超过 59.0％。① 北京市 29 个垃圾处理终端设施（见表 1）均在满负荷运转。如果清运、处理不及时，将给居民日常生活带来很大影响。

表 1　2019 年北京市生活垃圾处理终端设施汇总

单位：吨/日

序号	设施名称	位置	处理工艺	设计处理能力
1	高安屯垃圾焚烧厂	朝阳区	焚烧	1600
2	朝阳垃圾焚烧中心	朝阳区	焚烧	1800
3	海淀区再生能源发电厂	海淀区	焚烧	1800
4	鲁家山垃圾焚烧厂	门头沟区	焚烧	3000
5	通州区再生能源发电厂	通州区	焚烧	2250
6	顺义区垃圾综合处理厂	顺义区	焚烧、卫生填埋	1140
7	阿苏卫垃圾焚烧发电厂	昌平区	焚烧	3000
8	南宫生活垃圾焚烧厂	大兴区	焚烧	1000
9	怀柔生活垃圾焚烧发电厂	怀柔区	焚烧	600
10	平谷区垃圾综合处理厂	平谷区	焚烧	300
11	密云垃圾综合处理中心	密云区	焚烧	600
12	朝阳区餐厨垃圾处理厂	朝阳区	生化处理	400
13	海淀大工村厨余垃圾处理厂	海淀区	生化处理	400
14	丰台餐厨厨余垃圾处理厂	丰台区	生化处理	500
15	丰台湿解处理厂	丰台区	生化处理	600
16	首钢餐厨垃圾处理厂	门头沟区	生化处理	100
17	燕山垃圾综合处理厂	房山区	生化处理	250
18	董村垃圾综合处理厂	通州区	生化处理	700
19	董村餐厨垃圾示范工程	通州区	生化处理	150
20	通州有机质生态处理站	通州区	生化处理	200
21	顺义垃圾综合处理中心	顺义区	生化处理	100

---

① 资料来源：《关于"大力促进源头减量强化生活垃圾分类工作"议案办理情况的报告》，百度文库，https：//wenku.baidu.com/view/18e88077edf9aef8941ea76e58fafab068dc4401.html，最后访问日期：2020 年 8 月 10 日。

序号	设施名称	位置	处理工艺	设计处理能力
22	阿苏卫垃圾综合处理厂	昌平区	生化处理	1600
23	南宫垃圾堆肥厂	大兴区	生化处理	2000
24	南宫餐厨垃圾处理厂	大兴区	生化处理	400
25	沃绿洁垃圾综合处理厂	怀柔区	生化处理	200
26	密云垃圾综合处理中心	密云区	生化处理	30
27	延庆垃圾综合处理厂	延庆区	生化处理	350
28	高安屯垃圾卫生填埋场	朝阳区	卫生填埋	1000
29	六里屯垃圾卫生填埋场	海淀区	卫生填埋	1500

资料来源：根据北京市城市管理委员会官网公开数据整理。

（三）居民分类意愿与态度

源头分类是确保生活垃圾有效回收和循环利用的根本前提。作为生活垃圾产生者和垃圾分类的主要操作者，居民的分类意愿与态度决定整个垃圾资源化和减量化处理过程是否能够有效进行的最重要的影响因素，直接决定着垃圾分类政策的效果。本文以北京城市管理学会在2019年10月进行的生活垃圾分类情况公众问卷调查为分析样本，调查结果反映出以下特点。

1. 意愿与行为之间存在偏离

北京居民的环保意识普遍较高，体现在参与垃圾分类的意愿上，表示愿意和支持垃圾分类的居民达到84.56%（见图2），支持的原因大多在于实施垃圾分类可以有效地保护环境和回收再利用；而明确表示不愿意和反对垃圾分类的居民只有3.60%，这些居民认为自己进行垃圾分类而他人不去行动，垃圾还是会被集中处理，达不到分类效果。11.84%的居民属于被引导的对象，垃圾分类政策推进的效果影响了该类群体的分类意愿。

对于目前如何处理生活垃圾的问题，调查结果表明36.58%的居民能做到每次都将全部垃圾分类投放，49.48%的居民偶尔分类处理或者仅对部分垃圾分类投放，而13.94%的居民不分类直接投放（见图3）。从这些数据与上面对居民分类意愿数据的比较中，可以明显看出居民分类意愿与行为存在一定偏离，84.56%的支持垃圾分类的意愿比例与36.58%的全部垃圾分类投放比例存在一定偏离。

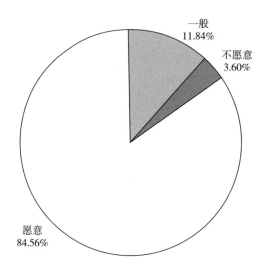

图2　居民对垃圾分类主观意识倾向

资料来源：根据公众问卷调查的数据整理。

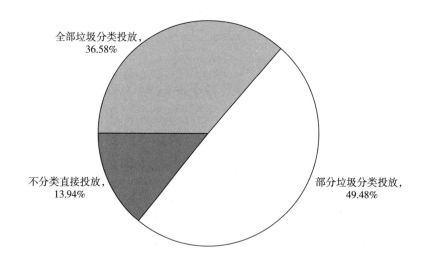

图3　居民对垃圾分类行为选择

资料来源：根据公众问卷调查的数据整理。

2. 意愿与行为偏离的深层原因

根据调查问卷所列明的 8 项原因的比例，分析表明，造成居民垃圾意愿与行为偏离的深层原因可以归结为分类回收系统的软硬件建设不足，其中对参与行动影响较大的原因有以下四个：一是由于对垃圾分类回收知识不足的居民占 67.65%，在一定程度上阻碍了居民的垃圾分类；二是与以前随意投放相比，垃圾桶设置不完善影响居民真正按照要求投放，占 66.27%；三是并不是每一个人都有自觉分类的良好素质，由于没有相关制度约束，存在"分不分没有人管，所以就懒得分"的心理，占 46.30%；四是居民认为垃圾分类过于烦琐，从而不愿意进行分类，占 39.16%（见图 4）。

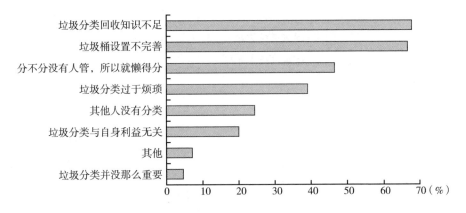

图 4　居民垃圾不分类行为的原因

资料来源：根据公众问卷调查的数据整理。

3. 缩小意愿与行为差距的路径

调查问卷表明，要缩小居民垃圾分类意愿与行为差异，归纳起来主要有两条路径：一条路径是改善垃圾分类回收体系软硬件，主要包括加强宣传、设置分类垃圾桶、补偿奖励机制和志愿者的现场指导等，支持认可的比例分别为 75.26%、72.80%、68.31%、61.44%；另一条路径是通过建立社会约束力，主要包括采取罚款等强制措施、执法与监督的同步等，支持认可的比例分别为 59.61%、54.36%（见图 5）。上述结果揭示，居民更希望通过软硬件建设来促使垃圾分类良好习惯的养成。由于习惯的养成更耗时，也需

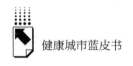

要政府部门通过出台有效的、有执行力的政策和法规，并配合奖惩制度，进而将政府意志转化为市民意识，从而较为有效地形成较强的社会约束力。

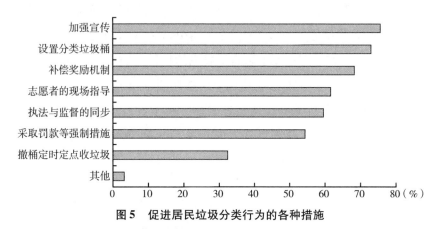

图5　促进居民垃圾分类行为的各种措施

资料来源：根据公众问卷调查的数据整理。

（四）政府推进与实施进展

目前，北京市在垃圾分类的推进与实施方面，已经走上了强制分类的制度化轨道，纵深推进生活垃圾分类工作，并且由党政机关率先启动强制分类。除此以外，还要侧重做好以下两个方面的工作。

1. 创建示范片区并强化其考核

为循序渐进务实推进垃圾分类工作，北京各区积极创建垃圾分类示范片区工作。截至2019年底，开展示范片区创建的街道（乡、镇）总数达到224个，占全市街道（乡、镇）总数的67%，涉及4194个社区（村）、5.2万余个责任主体、8511个居民小区。北京市制定了《北京市生活垃圾分类示范片区创建考核验收办法》，考核验收标准分为10大类21个子类，分为总体情况、动员宣传情况、强制分类情况、流程规范管理等。在厨余垃圾考核中，为注重"干湿分开"的效果和分类质量，分别设计了"分出率"和"分出质量合格率"等指标。

2. 垃圾分类宣传科普全覆盖

全市推行垃圾分类宣传员、指导员、分拣员、监督员和楼门长的"四员一长"模式，采用各种方式普及垃圾分类知识，包括致全体首都市民的倡议信、"垃圾分类我带头"党员倡议书、《首都居民家庭垃圾分类指南》海报、《绿娃在行动——北京垃圾减量垃圾分类市民读本》、校园环保读本《垃圾的故事》、"垃圾分类我们一起来"系列公益广告和宣传短片，在全市公交站台、公交车身、地铁灯箱等户外媒体同步投放。从2010年起坚持每周组织"市民垃圾文明一日游"活动，感受生活垃圾处理循环园区的教育功能，产生了很好的社会反响。

二 北京生活垃圾分类的模式与比较

（一）现有投放模式

经过多年的实践和摸索，北京形成了多种有益于激励更多居民参与垃圾分类的投放模式。概括而言，初步形成了四种社区垃圾投放模式，分别为垃圾驿站、智能设备、呼叫上门和定点回收（见表2）。

表2　北京市生活垃圾投放的四种模式

模式	典型街道社区	优点	缺点	适应性
垃圾驿站	新街口街道大乘巷教师宿舍院；八宝山街道五个"积分兑换点"；劲松街道五区"绿馨小屋"	初建成本低，服务半径较大，分类效果好	选址难度大或者驿站偏远	适合住户分布密集的楼房区
智能设备	崇外街道；建国门街道；德胜街道；八宝山街道；白领家园小区	方便小区居民，布局较为容易	维护运营难度大，成本较高，操作比较复杂	高校、企事业单位、大型商场等年轻人集中的区域
呼叫上门	建国门街道西总布胡同；崇外街道；东花市街道；东高地街道西洼社区；云岗街道；方庄地区；和义街道	方便老年、工作繁忙的居民	成本高，需要上门的人员较多，多适合可回收垃圾	可回收垃圾产生较多、人口密集的地方及老年人居多的社区街道

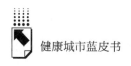
模式	典型街道社区	优点	缺点	适应性
定点回收	三眼井胡同;新街口街道前公用社区;苏家坨镇柳林村;牛栏山镇东范各庄村	流动性强,服务半径较大且服务户数较多	人工成本较高,需要居民高度配合	老城区、街区等平房集中区域

资料来源:根据媒体报道和实地调研整理。

1. 垃圾驿站

该模式通过设立驿站或小屋的人工值守方式实现集中投放生活垃圾,普遍是街道聘请的第三方公司充当"垃圾分类指导员",在社区通过巡回指导分类和接收居民投放垃圾的基础上,兼顾数据收集和办理积分。奖励积分政策是当下大部分社区采取的激励方式,对居民每次投递的厨余垃圾进行称重和积分奖励,其投放的垃圾分类数据直接返回到系统后台。通过计量、分析和追溯,有关部门可以对垃圾分类进行更精细的分析,通过分析可从源头上提出垃圾减量的措施。

垃圾驿站初建成本不高,服务半径较大,分类指导员现场引导,可正确指导分类投放,分类效果明显好于其他模式,但驿站选址难度大或者驿站偏远,适合住户分布密集的楼房区。

2. 智能设备

该模式凭借各式各样的智能回收装置,通过扫描二维码或刷卡的形式,打开相应的垃圾桶进行回收并获得积分,可分别回收纸张、塑料制品、塑料瓶、金属、织物和有毒有害垃圾等。由于柜子的容积不够大、容易满以及清运不及时,也让这种模式存在一些不足。例如,有的小区回收的废品较多,智能回收设备不能满足需求,尤其是纸箱等大件,往往很快能占满整个柜体;有的小区智能垃圾回收设备的生产企业由于自主研发和投放,一旦技术或资金链出现问题,造成回收机停用,使其长期处于无法使用状态或处于维修状态。

智能垃圾分类回收设备,维护运营难度大,成本较高,操作比较复杂,对老年居民有一定困难。可在高校、机关单位、企业、大型商场等年轻人集中的区域设置。

3. 呼叫上门

所谓"呼叫上门"，是指居民通过点击微信小程序中的"呼叫回收"，选择上门地址、上门时间，在家坐等回收员上门，第三方回收公司给社区每户都免费发放带有二维码的垃圾袋，并且"一户一码"，蓝色垃圾袋用来装可以回收再生的干垃圾，绿色垃圾袋用来装瓜果、蔬菜等厨余垃圾。该模式的关键难点在于"干湿分离"，由于回收公司通过收集可回收垃圾能够带来一定的经济利益，而厨余垃圾等湿垃圾没有经济价值，使该模式倾向于收集可回收垃圾，有一定的局限性。

呼叫上门成本很高，需要上门的人员较多，多适合可回收垃圾。可作为一种补充手段配合其他模式使用，在可回收垃圾产生较多、人口密集的地方以及老年人居多的社区街道推广。

4. 定点回收

该模式采用"撤桶撤站"方式，定时定点流动收集，用垃圾流动收集车定时定点代为收运，强制居民分类投放。如果错过了收集车，居民可以前往垃圾驿站投放。定点回收流动性强，服务半径较大且服务户数较多，但人工成本较高，需要居民高度配合，可以在老城区、街区等平房集中区域推行该模式。

（二）比较分析

北京一些垃圾分类示范片区及社区结合自身特点，探索创新出的一些别具一格的垃圾分类工作方法，具有可推广性，但也要注意其应用的适应性，从而更好地发挥为全国的垃圾分类管理提供示范的作用，努力提高垃圾源头分类能力。

目前四种垃圾投放模式有着各自的优劣，仍有继续完善的空间，还不能够普遍推广。采取垃圾分类驿站现场指导和积分兑换物质奖励方式，居民投放准确且参与热情高，但需要一定的场地和人力投入；智能垃圾桶虽然降低了投放难度，但运维成本高，广泛推行还需要一定时间；呼叫上门让老年人

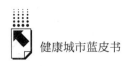

扔垃圾不用下楼，但手机应用预约操作可能对老年人造成障碍，而且目前多数只能回收垃圾，难以推广；定点回收可以有效改善小区环境，降低投放难度，厨余垃圾分出率提升，但未养成定时定点投放习惯的居民可能会错过垃圾投放时间。

三 源头分类存在的问题与机制探索

2020年5月以来，全市居民家庭厨余垃圾分出量明显增加，5月份较4月份增长1.6倍，同比上年5月增长37%，取得了阶段性的成效，但仍要清醒地认识到这一工作尚处于起步阶段，还面临很多问题和挑战。

（一）当前源头分类中凸显的问题

1. 从居民来看，知晓率高、参与率低

经过多年宣传引导，特别是上海垃圾分类在全国引起的反响，垃圾分类意识已经深入人心，具有较高知晓率，但长期养成的垃圾混装的习惯难以改变，不少居民还只停留在知晓和认同上，这与北京市统计局居民垃圾分类意识及现状的一项调查结果高度吻合。调查表明，有81.6%被访者知晓《条例》，但只有48.7%的被访者表示会按指示投放。《条例》实施后，"我分他不分"现象的存在，监督效力的不明显，回收运输环节的混装混运，这些因素继续影响分类成效以及居民参与垃圾分类的热情，导致居民垃圾分类参与率较低。

2. 从物业来看，配合性高、主动性低

大部分物业企业能够按照《条例》要求，与社区密切配合，做好垃圾分类投放、收集、清运等工作，但是仍有一些物业企业对垃圾分类的重视程度和主动性不够，存在对各项措施落实不到位的情况，如垃圾桶站、驿站未设置到位；垃圾桶周边环境卫生打扫不及时；垃圾桶无人盯守；垃圾分类宣传还不充分等。同时，由于物业自觉监管机制不成熟，物业企业的分类投放管理责任人制度落实不够，如果居民不履行分类投放的义务，物业没有执法权，因而大多不愿意因举报垃圾随意投放现象而得罪居民。

3. 从范围来看，示范性高、覆盖面窄

北京市通过垃圾分类治理行动计划，完成了 324 个垃圾分类示范片的创建，初步形成了垃圾驿站、定点回收、智能设备和呼叫上门等垃圾投放模式。在创建过程中，各街道、社区在实践中积极探索，涌现出一批具有示范性的工作模式，如党建引领、物业协同、社区带头人带领、群众自治等。新规实施之后，这些小区仍然继续在细节上不断完善，"四看""四盯"等工作法层出不穷；但是我们也看到，走在前列的小区覆盖面偏窄，大约占到60%。一些小区在新规实施前后，几乎没有发生变化，很多细致具体的工作还没有加紧布置安排。例如，有些小区垃圾桶设置得不合理，标志不醒目、不准确、数量不科学；有些小区未设专人指导监督垃圾分类工作，混投乱投现象比较严重。全市范围内各小区之间差距比较明显。

4. 从监督来看，执法有力，效力不足

目前，北京市已初步建立生活垃圾分类日常执法检查机制，为做好《条例》的落地实施，将集中开展为期 3 个月的生活垃圾分类强化执法专项行动，对生活垃圾分类投放、收集、运输和处置四个环节的违法行为进行严厉查处。按照《条例》规定，对于社区垃圾分类的执法监督，物业企业有责任向城市管理综合执法部门报告。物业与居民的关系不仅是服务与被服务的关系，也是监督与被监督的关系，由于物业企业更多聚焦于获取经济利益，其行动策略更多地选择监督缺位。在监督缺位的情况下，由于社区内的住户过多，垃圾产生量大，执法人员人手不够，视频监控设备缺少或者功能落后，取证难、执行难等一系列问题摆在城管执法部门面前，必将导致社区垃圾分类的监督执法效果不明显。

（二）破解源头分类痛点的机制设计

发达国家和地区生活垃圾分类主要有以美国、加拿大为代表的生活垃圾"源头初步分类，处置厂适度分选"模式，以中国台湾地区和德国、瑞典、英国、法国为代表的生活垃圾"源头适度分类，处置厂精细分选"模式，以日

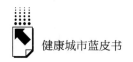

本为代表的生活垃圾"源头精细分类，全流程高质量处置"模式三种模式。① 我们的经验表明，生活垃圾分类看起来比较琐碎，但对其较为复杂的运作逻辑和规律仍需要科学研究。

目前，国内仍处于探索阶段，北京市迄今为止也未建立成熟的前端分类机制。分类模式不明确，直接导致公众参与率和正确投放率均不尽如人意②；且环卫系统在垃圾分类配套设施、运行管理上脱节，诸多因素造成垃圾分类未能摆脱"前期分类不到位，后期处理大锅烩"的局面。③ 特别是，前文所言的四种垃圾分类投放模式更多的是针对居民在前端投放分类的有益经验，缺乏前端分类中居民、物业和街道社区三方的相互协同，亟须借鉴发达国家和地区的先进经验，结合北京自身城市发展实际，在生活垃圾分类方面十几年来所积累的经验以及良好的软硬件条件，进一步明确居民、物业和街道社区的责任与义务，探索建立居民精心分类、社区精细分选和街道精准兜底的"三级分类递进机制"，为全国的垃圾分类管理提供样板示范。

（三）"三级分类递进机制"的实践路径

1. 实践基础

"三级分类递进机制"是适合现阶段北京实际的可落地、可复制、能见实效的垃圾分类模式，其成功实施的关键就在于政府、街道社区、社会组织、居民等多中心主体以实现垃圾分类为目标开展合作治理，充分发挥各自作用，共建共治共享。

2019年5月1日施行的《北京市物业管理条例》将垃圾分类正式纳入物业管理范畴，要求物业服务人应当履行生活垃圾分类管理责任人责任，指

---

① 卢垚：《发达国家和地区生活垃圾分类管理模式、历程与机制》，《科学发展》2019年第3期。
② 陈倩倩等：《宁波市不同区分类垃圾组成与理化特性研究》，《环境科学学报》2018年第3期。
③ 董晓丹：《固体废弃物综合处理反思与探讨》，《环境卫生工程》2018年第2期。

导、监督业主和物业使用人进行生活垃圾分类。这为"三级分类递进机制"从源头上保证垃圾分类质量创造了组织基础。

早在 2011 年，北京市实施了北京市城区 800 多个垃圾楼的升改造工程[1]，使其具备餐厨垃圾、其他垃圾的分类、密闭、转运、环保功能，分类垃圾进入垃圾楼后再混合的状况得到根本改变。这为"三级分类递进机制"从源头上实现垃圾的减量化和资源化打下了硬件基础。

北京人对垃圾分类理念并不陌生，观念输入和价值倡导已开展多年，同时，随着更多人切身感受到"垃圾围城"的风险，这种体会将会加速垃圾分类理念的接受程度；而北京市多年来在社区大量试点、先行开展社会动员，为最终顺利推行"三级分类递进机制"奠定了群众基础。

这就要求北京以三方责任为指向，提前做好谋划和准备，根据这一模式的运作逻辑，梳理分阶段的流程、责任、对接，深入推进生活垃圾分类管理工作，最终实现超越日本"源头精细分类，全流程高质量处置"模式的生活垃圾分类管理目标。

2. 总体路径

生活垃圾分类是一项系统工程。分类投放、分类收集、分类运输、分类处理的垃圾处理全链条系统，离不开街道社区和居民多方共同努力，提升居民源头分类意识是垃圾分类治理工作中的重中之重，也是实现城市垃圾"减量化、资源化"的有效方式。因此，北京市应立足于街道社区已有的工作方式和环卫设施的实际情况，根据北京城市的资源人口等要素状况以及习惯传统等，推行居民精心分类、物业精细分选和社区精准兜底的"三级分类递进机制"，确定街道社区、物业和居民在生活垃圾分类前端应达到的要求和目标，促进社区垃圾分类和环卫专业运输在质量和时间上有效衔接。同时，在该模式推行之中，也要认识并承认社区之间的差异

---

① 黄建华、孙乾、文静：《北京城区 800 多个垃圾楼 2012 年底前改造完成：适应分类收集、分类运输》，《商用汽车》2011 年第 8 期。

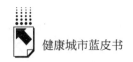

性，开展差异化推广工作，坚持长期推广，逐步提升居民的垃圾分类意识，最终实现源头精细分类、全流程高质量处置的生活垃圾分类管理目标。该模式是治理北京城市生活垃圾的一种行之有效的模式，对破解"垃圾围城"以及推动城市生态文明建设具有重要意义。

四　推进生活垃圾分类持久性的建议

据统计，北京市现有住宅小区 10213 个，相比于其他管理责任主体，社区的垃圾分类复杂程度更大，是垃圾分类工作的重中之重。北京要加大对垃圾分类常态化、法制化的推进力度，持续用力、久久为功。为此，有必要从机制、人员、机构、流程和监管上进一步改进居民小区的生活垃圾分类。

（一）实施居民、物业和社区的"三级分类递进机制"

从垃圾桶（居民）、垃圾房（物业）、垃圾楼（社区）进行全程递进精准分类。首先，居民按照垃圾分类标准进行精心分类，社区通过固定集中垃圾房和流动投放两种方式回收，或者早晚指定时间段进行流动回收，志愿者分类投放指导和监督；或者以楼房为单位或"每 400 户 1 座"在小区设置固定垃圾房，时间相对灵活，方便错过流动投放的居民。其次，物业设置"筒长"，负责垃圾分类的质量控制。物业由分拣员在垃圾房对居民分类后的垃圾进行二次分选。最后，街道社区依托垃圾楼，辐射多点社区，对上述环节中分类不合格的垃圾，继续进行人工或机械化分类，最终实现全流程递进的精准分类目标。

（二）固化社区干部下沉到社区垃圾分类的工作机制

在这次防控新冠肺炎疫情的过程中，北京社区防疫形成了一些好经验、好做法和好机制，应该固化下来，转化到垃圾分类工作中，其中街道干部下沉到社区这一工作机制应继续固化。这是由于生活垃圾分类涉及社区千家万户，作为管理责任主体之一的物业企业，需要较高的组织协调能力，然而目前绝大部分物业企业还不具备这种能力，需要尽快帮助其提高能力。目前，市、区和街道干部下沉到社区疫情防控一线，发挥了主力军作用。推进社区垃圾分类，街道干部下沉到社区这一工作机制应继续固化，并在实践中不断丰富和完善。发挥下沉干部在智力和资源上的优势，组织物业、业委会和居民代表，根据每个小区的实际情况，商讨小区垃圾分类工作方案。① 随着工作的推进，将工作方案的内容由简到繁、标准由粗到细，制定生活垃圾分类工作流程指引，确保《条例》在小区顺利实施。

（三）发挥社区关键人群积极参与垃圾分类的示范作用

一是社区志愿者。充分利用志愿者熟悉社区、熟悉邻里的优势，发挥志愿服务组织中党员的先锋模范作用，立足于服务本社区居民，积极配合所在社区物业，向业主宣传垃圾分类知识和相关管理措施。根据志愿者的专业特长和兴趣，可以设立综合协调组、宣传动员组、分类指导组、分类监督组等小组。二是中小学生。中小学生每天生活由祖辈家长和父母照料，不仅可以用自身分类行为影响整个家庭，而且可以起到带头示范作用，"小手拉大手""小嘴说大事"带动一个家庭乃至一个家族参与到生活垃圾分类行动中来。北京各学校应引导学生从家庭垃圾分类实践入手，将每天家庭生活垃圾按照分类进行计量上报学校，进而带动家庭的垃圾分类。三是高校教师。从社会角度来看，大学教师是作为知识分子而出现的，理应引领垃圾分类新时尚。为此，应充分利用目前北京高校教师居家教学办公的窗口期，市教委应向首都高校教师发出积极参与垃圾分类的倡议书，号召教师主动走进所在小区，开展垃圾分类的科普讲座和现场分类知识宣讲，体现出教师的社会责任。

（四）建立生活垃圾数据库和街道垃圾分类促进中心

在街道层面成立垃圾分类促进中心，授权第三方社会组织在街道内具体

---

① 郭艳：《疫情之下，再聚焦生活垃圾的分类与处置》，《资源再生》2020 年第 1 期。

运作。该中心可以全面统筹规划所在街道社区的垃圾管理，如基础设施日常维护，垃圾分类规范化培训，统一标志的垃圾回收队伍，协调相关主体之间的职责，为政府决策、基础设施规划等发挥"参谋"作用。街道免费提供办公场所，监督中心负责运作和完善工作需求，包括设施建设、垃圾清运作业流程调整等，向上级政府争取资金、场地与政策支持等。[①] 同时，针对不同街道的特点，对街道辖区内所有社区、居民、商铺、企事业单位的基本情况、生活垃圾排放种类、数量等数据进行调查，逐步厘清各类型垃圾的实际产出情况和流向，建立起街道垃圾管理数据档案，为科学调配垃圾运输车辆和优化运输路线，以及为社会资本参与生活垃圾资源化利用提供支撑。

（五）鼓励小区引进社会资源实现厨余垃圾不出社区

垃圾分类的根本目的是垃圾资源化利用和垃圾减量。鼓励街道社区不局限于垃圾分类，在经过居民精心分类、物业精细分选和街道社区精准兜底之后，在源头减量和提升资源处置效率方面进行创新，通过街道安置湿垃圾终端处理设备，如有机物循环利用中心，实现厨余垃圾资源化处理日产日清、不出小区，全部循环利用。同时，在有机物循环利用中心的基础上建设街道市民环保体验中心，通过餐厨垃圾加工过程的展示，特别是从餐厨垃圾分类、集中处理，到资源化利用的全过程闭环系统，居民参观了解餐厨垃圾的生物处理方法、肥料的种类和肥力等，体验垃圾分类后的资源化利用效果。

（六）构建全覆盖的垃圾分类数字化监管督导系统

设置垃圾分类责任主体与相关设施的基础台账，前端智能人脸摄像系统通过抓取居民投放垃圾图像数据，物业工作人员对数据进行可视化管理。

---

① 鲁圣鹏等：《政府购买垃圾分类减量促进服务实现路径研究——以广州市荔湾区西村街道为例》，《中国环境管理》2018 年第 3 期。

对不能准确进行垃圾投放的居民进行智能监管，社区劝导员可以上门进行宣传劝导，对垃圾分类投放工作起到推进与监督作用。感知网络采集垃圾分类处理各环节数据，实现对垃圾处理全品类、全行业、全过程的数字化监管，同时配合垃圾分类社会化服务平台，为各类垃圾分类参与主体提供线上服务。

健康社会篇

Healthy Society

B.5

卫生健康热线服务发展研究

——兼论北京健康服务发展布局

段长霞　韩银平[*]

摘　要： 北京"12320"健康热线开通以来，服务需求不断增加，服务范围不断扩大，服务形式不断丰富，服务职能不断扩展。呼入量整体呈上升趋势与传统电话咨询渠道较强的实用便捷性和服务可及性高度相关，同时与政府服务热线政策信息的权威性、专业知识的准确性、服务人员的专业素质，婚育、预防接种等政府职能配套服务所对应的特定需求，以及老年人等特定群体对网络技术和新兴媒体使用的局限性都有直接关系；而增速的放缓则与网络的普及、新兴媒体的崛起等带来

* 段长霞，北京市卫生计生热线（12320）服务中心主任、党支部书记，研究方向为健康热线管理；韩银平，北京市卫生计生热线（12320）服务中心业务办公室主任。

的健康服务获取渠道增多有关，在一定程度上分流了电话服务需求。热线电话服务增速虽已放缓，但仍具有极为广泛的服务受众基础和较强的服务需求，不可替代。在未来的发展过程中，需要以"新"方式做好"原"接话服务，用"新"形式整合"原"宣传服务，用数据管理分析支撑服务政府决策。

关键词： 健康热线　健康需求　健康服务

一　健康服务需求分析

近年来，随着社会经济的发展、人均期望寿命的增加、群众健康素养的提升和通信手段的日益发达，在传统的健康服务格局之外，热线服务的需求不断提高，在一个特定的历史时期，以爆炸式的突破方式，快速迅猛地发展起来，高度契合了"以人民为中心"的执政理念，并成为服务人民群众健康生活布局中不可或缺的一环。

早在 2003 年"非典"疫情期间，北京市卫生局为及时回应百姓关切，在北京市疾病预防控制中心开通了一个 8 位号码的临时电话，受到群众极大信任和热烈欢迎，疫情过后发展成北京市卫生防病咨询热线。

2005 年底，全国卫生系统启用公共卫生公益电话 12320 热线号码，北京市卫生局经过紧张有序的筹备，于 2006 年 11 月 30 日，将北京市卫生防病咨询热线 64287788、市卫生局便民电话 83970909、市公共卫生举报投诉电话 65066969 三线合并，在全国率先开通了北京市公共卫生公益电话 12320，隶属于北京市疾病预防控制中心，建有 11 个座席、10 个应急座席端口，成为北京市健康服务布局中的新生力量和有益补充。2007 年 5 月，公益电话被确定为北京市非紧急救助服务中心（12345）卫生局分中心，承担其转办的卫生事项。2007 年 11 月，经市编办批准，成立北京市公共卫生热线（12320）服务中心，为市卫生局直属的全额拨款正处级事业单位，工作职责为"向社会公众提供卫生方面的法律法规和政策以及疾病预防控制、健康保健、就医指南等咨询服务；接受突发公共卫生事件与卫生方面的投诉、举报"。2016年11月，随着北京市机构改革，成立北京市卫生和计划生育委员会，热线相应更名为北京市卫生计生热线（12320）服务中心（以下简称"北京12320"）。目前拥有固定座席34个，应急座席端口数十个。

二 健康热线服务需求分析[*]

北京12320开通以来，在北京市卫生行政部门历任领导的亲切关怀与支持及全市卫生系统各单位的帮助下，服务需求不断增加，服务范围不断扩大，服务形式不断丰富，服务职能不断扩展，从开通到2018年11月30日（2018年12月1日按市政府折子工程要求，接话功能整合到12345，12320电话号码保留），共受理各类服务请求4625214件，除个别特殊因素导致的受理量高峰年外，呈逐年上升趋势（见图1）。

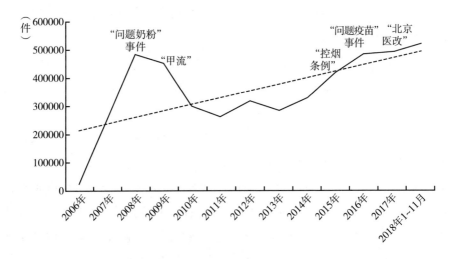

图1　北京12320历年受理各类服务总量

---

[*] 本文全部数据来源于北京市卫生计生热线（12320）服务中心。

（一）传统电话呼入服务量与服务需求必要性分析

2006～2018年，北京12320共受理呼入电话服务3158930件，除个别特殊因素导致的受理量高峰年外，整体呈逐年上升趋势，但上升趋势不断放缓（见图2）。

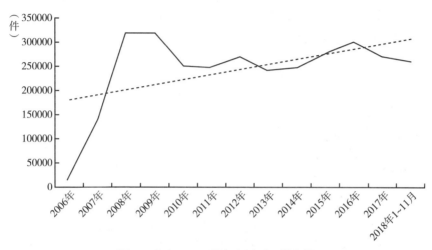

图2 北京12320历年电话呼入服务量

分析其原因，呼入量整体的上升趋势，与传统电话咨询渠道较强的实用便捷性和服务可及性高度相关，同时与政府服务热线政策信息的权威性、专业知识的准确性、服务人员的专业素质，婚育、预防接种等政府职能配套服务所对应的特定需求，以及老年人等特定群体对网络技术和新兴媒体使用的局限性都有直接关系；而增速的放缓，则与网络的普及、新兴媒体的崛起等带来的健康服务获取渠道增多有关，在一定程度上分流了电话服务需求。热线电话服务增速虽已放缓，但仍具有极为广泛的服务受众基础和较强的服务需求，不可被替代。

1. 突发公共卫生事件咨询与公共卫生安全需求

公共卫生服务热线开通以来，共有5个年份遇有重大突发公共卫生事件，使民众产生了一定的恐慌情绪，相应造成了服务需求的大幅增长，包括核实消息、咨询进展、了解知识、投诉举报、寻求帮助或维权诉求，相应带

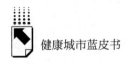

来了服务量的大增。

（1）2008年"问题奶粉"事件爆发，原卫生部（现国家卫生健康委）将北京和上海的12320设为服务全国的婴幼儿奶粉健康咨询热线电话。北京12320接听来自全国各地的咨询和求助，提供问题产品的品牌批号信息，引导检查就医，安抚家长的紧张焦虑情绪等。9月17日（周五）出现来话峰值，周末回落，下一周逐渐升高，9月21日起逐渐回落，月底趋于平稳。来电高峰日呼入22890件（见图3）。

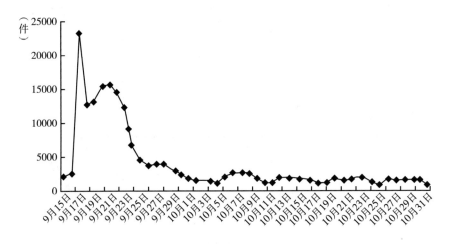

图3　"问题奶粉"事件来话趋势

（2）在2009年的"甲流"（甲型H1N1流感）疫情防控中，北京12320受理汇总群众举报的各种疫情线索并报市疾控中心追踪处理，应急服务半个月，日接听服务量最高678件，为疫情防控做出了积极贡献。

（3）在2010年麻疹疫苗强化免疫工作中，很多家长不理解甚至紧张焦虑，导致咨询火爆。时任卫生部部长陈竺、时任北京市副市长丁向阳于9月11日上午来到北京12320，亲自接听解答群众有关麻疹疫苗强化免疫的咨询电话，9月11日也成为受理高峰日（见图4）。

（4）在2016年山东出现非法经营疫苗问题后，北京12320启动应急服务，延长工作时间回应群众咨询，3月22日创下服务总量5518件、接起2606件的纪录，是日常的5倍。

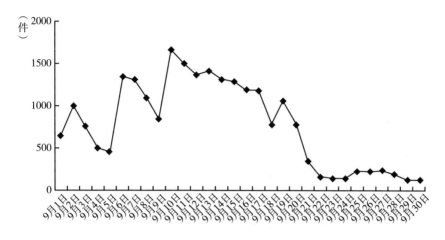

图 4　2010 年麻疹疫苗强化免疫工作中的咨询情况

3 月 18 日（周五）来话量为 1035 件，周末咨询量下降近一半，周末过后迅速反弹，并于第五日达到峰值。"问题疫苗"事件相关来电 3149 件，其中本市咨询 2037 件，京外咨询 1112 件，超过本市咨询量的一半。

在"问题奶粉"事件和"问题疫苗"事件中，突发公共卫生事件的传播规律均为 2 个工作日（跨周末）达峰值。随着互联网的飞速发展，这个舆情酝酿的时间在不断缩短，甚至可能在 1 小时内即形成互联网舆情。掌握这个规律，有利于政府各有关部门及时部署应对、发声回应、控制局势，也有利于热线服务单位精准部署服务，做好人员、信息系统、知识库、监测反馈等各个方面的应对，发挥服务百姓的积极作用。

（5）2020 年新冠肺炎疫情期间，设立在北京 12320 的 12345 发热咨询专线，集中北京市优质医疗服务专家资源，解答 12345 热线受理转接（受12345 接通率影响）的疑难问题。从 1 月 26 日开通到 6 月 9 日专线停止，来自北京市委统战部、北京市医院管理中心、北京预防医学会、北京健康管理协会的临床、公共卫生和心理专家 493 人次，接听咨询 3184 件，最长通话时长 1 小时，平均通话时长 11 分钟。受理峰值月为 2 月，共 2122 件，受理峰值日为 2 月 12 日，共 139 件。图 5 显示的是此次疫情期间 12345 热线发热咨询专线受理每周的变化情况。

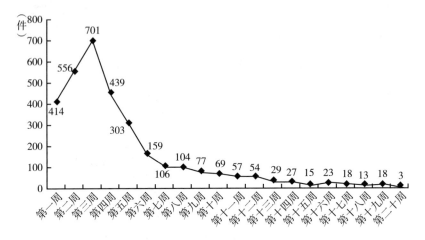

图5　新冠肺炎疫情期间12345热线发热咨询专线受理情况

　　在此次全国性、全球性疫情防控中，群众的服务需求趋势与疫情防控形势高度同步。2020年1月底疫情初起，产生服务需求；2月疫情逐渐严峻，百姓产生紧张焦虑情绪，服务需求量冲高；随着我国疫情控制形势的逐渐转好，北京突发公共卫生事件应急响应级别于4月30日、6月6日降为二级、三级，咨询服务需求也逐渐降低。咨询热点也从疫情初期的自身症状、传播途径、预防消毒、就医指导、献方献药等，到境外输入病例高发时期的入境管理、检测资讯、出行限制，再到疫情平稳、逐步复工复产后，以个别市民的焦虑紧张等心理问题为主，成为疫情期间紧急心理危机干预服务体系的重要组成部分。

　　综上，公众对公共卫生安全的关注度和咨询服务需求，随突发公共卫生事件的发生发展而变化，特别是涉及儿童身体健康和生命安全的事件关注度最高。健康热线的服务因政府背景的公益性、权威性、科学性和严肃性，有效满足了民众对公共卫生安全的刚性需求，体现了"一切为了人民，百姓健康和生命安全高于一切"的执政理念和服务宗旨，为防范化解重大疫情和突发公共卫生风险、维护国家安全和发展、维护社会和谐稳定做出了卓有成效的贡献。

2. 政策咨询与知晓卫生健康政策的需求

北京 12320 参与了三次医改服务，逐渐摸索形成一整套重大政策服务的工作模式，越来越深地融入改革服务大局，越来越多地发挥出政策宣传、答疑解惑、反馈社情民意、促进政策完善的重要作用，服务情况也反映出首都市民对卫生政策的关注，以及对热线服务渠道的认可与信任。

（1）三次医改服务情况。在三次医改服务中，北京 12320 的服务措施逐步丰富，工作模式不断完善，服务效果越来越好，具体情况如表 1 所示。

表 1　三次医改服务及工作模式完善情况

时间	改革项目	服务内容	服务量	服务效果
2010 年	北京市新医改	1. 预设问题，制定口径； 2. 领导接听，开展宣传：时任北京市卫生局局长方来英到热线接听群众电话，媒体予以报道； 3. 上报反馈咨询情况	6 月 14 ~ 17 日，4 天接听医改相关咨询、建议和问题反映 419 件次	1. 解答咨询，受理转办诉求； 2. 让更多百姓了解医改政策及 12320 服务渠道
2017 年	医药分开综合改革	1. 成立工作领导小组，下设巡视答疑、质检监督、问题收集、工单转办、舆情监测等专业组； 2. 预设咨询问题、完善解答口径、模拟演练； 3. 启动应急服务，增加服务力量； 4. 多媒体宣传：制定《北京 12320 热线开展〈北京市医药分开综合改革方案〉宣传解读工作方案》，在官方网站、微博、微信上开展宣传，更新语音留言协同宣传； 5. 调整细化系统分类并在接话大厅展示屏显示，实时监测； 6. 上报日报、周报及医改舆情分析	受理医改问题 5563 件，其中咨询 3819 件，建议 1405 件，投诉 331 件，表扬 8 件	1. 解答咨询，受理转办诉求； 2. "电话 + 多媒体"的全方位、多渠道政策宣传，让更多百姓了解医改政策及 12320 服务渠道； 3. 每日汇总上报热点问题，反馈社情民意； 4. 推进了社区卫生服务机构医事服务费 1 元政策的实施； 5. 针对开药不便舆情，协助个别医疗机构妥善处理

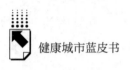
时间	改革项目	服务内容	服务量	服务效果
2019 年	医耗联动综合改革（接听功能已整合到12345）	1. 拟定工作方案,倒排落地时间并监督落实; 2. 预设咨询问题、完善解答口径; 3. 编写《医耗联动运营保障应急预案》,明确专项应急工作机制和流程; 4. 组织编写《医耗联动舆情监测应急方案》《医耗联动舆情日报模板》,明确各种信息报送要求; 5. 密切联系市卫生健康委公众权益保障处和市12345,反馈热点难点诉求,落实解答口径; 6. 提前设计《医耗联动综合改革咨询分类标准》,并积极协调市12345热线添加系统分类; 7. 提前增派业务骨干驻场服务,力争靠前咨询、靠前化解,提前开展舆情监测及信息日报工作	12345 受理医改投诉建议741 件（仅为诉求,不含咨询）,其中位于前三位的问题是：医疗保障339 件（医保局职责）、政策咨询149件、医疗服务问题127 件（卫生健康委职责）	1. 解答咨询,受理转办诉求; 2. 多媒体全方位宣传,让更多百姓了解医改政策及12320 服务渠道; 3. 每日汇总上报热点问题,定期报送医改专报,及时反馈社情民意; 4. 主动设计12345 信息系统分类,为快速受理、准确分类、高效转办、数据分析奠定基础; 5. 对市12345 咨询员专项培训到位,政策咨询和诉求转办顺利进行,提升群众服务感受; 6. 密切与上级部门联系,促成了"培训手册""政策汇编""问答补充"等解答口径和话术材料的出台,高效回应群众关切,精准开展后续政策宣传; 7. 驻场服务提升12345 卫生健康专席服务能力,提升服务满意度

（2）《北京市控制吸烟条例》实施服务情况。2015 年 6 月 1 日《北京市控制吸烟条例》（以下简称《条例》）正式实施，北京 12320 热线成为全市唯一受理违法吸烟的投诉举报热线，具体负责《条例》的政策解读与咨询、控烟相关健康知识的宣传与普及，以及化解和受理群众的控烟投诉举报事项。至 2020 年 5 月，北京 12320 共受理控烟相关咨询服务、投诉举报95187 件（见表 2 和图 6）。《条例》实施首年群众关注度最高，次年开始控烟相关服务逐渐趋于常态化。

分析控烟服务数据，有如下规律：一是政策实行首年的前三个月为服务高峰，实施次日创下了呼入电话量2852 件、控烟相关来电 692 件的纪录，

表2　2015年6月至2020年5月受理控烟服务情况

时间	总量(件)	知识及政策咨询(件)	投诉举报(件)	知识及政策咨询占比(%)	投诉举报占比(%)
2015.6.1~12.31	20705	7843	12862	37.88	62.12
2016.1.1~12.31	17330	3617	13713	20.87	79.13
2017.1.1~12.31	14043	2381	11662	16.96	83.04
2018.1.1~12.31	15848	2409	13439	15.20	84.80
2019.1.1~12.31	22879	969	21910	4.24	95.76
2020.1.1~5.31	4382	129	4253	2.94	97.06
合计	95187	17348	77839	18.23	81.77

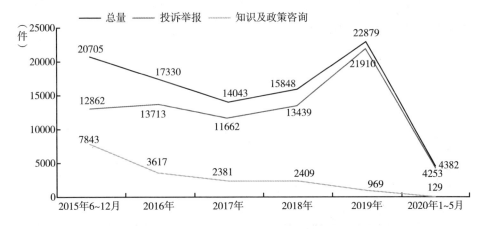

图6　2015年6月至2020年5月受理控烟服务趋势

之后服务量逐月降低并趋于平稳，说明新政实施初期为宣贯、执行的关键期；二是咨询占比逐年降低，投诉占比逐年增高，说明政策的前期宣传与热线受理工作中的宣传四方责任①、引导劝阻相结合，为提高政策知晓度做出了努力；三是每年10月至次年1月服务量微增，考虑为冬季气温低导致室内吸烟现象反弹，提示相关宣传、监督应随季节变换予以加强；四是服务总

---

① 四方责任：《北京市控制吸烟条例》"第三条　本市控制吸烟工作坚持政府与社会共同治理、管理与自律相互结合，实行政府管理、单位负责、个人守法、社会监督的原则"中"政府管理、单位负责、个人守法、社会监督"的简称。

量趋于稳定，提示北京市整体控烟工作成效基本稳固。其中 2019 年 12320 接听职能并入 12345 后总量上升，考虑与 12320 人工服务时间为 8～18 点，而 12345 人工服务时间为 24 小时，针对 18 点后晚餐时段餐饮场所违法吸烟的投诉举报接听率相对升高有关。以上规律，为健康北京建设相关政策的宣传、落地、监测和完善等工作的开展，提供了一定的借鉴。

3. 咨询情况与获知卫生健康资讯的需求

受系统数据分类影响，以下分析基于不同起始点的接听数据开展。

（1）历年咨询类需求及占比分析。北京 12320 开通之初，咨询类需求占 95% 以上，以后虽然呈逐年降低态势，但始终处于 85% 以上的绝对优势地位（见图 7），反映出群众对卫生健康服务资讯的需求旺盛且持久，其他服务渠道的分流效果逐年显现。

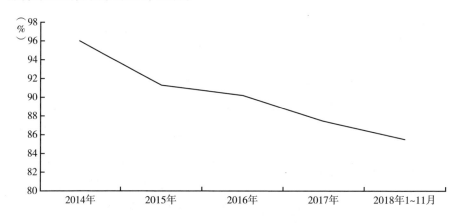

图 7　2014～2018 年咨询类需求的占比趋势

（2）电话咨询服务主要需求及咨询热点分析。2015 年 7 月至 2018 年 11 月，在北京 12320 受理的 990663 件咨询类电话中，咨询量居前三位的是：寻医问药 199174 件，主要为查询医疗机构信息；预防接种 115901 件，主要为咨询疫苗接种方法、禁忌症；政策法规 88011 件（见图 8），主要为医疗问题相关政策。

分析前三位，预防接种咨询涉及每个家庭特别是儿童和青少年的保健需求，服务覆盖度广、关注度高，对服务内容的专业性和权威性要求高；寻医

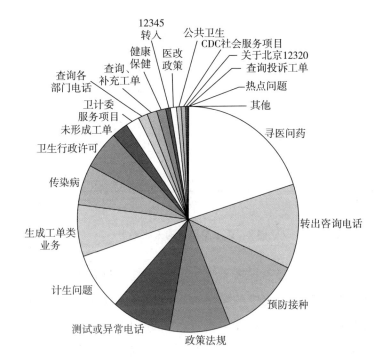

图8 咨询电话分类情况

注：转出咨询电话主要为其他委办局职能和部队卫生系统事项，以及区卫生计生委负责事项。

问药需求在一定程度上体现了首都卫生健康服务资源集中、各地群众对资源的了解及服务的需求长期旺盛；政策法规需求主要体现在医务人员对考试考核的政策咨询需求和社会群众对卫生法规、信访条例等的咨询需求。这些热点提示我们，在蓬勃兴起的卫生健康产业大市场中，政府的健康服务要着力突出自身优势，即政府服务的公益特性、专业特性和权威特性。

4. 投诉情况与参与卫生健康社会治理需求

受系统数据分类影响，以下分析基于不同起始点的接听数据开展。

（1）诉求类需求占比趋势分析。与咨询类需求历年占比逐年下降的趋势相对应，诉求类需求历年占比呈逐年上升趋势（见图9）。

分析其原因，一是本市三次医药卫生体制改革，在一定程度上改变了群众的就医习惯，甚至触动了部分人的自身利益；二是群众对美好生

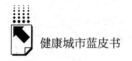
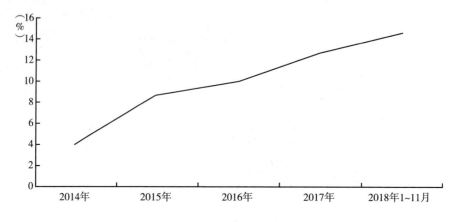

图9 诉求类需求的占比趋势

活的向往与卫生健康服务发展不充分、不均衡之间的矛盾；三是近年来惠民政策频出，政策实施中的暂时性、阶段性困难或问题触发投诉；四是热线服务的知晓度和信任度逐渐提升，群众参与社会管理并发声的意愿逐步加强；五是群众维权意识不断增强、投诉期待值偏高，不合理诉求、重复来电逐年增加。

逐月分析历年受理情况，共性特征为每年3月、11月呈现诉求类需求小高峰（见图10），这可能与3月"两会"召开、群众诉求表达行为相应增

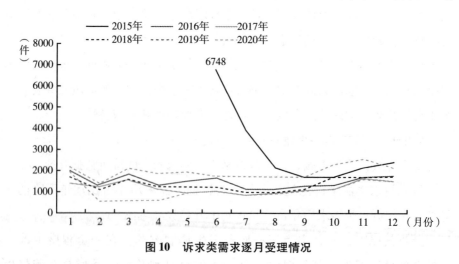

图10 诉求类需求逐月受理情况

强，第四季度呼吸道疾病高发、医疗资源"供需矛盾"加剧导致就医体验下降有关。2015年6月《条例》实行，当月受理量出现峰值。掌握以上规律，有助于我们有针对性地做好新政推行或日常服务改进，提升人民满意度，减少季节性、时政性相关诉求。

（2）诉求受理构成及群众投诉建议需求分析。2014年至2018年11月，北京12320受理诉求类服务124177件，其中转医疗机构处理63788件（含投诉、建议、不稳定），占51.37%；转卫生监督机构处理60389件，均为投诉，占48.63%。

（3）转卫生监督机构处理的诉求分析。违法吸烟投诉举报工作量占比最大（见图11），体现出首都公众对北京控烟政策的知晓度、对无烟北京建设的参与度、对违法吸烟行为的管理参与积极性均处于较高水平，在一定程度上反映了北京健康环境建设的成果；对非法行医、公共场所卫生等涉及群众公共卫生安全的服务需求量位居前列，但数量较小，反映出首都的公共卫生安全情况整体较好。

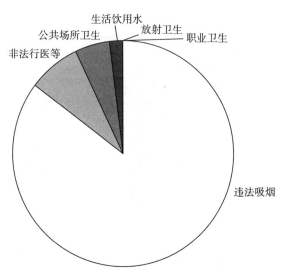

图11 转卫生监督机构处理的诉求分类情况

（4）转医疗卫生机构处理的诉求分析。2014年至2018年11月，转医疗卫生机构处理的诉求63778件，其中，投诉33130件、建议30444件（见图12）。

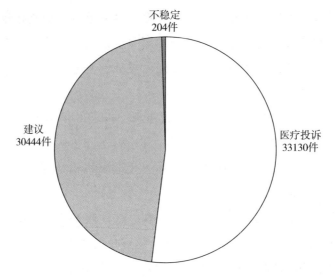

图12 转医疗卫生机构处理的诉求分类情况

（5）医疗卫生投诉分析。在医疗卫生投诉中，主要为医疗服务管理（见图13）。

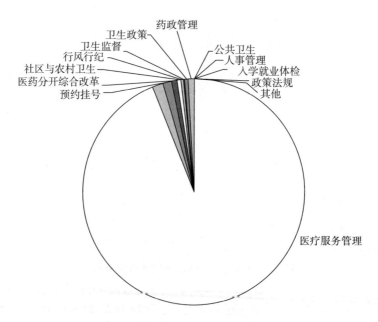

图13 医疗卫生投诉分类情况

在医疗服务管理类诉求中，居前三位的是医疗质量、服务态度、医疗秩序（见图14）。

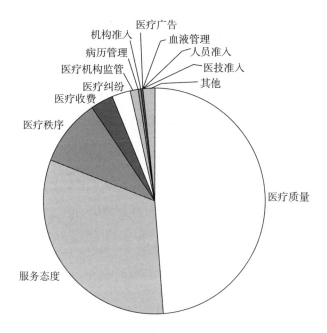

图14 医疗服务管理投诉分类情况

医疗质量投诉主要涉及的是：医疗技术和医疗资源的合理使用性、治疗的有效性、医院服务便利性；服务态度投诉涉及医护人员行为和语言不当；医疗秩序投诉主要涉及就医流程、医疗环境、医疗机构治安管理。群众诉求的热点反映出卫生健康医疗服务中的主要问题为管理问题，提示各级管理者应根据诉求热点分析矛盾高发点位，有针对性地完善制度、优化流程、规范服务，提升综合服务能力和人民群众的满意度。

因医疗卫生建议的分类构成及热点问题与投诉基本一致，不再另做分析。

综上所述，卫生健康诉求的热线服务需求日益增加，一方面体现了群众对卫生健康服务各领域各环节表达个人意见建议的维权性需求；另一方面体现出主动参与社会治理的需求，而满足群众需求和解决群众合理诉求的过

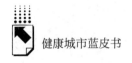

程，也是不断完善卫生健康服务、提升健康环境水平的过程。诉求表达中大多伴有负面情绪的表达甚至宣泄，电话渠道的人际沟通在一定程度上满足了充分倾诉、寻求帮助、共情安抚、得到重视的心理需要。此外，在一定程度上体现了群众维权意识的增强与其生命科学素养有限之间的矛盾，主要体现为对医学的发展性和局限性不理解、不接受，或对诉求表达结果存在不合理期待。

（二）综合服务量与需求的多样性分析

经过13年的建设与发展，北京12320及时适应信息技术发展趋势，陆续开通了网站、短信、微博、微信等新媒体服务，增加了舆情监测、电话戒烟、心理咨询等综合服务。在2006年12月至2018年11月受理的4625214件各类服务中，电话呼入服务之外的其他综合服务为1516766件，占32.79%。

1. 戒烟热线与戒烟干预服务需求

2012年，北京作为全国四个电话戒烟干预试点城市之一，先行开展了"12320卫生热线戒烟干预试点项目"，在近8年的发展中不断加强热线戒烟干预服务体系和能力建设，从单纯的电话干预逐步发展为电话、短信、微信相结合，涵盖心理、饮食、运动、中医穴位按摩、音乐疗法等多方位的电话综合戒烟干预技术；2014年开始与北京市社区卫生服务管理中心开展电话戒烟转介合作，从最初的在2个区4个社区卫生服务中心试点，到2016年的4个区10个社区卫生服务中心试点，再到2019年的16个区18个社区卫生服务中心试点，直到2020年在全市全面铺开，形成了"社区医生转介→12320电话戒烟干预、反馈→社区医生追踪"闭环管理的首都热线戒烟干预特色模式，联手做好百姓健康的"守门人"。

（1）承接戒烟报名人数逐年增加（见图15），戒烟服务受众覆盖面及服务力度不断加大。

（2）社区转介人数及戒烟成功人数呈增加趋势。2019年18个试点社区卫生服务中心共转介775人（见图16），同比增长71.08%，进入干预流程

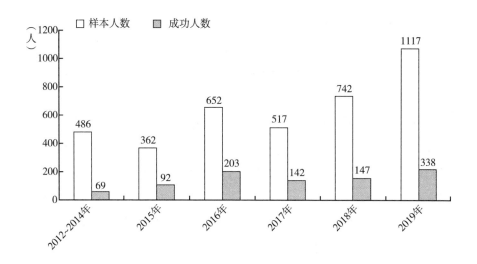

图15 2012～2019年承接电话戒烟干预报名人数及干预情况

人数同比增长117.24%，成功戒烟人数同比增长161.25%。电话戒烟干预服务与戒烟门诊、简短戒烟干预服务一起构成首都戒烟服务体系，成为全市硬性控烟管理之外软性"疏导"戒烟的有益补充，为落实《健康北京2030规划纲要》，建设"无烟北京"、倡导健康生活方式，发挥了越来越积极广泛的作用，拥有较好的服务发展空间、合作模式和服务前景。

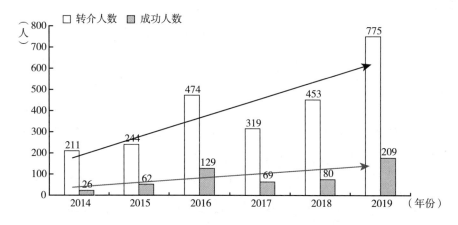

图16 2014～2019年社区转介人数与成功人数

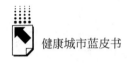

2. 心理咨询热线与群众心理健康服务需求

随着工作节奏、生活节奏的加快，百姓的心理问题逐步增多。2014 年 10 月 15 日，北京 12320 正式开通热线心理健康咨询服务，面向正常人群提供一般心理问题的健康咨询和心理疏导，由北京健康管理协会选派心理咨询师志愿者，每周三下午到 12320 热线接听心理咨询来电；2019 年 6 月 28 日，咨询服务从每周三一个半天，增加至每周三、周五两个半天，形成北京 12320、北京市健康管理协会、北京市精神卫生保健所"三位一体"心理疏导专业帮扶体系。

2014 年 10 月 15 日至 2020 年 5 月 31 日，共受理心理咨询来电 2221 通，其中心理咨询师志愿者接听疑难咨询 1243 件，累计服务时长 1671 小时，通话时长 2023.19 小时。来电涉及 20 余类问题，前三位分别是情感问题、精神疾病问题、子女教育问题。这说明，需要针对百姓心理问题的高发领域及常见问题，突出重点，有针对性地开展心理咨询服务、普及心理健康知识。

3. 新媒体服务契合网民需求

（1）官方微博服务情况分析。2012 年 3 月，北京 12320 增开微博服务，官方微博"北京 12320 在聆听"以宣传卫生健康政策、传播卫生健康知识、提供服务资讯为定位。近年来发布形式不断创新，从文字、图片，到长微博、微直播，再到长图九宫格、系列短视频，紧跟网络传播时尚，截至 2020 年 5 月，已累计发布 2.98 万条，粉丝数达 201.23 万人，起到了很好的科普宣传效果，连续 5 年获得全国卫生健康系统十大优秀政务微博奖。

（2）官方微信服务情况。2013 年 9 月，北京 12320 与时俱进增开了微信服务，突出卫生健康资讯服务定位，采用"机器人自助解答＋人工服务解答"方式满足用户查询服务需求，每月还可发布 4 次推文。微信服务的开通，不但有效分流了来话量，降低了咨询话务压力，而且新媒体便捷的互动形式也极大提升了群众获得感，特别是 2017 年针对百姓对首都优质医疗服务资源的咨询需求推出的北京市三级医院信息等自助查询功能等，受到广泛关注与欢迎。

4. 舆情监测服务

信息社会网络发达，舆情瞬息万变。为及时了解社情民意，北京12320建立并不断完善舆情预警工作制度，在接话和处理12345派单工作中，一旦监测发现苗头或倾向性问题，及时上报、有效联动、积极应对，为政府科学决策，有效应对和顺利推进改革措施和政策落实，为各医疗机构不断完善服务，提供了重要依据。具体情况如表3和图17所示。

表3 舆情监测服务情况

年份	舆情总数	主动监测	主动监测到的内容	专项工作量
2015	29期	20期	"南水北调"、医托、控烟条例、麻疹暴发、二孩政策、民营医院收费等	中东呼吸综合征5期、雾霾4期
2016	75期	30期	"怒斥号贩子"、"全面预约挂号"、狂犬疫苗短缺、京医通问题、健康证明问题等	魏则西事件14期、非法疫苗20期、号贩子2期等
2017	323期	11期	开药周期缩短引不满、不合格百白破疫苗、宫颈癌疫苗、社会抚养费、至人堂门诊部等	百白破14期、医改、雾霾12期、急救条例4期等
2018	304期	31期	社区输液难、强制购买待产包、用血新政、首都机场医院透析患者就医难等	取消互助献血182期、流感27期、"问题疫苗"31期等
2019	505期	20期	苯丙酮尿症患儿惠民政策、帕金森用药"息宁"断货、输液难、流感疫情、医改后无法进行心脏介入手术问题、医疗废物清运、进口乙肝疫苗缺货、鼠疫、伤医事件等	医耗联动综合改革106期、血液管理问题365期、流感疫苗接种情况11期等
2020年1~5月	293期	13期	山西狂犬疫苗断货、疫情期间发热门诊就诊问题、肿瘤患者治疗难、疫情防控工作引发的医疗投诉、精神障碍患者入院难、医务人员工资待遇、产妇陪护政策等	新冠肺炎疫情监测报表152期、血液管理问题152期等

分析可见，舆情监测工作模式不断完善，工作产出不断增加，发挥作用日益突出。在当前5G时代下，信息传播更快，舆情形成更猛，及时监测、准确反馈更富挑战性。舆情监测服务只有下好"落点准、反馈快"的先手

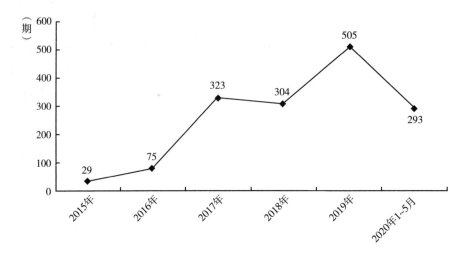

图17　舆情监测服务趋势

棋，后续才能打好主动仗，为政府决策、危机公关提供更有力的支撑。这提示我们：各项信息挖掘和舆情监测既要从大局着眼，关注重要工作动态动向，又要从局部着手，关注紧急、突发、敏感信息，做到监测目标动态化、监测重点立体化、监测维度网状化，在监测的同时努力探索传播规律，对标国内外行业前沿，善用大健康视野、大数据思维，扩展研究领域、提升分析水平，服务首都卫生健康工作大局，服务人民生命安全和身体健康。

5. 网站服务

2016～2019 年，北京 12320 网站总点击量为 1299.35 万次，点击量排前五位的栏目依次为热点新闻 196.69 万次、门诊信息 166.87 万次、知识天地 104.41 万次、百姓赞语 91.02 万次、工作动态 85.20 万次，分别占总点击量的 15.14%、12.84%、8.04%、7.01%、6.56%（见图 18）。

（三）需求的地域广泛性分析

北京 12320 近年来每年均有 3000 余通来电为京外各地呼入（见图 19）。在发生全国性突发公共卫生事件的年份更加突出，如 2016 年山东非法疫苗案发生后，京外来电量同比明显增加，次年回落到正常水平。由此可见，首

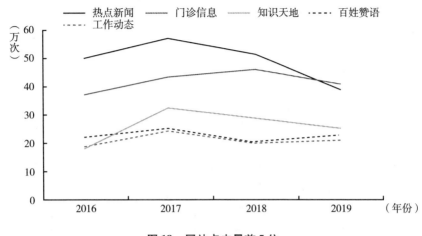

图18　网站点击量前5位

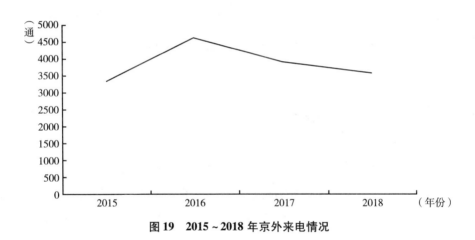

图19　2015～2018年京外来电情况

都卫生健康热线服务不仅立足北京，更充分辐射到全国，分析有以下原因：
一是各地群众对首都服务水平存在绝对信任心理，很多群众认为，北京是首
都，北京12320代表着国家卫生管理部门；二是北京多次承担全国性咨询服
务，如2008年奥运会期间被指定为入境游客卫生相关诉求的双语（英语、
汉语）咨询投诉电话，"问题奶粉"事件期间被指定为全国咨询热线之一
（本市和外埠来电情况见图20）；三是相对集中的优质卫生健康服务资源本
身即服务全国各地，产生的资讯需求和诉求表达需求，成为长期稳定的服务

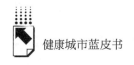

需求来源。这也为我们进一步发挥服务的辐射引领作用，特别是京津冀卫生健康协同发展，提供了服务灵感和工作方向。

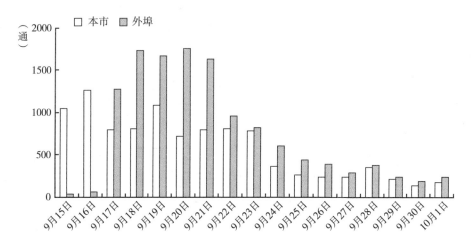

图20 2008年"问题奶粉"事件期间本市和外埠来电情况

三 健康服务热线发展与转型思考

2018年，北京市政府将《关于进一步加强政府服务热线工作 全面提升服务百姓能力工作方案》列为折子工程。北京12320在市卫生健康委领导下，经过半年多的精心筹备，接话功能于12月1日零时顺利并入北京市非紧急救助服务中心12345，实现了"直接并入，统一受理；统一平台，双号并存"，被市12345誉为"史上准备最充分、对接最完美的整合"。

整合后，北京12320在继续做好群众诉求办理工作、努力提升人民卫生健康服务满意度的基础上，结合5G时代到来、新兴服务渠道蓬勃发展、群众健康素养逐步提升和首都国际化一流宜居城市的发展定位，积极探索在新形势下做好群众卫生健康服务的新路径，力求在服务格局的统筹上寻求突破，全面优化自身服务结构，既要在北京市健康服务大局充分发挥自身信息集成和群众基础优势，又要加强与其他专业服务机构的合作沟通，"广"

"专"结合，优势互补，更好地与时代接轨，突出"一切为了人民健康"。

（1）以"新"方式做好"原"接话服务。即以线下支持的新方式，做好12320/12345卫生健康咨询受理的原有接话服务。随着电话咨询服务入口从12320割接到12345，北京12320的话务服务也从台前转到幕后，更多地体现在协同优化信息系统、不断完善咨询分类、做好知识库管理建设、人员知识技能培训，以及继续提供12345驻场服务和远程支持，推进疑难复杂问题的高效联动、协同处理等支撑服务上。在整合后，先后圆满完成了医耗联动综合改革、新冠肺炎疫情防控等重大事件的热线受理服务。

（2）用"新"形式整合"原"宣传服务。即将微博和微信的新媒体宣传职能，与既往热线接听中的政策宣传职能深度"整合"，依托丰富的话务知识库资源和卫生健康全系统各方面的专家资源，结合当前流行的短视频传播方式，做好覆盖生命全周期的新媒体健康教育。目前已陆续开展了戒烟服务和心理服务的新媒体融合宣传、推广、服务，下一步开展"做健康北京人"如运动健身、心理减压、膳食营养、妇幼健康、老年保健等系列专题宣传，更好地服务于首都城市功能定位，致力于提高居民健康素养，不断满足人民群众对健康生活的向往和服务需求。

（3）用数据管理分析支撑服务政府决策。在整合后，12320享有12345系统工单查询权限，可调阅统计卫生健康专席（12320号码呼入）和普通12345座席（12345号码呼入）受理的卫生健康诉求数据，数据管理和舆情分析工作的范围更广：一要加强对突发传染病新冠肺炎、生活饮用水等突发公共卫生事件的话务舆情监测；二要探究群众对卫生健康各方面服务反馈情况的特点和规律，为卫生健康系统完善整体服务，推进服务的标准化、规范化、精细化、人性化；三要利用大数据对不同年龄、不同职业、不同健康风险、不同罹患疾病、不同健康需求（健康管理）等服务受众的需求分析，为精准施策、靶向服务提供信息支持；四要深挖历史服务数据，结合老龄化社会、5G时代到来，分级诊疗、慢病管理、医养结合、产业融合等发展特点，分析健康环境、健康生活、健康服务、健康保障、健康产业等类别的群众服务需求，服务健康北京、健康中国顶层设计。

B.6

疫情防控与社区治理

——以新华街道新冠肺炎疫情防控工作为例

滕永新 *

摘　要：　社区是新冠肺炎疫情联防联控的第一线，社区治理是国家治理体系的基层单元。北京市通州区新华街道坚持和完善党建引领，积极构建多元参与的社区治理机制。在疫情初期，街道工委超前谋划、迅疾响应，把疫情防控作为当前最重要的工作抓好抓实抓落地。在疫情常态化防控时期，固化优化疫情防控应急管理机制、市民诉求未诉先办机制，加快提升区域治理能力。在实践中，新华街道精准防控仍受制于物业管理服务效能低下、社区职能边界模糊、社区人员综合素质较低、智能化全覆盖资金短缺等问题。研究表明，党建引领有效整合各方力量是社区治理的核心、明确社区居委会职能边界是社区治理的前提、加强社区队伍建设和提高社工整体素质是社区开展工作的保障、精准掌握人口信息和实现出租房屋动态管理是社区治理的关键、构建公民和企业诚信奖惩文明体系是社会善治的有效路径、强化科技手段应用是未来社区治理的方向。

关键词：　疫情防控　社区治理　通州区

* 滕永新，北京市通州区新华街道工委书记，研究方向为党建与社区治理。

习近平总书记指出："这次新冠肺炎疫情，是新中国成立以来在我国发生的传播速度最快、感染范围最广、防控难度最大的一次重大突发公共卫生事件。对我们来说，这是一次危机，也是一次大考。"① "要立足当前，科学精准打赢疫情防控阻击战……要放眼长远，总结经验、吸取教训，针对这次疫情暴露出来的短板和不足，抓紧补短板、堵漏洞、强弱项，该坚持的坚持，该完善的完善，该建立的建立，该落实的落实，完善重大疫情防控体制机制，健全国家公共卫生应急管理体系。"② 社区是新冠肺炎疫情联防联控的第一线，社区治理是国家治理体系的基层单元。从社区治理的角度，全面回顾、系统梳理新华街道各社区疫情防控的实践，检视问题，总结经验，既有利于巩固成果，助力全面彻底打赢疫情防控阻击战，又对推进通州区副中心社区精细化治理、提升基层社会治理水平具有积极意义。

一　新华街道疫情防控的主要探索与实践

新华街道下辖如意、天桥湾、司空、贡院、东大街、新建、北关、盛业家园、京贸国际城 9 个社区及月亮河园区。如意、天桥湾小区为建成近 30 年的老旧小区，盛业家园、京贸国际城、月亮河园区为新划入的高档小区，新建、北关、司空、贡院、东大街为副中心运河商务区的一部分。其中，新建、北关部分商务楼宇投入使用，司空、贡院、东大街仍处于在建状态。自疫情暴发以来，新华街道在区委的坚强领导下，坚决贯彻落实区历次调度会指示精神和工作要求，紧密结合辖区实际，提前谋划，主动作为，为坚决遏制疫情扩散蔓延，全力打好社区防疫阻击战，进行了积极有效的探索和实践。

---

① 习近平：《在统筹推进新冠肺炎疫情防控和经济社会发展工作部署会议上的讲话》，人民出版社，2000，第 9～10 页。

② 《打赢疫情防控阻击战既要立足当前更要放眼长远　习近平强调补短板堵漏洞强弱项》，中国共产党新闻网，http://theory.people.com.cn/n1/2020/0215/c40531-31588090.html，最后访问日期：2020 年 8 月 8 日。

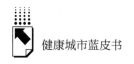

健康城市蓝皮书

（一）党建引领凝心聚力，联防联控筑牢防线

面对疫情防控的严峻形势，街道迅疾响应，快速部署，坚持党建引领，充分发挥党的政治优势、组织优势和密切联系群众的优势，全面动员基层党组织和广大党员，共同"战疫"践行使命，广泛动员社会力量，组织群众，凝聚群众，群防群治共筑严密防线。

2020年1月22日晚6点，在首次防疫工作会上，街道工委主要领导指出要强化形势预判能力，成立领导小组，下设9个工作组（特别成立督察检查组和物资采购组），自主编写具有新华街道特色的、用于疫情防控宣传工作的《温馨提示》和《紧急通知》，要求迅速张贴到辖区居民楼各个单元门口，并广泛发送到业主群和居民微信群。紧急购买了一批口罩、药品等防疫物资。可以说，新华街道在全区尚未开展全面防控工作之前，做到了未雨绸缪，为后期快速响应全面疫情防控打下了较为坚实的基础。

从大年三十起，街道工委委员和社区干部全员停休，到岗在位，主要领导每日遍访各社区，对所有社区蹲点盯守，对重点问题亲自调度指挥，10名工委委员505人次下包片社区指导检查；大年初二，街道全体机关干部取消春节休假，同时，为保障社区防控力量，将东大街、司空、贡院3个拆迁社区工作人员分别充实到天桥湾、盛业家园、京贸国际城社区及月亮河园区，街道另外抽调了45名机关干部和政府雇员下沉社区一线，通过科学调配，积零为整，进一步充实了社区防疫主战场。此外，机关全体工作人员整合零碎时间及精力，充当起疫情防控的"监督员""提醒员""巡逻员"，随时随地对辖区内不符合防控要求的各类现象进行劝阻、纠正，以全员力量确保各项防控措施真正落实到位。

同时，街道以社区党组织为核心，以社会动员中心为平台，以"双积分双报到"制度为抓手，广泛动员辖区单位、物业、企业、社会组织、在职党员及志愿者，有序参与区域消毒、人员排查、站岗执勤、对外宣传、与外籍人员沟通交流等工作，充分构建起人人参与、人人尽责、群防群治的战"疫"防线。2月12日，街道"火线"成立运河商务区联合党委，发挥党组织战斗堡垒作用，凝聚力量积极应对商务区复工阶段"大人流返京"疫情防控工作。在联合党委的有力领导下，运河商务区在职党员志愿服务队及退役军人志愿服务队相继组建，楼宇防疫前线力量进一步增强。目前，街道共带动物业企业 13 家 500 余人、社会组织 10 家 200 余人、党员志愿者 300 余人、报到在职党员 300 余人参与防疫工作。此外，针对疫情焦虑，街道工委购买服务，依托社会动员中心成立"心战疫志愿服务队"，主动为辖区居家隔离观察居民、长期奋战"抗疫"一线社区工作人员，以及其他广大居民群体提供心理支持及援助，为一线"战疫"社区工作者和居民群众提供线上线下服务 600 余小时，累积直接服务 42000 人次，协助居民及社区工作人员以健康心态及必胜信心抗击疫情。

（二）紧抓防疫关键环节，落实落细防控措施

习近平总书记指出："基层是联防联控、群防群治的第一线，也是复工复产的第一线，是确保各项措施落实到位的关键所在。"[①] 为切实把牢社区防疫关，街道始终紧抓摸排、管控两个关键环节，有力有序、精准有效地将各项疫情防控措施落实到位。

精准摸排，切实做到对辖区人员、企业商户"底数清、情况明、数据新"。针对住宅小区，街道统筹分配社工，下沉下派干部，分包楼栋，利用"包楼栋"制度，扎实落实蔡奇书记所要求的"敲门行动"，通过逐门逐户进行网格化"地毯式"动态摸排，确保摸清辖区内武汉及湖北（除武汉）、国内其他疫情高发城市以及境外疫情高发国家等重点地区返京人员，待返京人员行程信息及健康状况；摸清孤寡老人、困难儿童、孕产妇、精神病患者、重病重残人员等困难群体以及居家医学观察人员情况，做到"不遗一户、不漏一人"。针对商务楼宇，充分落实"双楼长"制度，通过划分网格，设置写字楼、物业、社区三级责任人，摸清

---

① 习近平：《在统筹推进新冠肺炎疫情防控和经济社会发展工作部署会议上的讲话》，人民出版社，2020，第 25~26 页。

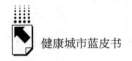
楼宇入驻企业户数、人数，每日各企业复产复工情况，确保摸排全覆盖，数据每日更新。

图1、图2显示的分别是3月1~15日抵京人数以及3月25日至4月15日湖北抵京人员情况。

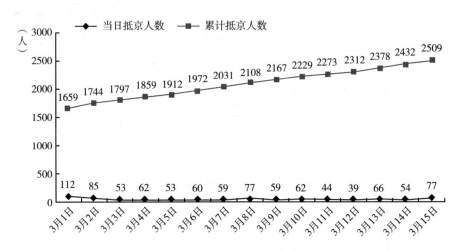

图1　3月1~15日抵京人数

资料来源：北京市疫情跟踪数据报送系统。

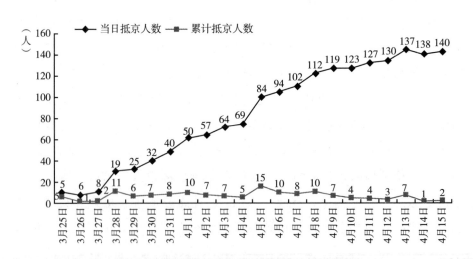

图2　3月25日至4月15日湖北抵京人员情况

资料来源：北京市疫情跟踪数据报送系统。

　　图3和图4以新华街道自开展疫情防控以来至6月22日为数据统计区间，累计国内抵京共6499人，抵京人数居前十位的省份分别是：河北、山东、辽宁、河南、黑龙江、山西、内蒙古、海南、湖北、吉林/天津，涉及4511人。从国外抵京共147人，涉及32个国家，来源国家前六位分别是：美国、泰国、英国、日本、澳大利亚、加拿大/马来西亚，共92人。为精准把握重点地区、国家来京人员提供了依据。

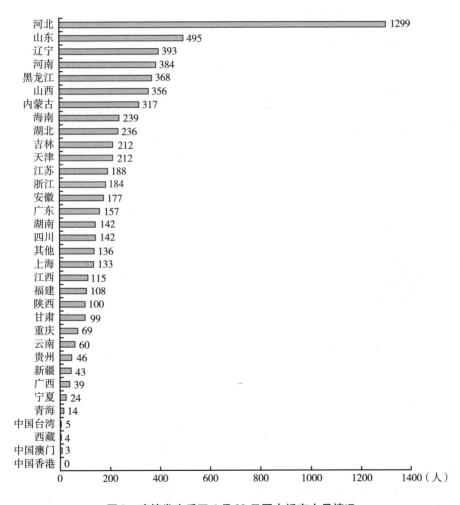

图3　疫情发生后至6月22日国内抵京人员情况

资料来源：北京市疫情跟踪数据报送系统。

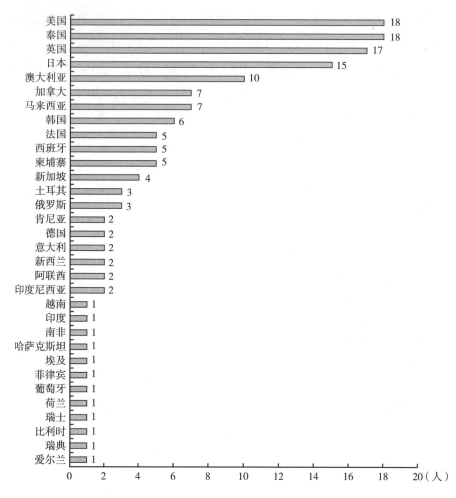

图4 疫情发生后至6月22日国外抵京人员来源国家情况

资料来源：北京市疫情跟踪数据报送系统。

严格实施小区封闭式管理，明确出租房屋程序，压实"四方责任"，坚决筑牢社区严密防线。一是针对小区实施封闭式管理。1月27日，街道率先在全区创新推出8色人员"出入卡"、车辆"出入证"制度，以"卡、证"为抓手，落实落细小区封闭式管理举措。通过制发"卡、证"，既方便了群众快速进出，又有效避免了由于人员聚集引发的感染风险，同时，小区人员、车辆信息得到了进一步全面摸排及核查。二是实施出租房屋管理，进一步明确租赁程序，确保严格管理不留隐患。2月11日，街道制定并实施《关于疫情期间房屋中介公司进入小区的管理规定》，强化社区、流管、公安三方联控，要求房屋租赁中介企业必须经派出所备案，固定一名工作人员，并签订公司、工作人员承诺书，居委会、派出所联合核查验证后，方可开展业务。在办理房屋租赁时，除中介公司及其工作人员，出租房屋业主和承租人也须同时签订承诺书。三是针对商务楼宇，实行"五方承诺"，落实"四方责任"。2月12日，街道要求物业公司、入驻企业、企业员工、公寓业主、公寓承租人签订"五方承诺书"，严格压实"四方责任"，尤其是压实物业公司以及入驻企业责任，进一步夯实商务楼宇防控工作。

（三）创新防疫工作方法，强化科技手段应用

新华街道从2019年开始，着力打造"智慧新华"智能感知大数据综合治理平台，以运用信息化手段助力城市精细化治理。"智慧新华"建设是新华街道2019年的五大任务之一，其余四项是：大运河文化（通州段新华街道区域的）挖掘整理、垃圾分类、物业公司引进、运河商务区党建创新。可以说，新华街道的"智慧社区"建设工作走在了全区的前列。在这次疫情防控中，街道充分利用既有平台，积极引入其他针对性科技成果，提高全流程疫情防控能力，"人防＋技防"双管齐下，智慧"战疫"，给疫情防控带来了诸多便利。

1月22日全区疫情防控第一次会议后，如意、天桥湾社区利用已有的"人脸识别"智慧门禁系统，第一时间对社区居民进行排查，1月23日即排查出湖北籍居住人员76人，其中38人已离京，占同期全部摸排人员的67%。

图5至图7以天桥湾社区6月29日实时数据为例，对天桥湾小区居住人员籍贯、户籍、开门方式等进行了数据化说明，为疫情期间充分掌握人员信息、提升排查效率、开展居家观察等提供了依据。

针对北侧商务楼宇人流较大，且年轻人、高知分子较多的特点，强化前瞻预判，提前着手应对大人流返京。1月31日引入第三方公司紧急开发微

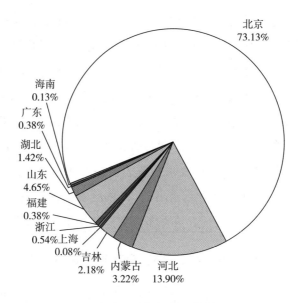

图5 "人脸识别"智慧门禁籍贯分析
（天桥湾社区 6 月 29 日实时数据）

资料来源：新华街道综合治理平台。

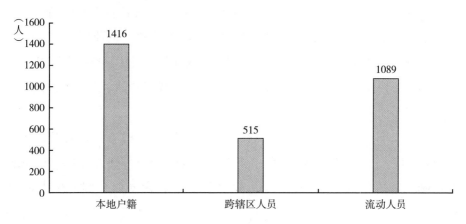

图6 "人脸识别"智慧门禁户籍分析
（天桥湾社区 6 月 29 日实时数据）

资料来源：新华街道综合治理平台。

信小程序——"新华街道返京人员防控疫情登记表"，小程序开通不到 24 小时，已有 54 名外地新返京人员登录填报个人信息，大幅提高了新返京人

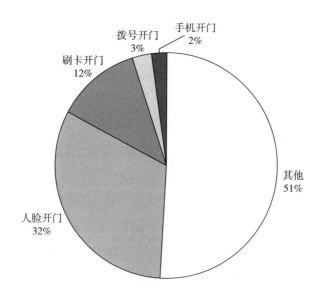

图7　"人脸识别"智慧门禁开门方式
（天桥湾社区 6 月 29 日实时数据）

资料来源：新华街道综合治理平台。

员排查效率和精度，真正做到了抓早、抓小、抓巧、抓实。

图8、图9 为微信小程序在 3 月 1～31 日返京人员登记情况。我们能明显发现，商务区为主体的新建社区和北关社区登记数共计 1585 人，占总登记人数 2715 人的 58.4%。同时，可即时提前筛选出湖北拟返京人员，为商务区复产复工赢得了主动。

面对测温这一社区疫情防控的第一道关，2 月 18 日，街道率先在京贸国际城社区、盛业社区引进"热成像体温筛查摄像机"，该设备具有"无接触式、超温预警、智能追溯"等特点，大幅提高了排查效率，且规避了直接接触的风险，真正实现了科技化智能防控。

伴随疫情防控的精细化管理，针对个别小区出现的假冒出入证、证件丢失和冒领现象，3 月 18 日，街道在河畔丽景小区试点引入"疫情期间小区无感出入审核系统"，该系统能够在第一时间对出入证进行人像核实，最大限度地杜绝了假冒证件等事件的发生，也提高了居民出行的便捷程度。

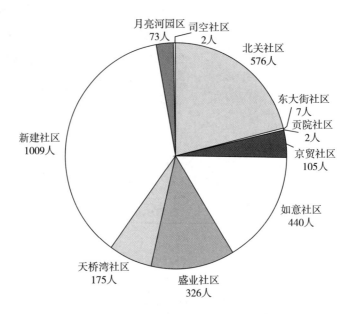

图8　3月1~31日新华街道返京人员数量

资料来源：新华街道返京人员防控疫情登记表。

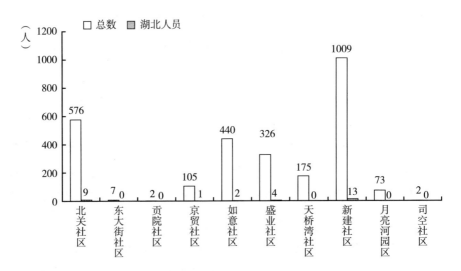

图9　3月1~31日新华街道各社区返京人员数量（含湖北人员）

资料来源：新华街道返京人员防控疫情登记表。

疫情期间，这些可亲、可感、可用的人工智能便民惠企应用都是作为"单一场景"发挥隐私保护、信息甄别、效率提升等作用，目前我们正在着手打造具有新华特色的集治安、民生等基层社会治理领域于一体的综合性基层治理体系。比如，强化小区流动人员信息识别，强化孤寡空巢老人、重病重残人员行为监测等，持续提升数字赋能城市治理水平。

（四）优化机制，以人民满意度提升为基本准则

"求木之长者，必固其根本。"在新形势下，新华街道统筹疫情防控、复产复工双线作战，确保两战全胜。按照北京市委书记蔡奇同志提出的"防松劲""防漏洞""防反弹"的指示，4 月 28 日，新华街道 9 个社区在疫情防控工作中形成有效措施 30 条，查找难点和漏洞 12 个。街道工委前瞻性地从疫情之危快速转为优化机制之机，固化优化疫情应急管理机制、市民诉求未诉先办机制，加快提升区域治理能力。

"事危则志远，情迫则思深。"依据常态化形势下运河商务服务区发展实际，要求切实在疫情防控的"紧"和复工复产的"松"之间找到平衡。街道工委指出，必须补足疫情暴露出的应急短板，强化疫情预警机制的科学性和实效性，建立制定适应新常态的科学高效、运转有序的应急管理预案。预案初稿经过主要领导反复推敲修改，4 月 23 日街道第 16 次工委会通过了《新华街道关于做好新冠肺炎疫情防控常态化管理工作的应急预案》。街道工委在转折时期，始终靠前洞悉，主动作为，化危为机。街道层面应急预案建立"一案、一组、一流程、六办"应急处置程序等环节。同时要求，各社区 4 月 30 日前制定所属社区疫情防控应急预案，强化指导疫情有效预防、及时控制和消除危害等应急流程。

群众闹心的事，就是治理的发力点。12345 接诉即办被称为新时代群众工作的"北京样本"，街道工委倾力打造建设"12345"手机应用智慧平台，实现了案件督导、流转、分析、处理不受时间、空间限制；主要领导亲自调度，确保抓重点、抓进度、抓效果。这些成绩的取得是坚持党建引领，抓好抓实日常管理的必然成果，通过"民情速递""聚能双协商　党

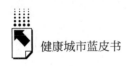

建微创投"等项目，常态化、多途径征求意见、服务群众、解决问题，实现未诉先办，街道接诉数量始终保持在全区最低水平，有力满足了疫情期间市民诉求。

总体来看，新华街道的疫情防控工作平稳可控，但经过近半年的实践，也暴露出不少短板和不足。客观地讲，这些问题都是社区治理工作中长期积累下来的，只不过是通过疫情防控这面"放大镜"，得到了充分反映和放大，这些都是今后工作中需要特别注意和加强的。

二　关于进一步深化社区治理的思考

（一）党建引领，提高"三率"，有效整合各方力量，是社区治理的核心

社区居委会、业委会、物业企业是社区治理的三支重要力量，是促进社区善治的"三驾马车"，三者构成了共建共治共享的社区治理核心共同体。在此次社区疫情防控工作中，区委的各项决策部署都是在社区居委会的领导统筹下完成的，由于《物业管理条例》《业委会章程》等法规对物业和业委会在应对突发公共事件时应承担哪些职责划分不够明确，实际上不同的物业公司在社区疫情防控中起到的作用大小不一，业委会的作用普遍还不明显。实践证明，把小区业委会和物业纳入社区治理范畴，必须坚持和强化党建引领这个前提，社区居委会作为依法履职和依法协助政府工作的群众性自治组织，作为社区治理主体的"代言人"，应在其中起到旗帜引领作用，也就是说，小区物业和业委会必须在社区居委会党组织领导下开展工作。要坚持和完善党建引领，以社区居委会为龙头，进一步健全社区、业委会、物业协同治理体系，把基层党组织建立在物业管理的重要参与主体中，监督敦促物业管理权利与义务、管理与服务契约落实，积极引导业主党员参选业委会委员，提升党的组织和工作覆盖率，使之成为发挥基层党组织战斗堡垒作用、党员模范作用的有效载体，业主党员参与决策服务的活力之源，市民关注难

点重点物业难题的策源之地。在市民日益增长的宜居环境精细化需求背景下，要持续抓好党建引领市、区综合执法权限下沉增效和接诉即办工作，与街道未诉先办主动治理结合，强化物业管理服务主体责任意识，引导业主委员会增强群体信任并制定议事规则，形成社区多元治理主体身份平等、规则明晰、责任落实、服务优化、问题解决全闭环链条，进而构建以为民服务为导向的"党建引领、协同治理"的社区治理新格局。

（二）明确社区居委会职能边界是社区治理的前提

基层社区是社会治理体系的末梢，需要应对自上而下不同部门各个条线的工作任务以及检查督查，在疫情防控期间这种"千条线，一根针"的形势下其困境更加凸显。《宪法》第一百一十一条规定：城市居民委员会是基层群众性自治组织。《居委会组织法》规定：居民委员会是居民自我管理、自我教育、自我服务的基层群众性自治组织。《北京市社区工作准入管理办法（试行）》则明确了社区的职责清单，该清单包括社区依法履行职责19项和社区依法协助政府工作职责15项。

以此次社区疫情防控工作为例，要求社区居委会对小区内所有居家观察人员进行看护和服务，但是社区居委会人员力量非常有限，居家观察人员数量很大，社区存在"看不过来"的窘迫。居家观察人员情况复杂，其中不乏外籍人士，社区工作者开展工作及看护的困难极大。而且，最重要的是，社区看护职责及权利目前还没有明确的法律法规支撑。《准入办法》明确社区居委会的工作职责是依法自治、联系服务居民以及依法协助政府开展政策性、专业性强的工作。对于政府各部门、街道自身职责范围内的工作，则不得转嫁给社区承担，不得以行政命令的方式向社区派任务、下指标。因此，社区不应该也完全没有能力成为责任主体。政府各部门要严格执行《北京市社区工作准入管理办法（试行）》，更要在工作统筹层面对《准入办法》有深刻的认识和理解，改变原有的"下派给社区"的惯性思维，为切实减轻社区行政工作负担、增强社区自治服务功能护航。

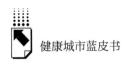
（三）加强社区队伍建设和提高社工整体素质是社区开展工作的保障

社区队伍建设及社工能力和素质直接关系党和国家的政策方针能否在基层坚决执行、有效落实，影响着社区治理的成效，是基层治理能力和水平提高的关键。但是，长期以来，社区工作者的任职条件、资格都较宽松，绝大多数工作人员是本科以下学历，在综合素质及专业能力方面都较为欠缺。尤其是在此次疫情防控工作中，社区工作人员在人员数量及统筹协调、专业素质、群众工作等能力方面表现出明显短板，社区疫情防控工作显得被动。

这次"社区疫情防控工作实践"警示我们，进一步强化社区力量配置，配强建优一支政治合格、素质优良、规模适当、结构合理、适应新时代基层社区治理要求的社区人才队伍十分必要。要建立社区工作者职业化体系，按照职业化、年轻化、知识化、专业化要求加强社区工作者队伍建设，积极推动和探索在社区服务领域开展政府购买社会组织和社工人员的公共服务。加大在社区教育、社会福利、社会救助等社会工作领域专业人才的培养，推动社区工作者向职业化、专业化发展。

（四）精准掌握人口信息和实现出租房屋动态管理是社区治理的关键

社区治理服务的核心是人，治理的对象是不同的人引发的不同需求、不同的"事儿"。"事儿"往往是人出的。"管"好了人，在一定程度上也就管住了"事儿"。因此，精准掌握社区内人员数据信息，切实做到"底数清、情况明、数据新"，是社区精细化治理的根基，在疫情防控期间对社区的防疫工作至关重要。目前，由于缺乏数据采集的有效制度支撑，以及现行出租房屋政策及管理制度不健全，管理形同虚设甚至"没人管"，出租房屋和流动人口管理给社区治理带来了极大的不稳定性和不确定性。可以说，长期以来，社区没能从根本上做到百分之百准确掌握辖区人口信息。在疫情防控过程中，利用小区封闭管理这一契机，通过"敲门行动"、制发出入证等方式，社区得以基本实现对小区人口数据的掌握。同时，通过强化社区、流管、公安三方联控，进一步捋顺及明确房屋租赁程序，要求租赁中介企业到派出所备案，到居委会报备，签订承诺/责任书，保证及时更新承租人信息，以及要求出租房屋业主、承租人签订承诺/责任书等，基本实现了对出租房屋的有效管理。但是要看到，这只是在疫情防控形势下采取的临时措施，并没有法律依据和政策支撑。因此，应进一步研究建立日常状态下的"社区人口准入机制"，尽快将出租房屋相关管理措施固定为制度规范，方能实现社区对小区人口信息的掌握及对出租房屋的有效管理。

（五）构建公民、企业诚信奖惩文明体系是社会善治的有效路径

此次疫情防控如同一块试金石，考验"战疫"一线公民个体、单位的担当作为，也检验出公民个体、企业的诚信底色。在小区封闭管理中，不乏刻意虚报信息、隐瞒病情、在疫情严重地区旅居，或者有逃避医学观察等行为的市民，不能单纯依靠人力鉴别和说服，针对有可能对自身、家庭、社会造成危害的人员，纳入道德层面的诚信认定（失信惩戒）是法律处罚外的有益补充，更应发挥其调节作用，若失信则在买房、贷款、摇号、出行等社会生活方面增加违约壁垒。

信用既包括平等民事主体之间的民事信用，也应包括民事主体与行政主体之间的管理信用，如市民有天然义务向政府管理者如实申报个人信息。对于不如实申报者给予失信惩戒符合公众期待，也是疫情防控基础的需要。这一方面让社会治理工作的落实和效果有了抓手；另一方面，市民、企业本身也会鉴于失信惩戒措施而评估不诚信的代价。

正如2020年4月24日北京市第十五届人大常委会第二十一次会议通过、6月1日起施行的《北京市文明行为促进条例》所倡导的，个人需要注重公共场所个人卫生和行为习惯，疑似或者患病时需要配合相关检验、观察治疗等措施等。当然，针对疫情防控中的凡人善举，更应纳入守信行为记录赋予奖励机制，如奖励积分，积分可兑换实物或社会便利。将个体诚信与

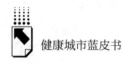
《北京市文明行为促进条例》挂钩，让诚实守信成为全社会共同的价值追求和行为准则，提升该条例作为地方法规的严肃性和可操作性。

（六）强化科技手段应用是未来社区治理的方向

在此次疫情防控过程中，街道充分利用信息技术手段助力开展人员信息摸排、体温筛查、社区居民出入管理、小区封闭式管理等众多防控工作，既保证了信息管理的高效，又避免了许多重复性的工作和可能出现的信息错误，极大地提高了防疫效率。但是，目前还没有实现"人脸识别"智慧门禁系统的社区全覆盖。盛业家园、京贸国际城社区、月亮河园区以及北侧商务楼宇前期在进行人员摸排及管控时仍主要靠工作人员逐户排查与登记，数据采集工作量及分析难度很大。辖区内房屋、车辆、入驻企业单位、商业设施、公共服务设施等各类信息不全，亟须收集完善。因此，加快实施北京大数据行动计划，加强物联网、云计算、大数据、人工智能等技术在基层社区治理中的应用，全面普及智慧社区建设，是未来社区治理的必然方向。

B.7
疫情防控期间工作场所的健康管理

闫焱 董静 师宁 周立美*

摘　要： 工作场所作为与劳动者工作和生活密切关联的重要场所，是疫情防控的重要防线，同时担负着维护社会稳定和促进经济发展的重任，做好疫情期间工作场所的健康管理工作意义重大。疫情期间工作场所健康管理的内容是：了解特殊时期的"特殊"需求，针对性开展特殊时期工作场所健康管理工作，关注特殊时期职业人群心理防护，融合线上线下服务形式，发挥中医药特色优势。将疫情防控与常态化工作场所健康管理相结合，开展多措并举的疫情防控指导，在疫情防控的特殊时期保护劳动者的身心健康，是全社会疫情防控工作的重要组成部分。

关键词： 新冠肺炎　健康管理　健康社会

人类在漫长的发展进程中一直在与病毒做斗争。2020年初，新冠肺炎疫情暴发，后在全球蔓延，对世界造成了巨大的冲击。世界卫生组织统计数据显示，截至北京时间2020年6月29日，全球累计确诊新冠肺炎超1000万例，累计死亡超50万例，影响215个国家和地区。国家卫健委公开数据

---

* 闫焱，北京电力医院，国中康健（北京）健康管理有限公司副总经理，主任医师，研究方向为职业人群健康管理；董静，北京电力医院，主任医师，研究方向为职业人群压力管理；师宁，博士研究生，北京电力医院健康管理中心，副主任医师，研究方向为中医健康管理；周立美，北京电力医院健康管理中心，主治医师，研究方向为工作场所压力管理。

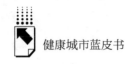

显示，截至2020年7月1日，全国累计确诊新冠肺炎8.5万人次，累计死亡4648人，影响了34个省级行政区。

抗击疫情具有长期性、复杂性、严峻性等特点，政府、社区、企事业单位、医疗机构、健康管理机构、社会组织等社会各级各类组织机构应整合资源，相互协作，联防联控，共同应对，遏制病毒传播，提升人群对疾病的抵抗能力。在疫情防控常态化条件下，采取及时科学的应对措施，做好特殊时期的健康管理工作，在疫情期间保护劳动者生命健康安全，统筹做好疫情防控和复工复产工作，为有序恢复社会经济发展助力。

工作场所作为与劳动者工作和生活密切关联的重要场所，是疫情防控的重要防线，同时担负着维护社会稳定和促进经济发展的重任，做好疫情期间工作场所的健康管理工作意义重大。2020年2月，国务院应对新型冠状病毒感染的肺炎疫情联防联控机制印发《企事业单位复工复产疫情防控措施指南》，2020年3月世界卫生组织发布《工作场所应对新冠肺炎指南》，推动企事业单位和工作场所稳步有序复工复产。2020年3月，国务院应对新冠肺炎疫情联防联控机制印发《新冠肺炎疫情心理疏导工作方案》，将心理疏导工作纳入新冠肺炎疫情防控整体工作部署。经过文献调研我们发现，鲜有文献报道从医疗机构角度出发，探讨新冠肺炎疫情期间工作场所的企业、员工的疫情防控和健康管理工作。故本文旨在从健康管理机构和健康管理专业角度出发，将疫情防控与常态化工作场所健康管理相结合，探讨新冠肺炎疫情期间工作场所健康管理的特殊性以及可行的方法和措施，其中将疫情期间员工心理防护问题作为重点进行专题论述，为从事工作场所职业人群健康管理的同行提供参考。

一 疫情期间工作场所健康管理的内容

新冠肺炎疫情突如其来，在这种情况下，企业和员工的健康需求具有紧迫性、特殊性，健康管理机构应及时关注和应对这些特殊需求，指导和帮助企事业单位做好特殊时期的健康管理工作。

（一）了解特殊时期的"特殊"需求

1. 组织层面（企事业单位）健康需求

突如其来的疫情打乱了工作场所正常的工作秩序，同时给组织带来新的问题和考验，因此产生了一系列亟待得到满足的"特殊"需求。归纳起来主要有以下六类：一是在疫情期间做好集体防护；二是做好疫情期间的员工管理和人员管控，切实掌握员工健康动态；三是做好健康监测和工作环境的健康防护；四是在常态化疫情防控条件下统筹开展复工复产工作；五是稳定员工队伍、消除紧张情绪；六是医疗服务相关保障需求。

2. 个人层面（员工自身）健康需求

新冠肺炎疫情同时也打乱了每个员工个体的生活秩序，给他们带来困惑和恐慌，员工迫切需要相关帮助。归纳起来，主要有以下四类需求：一是了解和掌握新冠肺炎相关知识；二是做好个人和家庭防护；三是在工作场所安全开展工作；四是解决因疫情导致的紧张、焦虑等心理问题，希望得到帮助。

（二）针对性开展特殊时期工作场所健康管理工作

针对新冠肺炎疫情带来的企业和员工这些紧迫又特殊的健康需求，健康管理机构应快速启动，及时应对，给予科学的指导和帮助。针对组织层面如何做好集体防护和个人层面员工自身防护的需求，充分利用编写疫情防控指导手册、推送健康知识、开展线上健康咨询等多种形式的健康教育手段，向组织和个人普及防护知识；针对组织层面做好健康监测和工作环境的健康防护、进行复工复产工作的指导需求，帮助企业梳理防控风险，制订"一企一策"的复工复产方案，进行现场防护指导。针对组织和个人层面稳定员工队伍、消除紧张情绪的需求，开展员工专项心理支持服务，缓解不良情绪。针对组织层面的医疗服务需求，尽可能为企事业单位提供疫情期间线上就医指导和线上医疗服务。

（三）关注特殊时期职业人群心理防护

针对企事业单位和员工在新冠肺炎疫情期间的共同心理需求，身心同

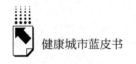

防，采用"身心一体化"的理念开展工作场所员工的健康管理工作。在疫情物理防控的同时将心理调适贯穿整个防控管理过程始终，将心理健康教育纳入疫情防控整体部署。

关注特殊时期员工心理健康防护，开展员工全覆盖的心理健康教育，编写心理防护手册，推送心理健康知识；建立心理测评通道，了解员工心理健康状况；开展重点人群心理健康支持，开设心理服务热线，开通线上"心理加油站"，为受影响的员工提供心理支持服务，为有需要的员工提供心理危机干预，积极预防、减缓和尽量控制疫情的心理社会影响。

（四）融合线上线下服务形式

疫情期间，为避免人群聚集，减少人员流动，充分发挥互联网传播的优势，通过线上推送新冠肺炎防护知识、防护措施、正确操作的视频资料等，扩大知识普及的覆盖面，提高知识普及的时效性；线下对重点单位、重点岗位、重点人群进行有针对性的现场防控指导，多措并举，满足企业和员工特殊时期的健康需求，助力企业复工复产。

（五）发挥中医药特色优势

中医药和中西医结合治疗新冠肺炎的诊疗方案是我国新冠肺炎疫情防控的重要特色和优势。在此次新冠肺炎疫情防控期间，中医药深度介入、全程参与患者救治，为打赢疫情防控阻击战发挥了重要作用。在特殊时期可以充分发挥中医药在健康管理中的特色优势，指导员工使用中医药保健方法，提高自身抗病能力。

二 针对性做好疫情防控期间的健康教育工作

因疫情期间健康需求的特殊性和紧迫性，需及时、准确、科学、有针对性地开展疫情期间的健康教育工作。及时体现在健康管理机构能够快速启动，及时应对企业和员工健康需求。准确和科学体现在开展健康教育工作要以政府和卫生行政主管部门发布的防控指南和技术文件为依据，并随着各类指南文件更新进行实时更新。针对性体现在两个方面：一是针对不同行业、不同岗位、不同工作场景，提供有针对性的健康教育；二是针对组织和员工关注的疫情防控相关知识，提供有针对性的健康教育。

（一）编写疫情防控指导手册

疫情防控指导手册的编写要注重时效性。北京电力医院健康管理中心（以下简称"中心"）于2020年1月27日完成了主要针对电力企业和相关行业的《工作场所新型冠状病毒防护手册（第一版）》的编写，1月28日完成《国家电网新型冠状病毒防控知识手册》的编写，1月30日完成了《工作场所新型冠状病毒防护手册（第二版）》的编写。在短短4天内，根据疫情防控形势变化和新冠肺炎防控知识的更新，编写更新了防控指导手册三个版本，为工作场所提供及时、精准的防控指导。手册包含工作场所防护措施、对外服务场所工作防护措施、工作场所个人防护措施、工作场所出现患者或疑似患者后处理措施、防护问答和常见误区，并将最新版的政府、卫生行政主管部门的防控指南，各类防护用品的示例和使用说明，本地区开设发热门诊的医疗机构名单等内容附后，为工作场所开展疫情防控工作提供全方面的知识指导和帮助。

（二）编写复工复产防控指导手册

根据疫情形势变化，帮助企业制定符合行业特点的复工复产防控指导手册，中心于2020年2月25日至3月5日，针对企事业单位不同工作特点，完成《企业复工复产疫情防控指导手册》《电力企业复工复产疫情防控指导书册》《企事业单位复工复产疫情防控指导手册》3种手册第一版、第二版的编写工作，其中《企事业单位复工复产疫情防控指导手册》为北京健康管理协会工作场所职工健康管理分会和北京电力医院联合署名。

手册内容包含复工复产前准备、复工复产疫情防控措施、工作场所健康教育与健康促进三大部分。依据国家和行业出台的工作场所实用性操作指南，如国务院应对新型冠状病毒肺炎疫情联防联控机制综合组发布的《新冠肺炎流行期间办公场所和公共场所空调通风系统运行管理指南》，国家卫生健康委发布的《不同人群预防新型冠状病毒感染口罩选择与使用技术指引》《消毒剂使用指南》，国务院应对新型冠状病毒感染肺炎疫情联防联控机制发布的《企事业单位复工复产疫情防控措施指南》（见图1）等，结合特定工作场景，做到科学定策、高效施策，统筹兼顾疫情防控和复工复产。

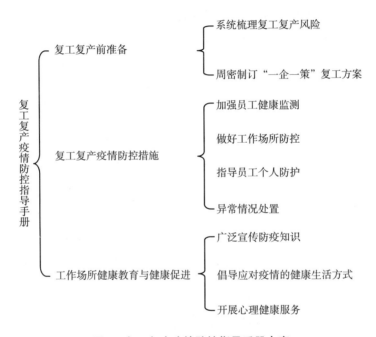

图1　复工复产疫情防控指导手册内容

（三）针对性制作发布健康宣教视频

在疫情防控初期，中心就立即启动，积极利用互联网、多媒体等平台，录制简单易懂的针对性疫情防控健康宣教视频，如正确洗手、正确佩戴口罩、工作场所体温监测、物体表面消毒、心理调适等，通过企事业单位微信公众号、内部网络、各大视频网站等进行推送，并在工作场所电梯间、餐厅等公众区域滚动播放，广泛宣传防疫知识，增强员工防控意识。

（四）开展线上疫情防控专题健康讲座

疫情期间，职工聚集受限，原有现场讲座形式不再适用。此时可以充分利用各大网络会议平台，打破时间和空间的限制，为有需求的企事业单位提供疫情防控专题讲座，并开展线上咨询和互动，增加员工体验感和现场感。讲座应重点突出，主题明确，符合行业工作特点。

三　常态化健康管理手段在疫情防控特殊时期的应用

北京电力医院健康管理中心在疫情防控特殊时期的员工健康管理同样采用了"五师共管"的团队工作模式，由健康管理师、营养师、运动管理师、心理咨询师、中医师组成"五师共管"的健康管理团队，共同完成员工的健康管理工作。

（一）生活方式指导

健康管理师开展疫情期间健康生活方式指导，指导员工个人和家庭卫生习惯的培养，倡导保持规律作息，不因居家生活和办公而打破原有生活规律，不熬夜，保证充足睡眠，保持良好心态。

（二）营养指导

营养师根据疫情特点，提供针对性的营养建议，如生熟分开、避免生食、疫情期间不节食、不减重、合理膳食、增加蛋白质的摄入、注意补充维生素和矿物质等，帮助员工保证良好的营养状况，增强体质，提高抗病能力。

（三）运动指导

运动管理师根据疫情期间员工或居家隔离或"两点一线"的工作和生活方式，指导员工选择适合居家和在办公场所开展的运动方式，向员工推送运动指导视频，如八段锦、健身十八法、芭蕾舞画圈、蝴蝶夹胸等。指导员工

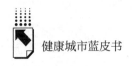

在室外或健身场所运动受限的情况下，采取一些简单易行的运动方式，帮助员工在疫情期间保持合理的运动方式、运动频次和运动强度，保持健康体魄。

（四）中医药预防保健服务

中医师充分发挥中医药在此次新冠肺炎疫情防控中的作用。针对新冠肺炎"寒湿"等中医症候特点，提出对应的预防保健措施，如中药芳香避秽香囊的应用、手法按摩、食用药食同源的食物等，帮助员工运用中医药保健手段扶助正气，抵御外邪，避免感染。

四 疫情期间员工心理健康防护

在新型冠状病毒肺炎疫情期间，心理防护至关重要。面对疫情，人们最初可能难以置信并感到震惊；之后会陷入担心自己或家人被感染的焦虑和恐惧，或者出现愤怒、抑郁等情绪。如果长期被这些情绪支配，则可能会出现迷失感、无力感，有些人会出现食欲不振、头痛、失眠及消化系统症状等。因此，通过多种手段做好员工心理健康防护，改善员工心理状态，对于员工保持良好的身心状态和工作状态具有重要意义。

（一）积极开展全员心理健康教育

1. 编写心理防护手册

疫情期间，针对不同企事业单位的性质编制《新型冠状病毒防控心理防护手册（医护版）》《新型冠状病毒防控心理防护手册（企业员工版）》《新型冠状病毒防控心理防护手册（湖北员工版）》《新型冠状病毒防控心理防护手册（民众版）》4类心理防护手册，开展工作场所全员心理健康教育。

疫情期间，处在不同境遇下的个体感受的压力水平及产生焦虑的原因不尽相同。对于一线医护人员而言，由于专业知识的完善，被感染的担心相较于普通民众来说会少一点。医护人员的焦虑和压力更多地来源于过高的工作强度、身处一线不能回家而对家人的内疚，以及情绪失控的被感染者的不理解和不配合。

而对普通企业的员工和普通民众来说，他们的焦虑常常源于对新型冠状病毒的不了解。尤其是在信息爆炸的时代，每个人都可以从网络上了解到各式各样的信息，没有医学基础的人很难从中分辨出信息的真伪，所以很容易被虚假的信息裹挟而产生不必要的焦虑和恐惧。除此之外，受疫情影响产生的收入减少、工作方式的改变、家庭成员关系的处理也是普通员工产生消极情绪的常见原因。

对于武汉地区的员工而言，他们身处疫情中心，生活工作都受到极大影响。身边的亲人、朋友甚至自己都存在较高的被感染的风险。他们的焦虑来自生活的方方面面。除了焦虑，恐惧、愤怒、抑郁也是常见的心理问题。

因此，在编制心理防护手册时，应根据不同类别的人群，针对产生消极情绪的原因，提出不同的心理防护方式。

2. 推送心理健康知识

疫情期间，通过微信公众号、健康专栏、报纸杂志等渠道推送心理健康知识，可以帮助员工了解不良情绪产生的原因，学会处理压力和情绪的方法。

（二）建立心理测评通道，了解员工心理状况

疫情期间，充分利用信息技术，与第三方紧急合作开发疫情身心评估系统，帮助员工了解自身心理状况。同时，有针对性地推送报告解读及解压方法，帮助员工缓解焦虑。

除此之外，有条件的单位可以通过专业的心理评估系统对重点人群进行心理测评，以了解员工的心理健康状况，及时筛查出可能需要心理危机干预的员工。

2020 年 3 月 16～25 日，北京电力医院健康管理中心利用辅仁淑凡心理测评系统，对在疫情期间开展保电任务的某单位特殊岗位一线员工 191 人进行了心理测评，全面了解该人群的心理状况，以提供更加有针对性的心理健康支持。

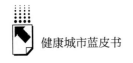

1. 方法

选取 3 个应用较广的心理测评量表 Zung 氏焦虑自评量表（SAS）、Zung 氏抑郁自评量表（SDS）、症状自评量表（SCL - 90），通过线上心理测评系统进行测评。

2. 员工心理测评结果判定

分别对 3 个量表的结果进行判别分析。

SAS 用于测量答题者是否感受到焦虑，超过 50 分即表示受测者存在焦虑感受，其中 50 ~ 59 分为轻度焦虑，60 ~ 69 分为中度焦虑，69 分以上为重度焦虑。

SDS 用于测量答题者是否存在抑郁表现，超过 53 分即表示受测者存在抑郁，其中 53 ~ 62 分为轻度抑郁，63 ~ 72 分为中度抑郁，72 分以上为重度抑郁。

SCL - 90 具有容量大、反映症状丰富、更能准确刻画被试的自觉症状等特点。SCL - 90 的统计指标主要为两项，分别按照总分和 9 因子分进行统计分析。

3. 一般情况

本次测评共收集有效问卷 170 份，问卷有效率为 89%。其中男性有 163 人，女性有 7 人，最小年龄为 20 岁，最大年龄为 59 岁，平均年龄为 36.5 岁，其中 20 ~ 30 岁 49 人，31 ~ 40 岁 66 人，41 ~ 50 岁 32 人，51 ~ 59 岁（含）23 人，170 名心理测评员工年龄分布如图 2 所示。

4. 心理健康状况

（1）SAS 情况分析。对参加心理测评的 170 名员工 SAS 进行分析，发现有焦虑者 7 人，其中轻度焦虑者 6 人，中度焦虑者 1 人，重度焦虑者 0 人。具体分布情况如图 3 所示。

（2）SDS 情况分析。对参加心理测评的 170 名员工 SDS 进行分析，发现有抑郁者 40 人，其中轻度抑郁者 17 人，中度抑郁者 23 人，重度抑郁者 0 人。具体分布情况如图 4 所示。

（3）SCL - 90 情况分析。对参加心理测评的 170 名员工 SCL - 90 进行

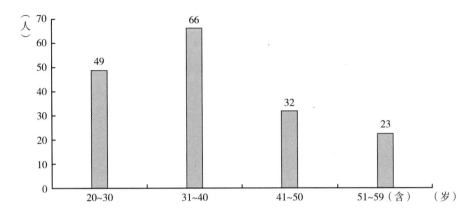

图 2　170 名心理测评员工年龄分布

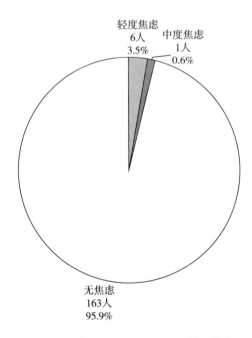

图 3　170 名心理测评员工 SAS 情况分布

分析，按照总分进行评定，发现存在阳性项目的有 20 人，占 11.8%，具体分布情况如图 5 所示。按照 9 个因子分别进行评定，了解 170 名员工症状分布特点，发现阳性项目前 5 项分别为人际关系敏感、强迫、偏执、焦虑和精

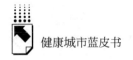
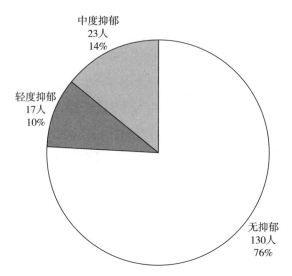

图4 170名心理测评员工SDS情况分布

神病性。其中，出现阳性症状的全部为男性，女性为零，以20~40岁的中青年人出现阳性症状较多，具体阳性项目分布情况如图6和表1所示。

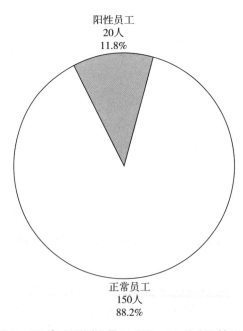

图5 170名心理测评员工SCL—90总分阳性分布

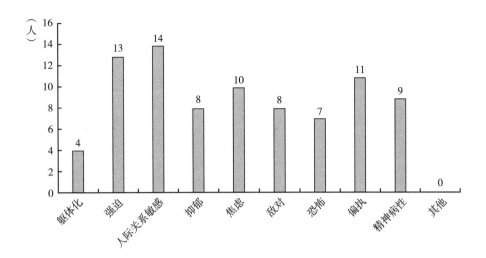

图6 170 名心理测评员工 SCL –90 阳性项目分布

表1 170 名心理测评员工 SCL –90 量表阳性因子分布情况

特征		总人数	各阳性项目人数									
			躯体化	强迫	人际关系敏感	抑郁	焦虑	敌对	恐怖	偏执	精神病性	其他
性别	男性	163	4	13	14	8	10	8	7	11	9	0
	女性	7	0	0	0	0	0	0	0	0	0	0
年龄	20～30 岁	55	1	8	7	5	6	4	4	6	6	0
	31～40 岁	67	2	4	4	2	4	3	3	5	3	0
	41～50 岁	25	0	1	0	0	0	0	0	0	0	0
	>50 岁	23	1	0	3	1	0	1	0	0	0	0

5. 讨论

本次测评实施时间为 2020 年 3 月中下旬，此时国内疫情尚未完全得到控制。一线保电员工承担着来自疫情和保电工作的双重压力，不可避免地会产生焦虑抑郁的情绪。

在本次测评中，员工的焦虑表现并不明显，可能与疫情发生前期北京电力医院健康管理中心通过心理防护手册的推送、放松指导等方式给予了员工

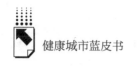

一定的心理支持，员工掌握了一定的放松技巧有关。

测评显示，有部分员工存在一定的抑郁情绪，可能与疫情持续时间较长，员工长期存在不愉快的情感体验，以及相对封闭的工作环境有关。

在症状自评量表中，出现强迫维度异常的员工较多，可能与一线保电员工要零差错完成各项工作任务有关。

本次调查后，北京电力医院健康管理中心结合员工测评结果，将该单位纳入"心理加油站"，及时对一线员工开展心理健康支持，有效帮助员工缓解了抑郁和焦虑情况。

（三）开展重点人群心理健康支持

针对重点人群开展更进一步的心理健康支持，如线上团体辅导、线上心理防护讲座以及群内健康咨询等。

1. 开设心理服务热线

新型冠状病毒肺炎暴发以来，国家、教育机构、社会团体等纷纷开设心理服务热线，提供线上的心理支持服务。有条件的单位在属地或本系统内开设"专属"心理服务热线，不仅增加了员工求助的渠道，还增强了本属地居民及本系统内员工的归属感。

2. 开通线上"心理加油站"

通过建立微信群的方式，建立线上"心理加油站"。"加油站"纳入各单位组织人员，每日由心理咨询师在群内推送简洁有效的心理健康知识，再由各单位组织人员推送至本单位员工，在最大范围内进行心理健康知识的宣教。

员工通过"心理加油站"不仅可以了解心理健康知识及各类解压技巧，还可以感受到单位的关心关怀，有利于减轻压力、改善情绪。

而各单位组织人员也可以通过群内的学习，提高对员工心理问题的识别能力和解决能力，更加全面地了解本单位员工的心理动态。

同时，微信群也打通了各单位与健康服务机构的通道，成为员工快速获得心理帮助的一个渠道。

五 积极开展疫情期间线上健康管理服务

受疫情影响，人员流动受限，员工因担心医院交叉感染，交通路途接触不必要的人群，减少了去医疗机构的频次，医疗人员也无法前往工作场所开展相关健康管理服务，而员工的健康和医疗需求却持续存在。因此，应充分发挥互联网的优势，整合医疗资源，打破时间和空间的限制，为工作场所员工开展线上健康支持服务，特别是针对驻外员工，远离祖国和家人，就医不便，线上健康支持和睡眠心理专项辅导尤为重要。

（一）线上健康咨询

可依托健康管理平台或微信等各种信息平台，为员工提供日常寻医问药、检查结果解读、就医指导、营养指导、运动指导、健康生活方式指导、中医健康知识指导等健康咨询和医疗咨询服务。

（二）线上睡眠心理专项辅导课程

针对疫情和社会心理因素导致的员工失眠和心理问题，开展线上睡眠心理专项辅导课程，教授员工心理放松的方法，减轻疫情对员工心理的不利影响。

六 疫情期间工作场所现场防控指导

疫情期间，医疗相关机构可通过人员的标准化培训，组建工作场所现场防控指导队伍，深入企业和重大工程现场，开展疫情防控和复工复产指导。工作人员应做好知识储备和实践培训，了解企业概况和防控需求，根据"一企一策"原则，为企业提供短期或长期的现场防控指导培训，同时为企业提供持续的线上防控技术指导。

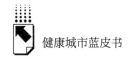

（一）健康监测指导

疫情暴发初期，协助和指导企事业单位开展员工健康监测工作，如手持式测温枪体温测量方法、工作场所出入口设计、疫情期间人员管控和管理办法等，指导企事业单位及时全面掌握全部员工健康状况。

（二）重点区域、重点环节现场防控指导

企事业单位工作场所的防护与医疗机构的防护在要求上有所区别，不能简单套用医院所用的防护用品和防护需求。工作场所办公区、公共区、职工餐厅、会议室等人员密集场所是疫情防控工作关注重点，访客区、电梯和门把手等的使用消毒也是关注的重点。员工就餐环节是工作场所疫情防控中普遍关注的重点，指导工作场所采取分时就餐、延长就餐时间、一人一餐桌、课桌式就餐等方式，避免在员工就餐环节的疾病传播风险。

（三）防控指导培训

工作场所的物业、保安、保洁等相关服务人员是进行防护指导培训的重点人群。要指导企业相关人员掌握消毒产品的安全存放和应用，掌握工作场所消毒的方法，消毒用品的正确配置；指导安保人员规范使用酒精及含氯消毒液；指导保洁人员做好各个办公区域及物体表面的消毒。这些看似琐碎的工作对整个工作场所疫情防控措施到位至关重要，不容小觑。

（四）企业复工复产防控风险评估指导

现场防控指导人员应充分了解企业防控情况和工作特色，逐一巡视工作场所员工入口处、体温筛查点、办公区域、公共区域、会议室、卫生间、洗手池、餐厅、医务室、员工宿舍、客房等区域防护措施的执行情况，协助企业系统梳理复工复产疫情防控风险，并帮助其制定常态化疫情防控预案和应急处理预案。

七 疫情期间医疗相关服务保障

（一）疫情期间线上就医指导

疫情期间，员工因担心医院人群交叉感染和交通旅途的人员接触，减少了去医院的频次，然而慢性病员工就医需求持续存在。在此期间，北京电力医院健康管理中心利用健康管理平台、互联网医疗平台、自主开发的手机应用平台，对受疫情影响就医困难的员工，提供就医协助指导。例如，应用线上方式为高血压、糖尿病等慢性病员工解决慢病用药问题；为员工提供日常健康问题的线上就医咨询和就医指导、体检报告解读和用药指导等服务，解决疫情期间工作场所员工的实际就医困难。

（二）疫情期间线上多学科诊疗

对于线上健康咨询不能解决的问题，北京电力医院健康管理中心有专人负责对接临床医师，为员工提供临床多学科诊疗服务和"一站式"线上健康支持服务。

经历了此次新冠肺炎疫情，我们体会到企事业单位等工作场所和职业人群在面对这样突如其来的疫情时，会对健康管理服务有一些迫切的特殊需求，据此我们开展了一系列工作，积累了一定的经验。同时我们也注意到，通过这次疫情，工作场所和职业人群对于预防保健的意识进一步提高，对心理健康的关注度普遍提高，对中医保健的认识普遍提高。因此，在后续的工作中，我们将不断探索，随着疫情防控形势的变化，由疫情高峰特殊时期的健康管理工作向疫情防控常态化健康管理工作过渡，在将来可能会持续一定时期的常态化疫情防控条件下，帮助企事业单位做好常态化疫情防控，同时积极践行工作场所职业人群身心一体化健康管理模式，中西并重、身心同防、多措并举，保障员工身心健康，助力企业在疫情防控常态化条件下积极复工复产，提高生产效率，创造更多的社会效益和经济效益。

健康服务篇

Healthy Service

B.8
北京市提升市民心理健康素养
及应对突发公共事件研究

杨甫德　宋崇升　庞　宇*

摘　要：　2018年国家卫健委发布《心理健康素养十条》后，北京市开
　　　　　展了一系列提高心理健康素养的实践活动。以大学生为例，
　　　　　评估显示心理健康素养总体较好，但仍有提升的空间。新型
　　　　　冠状病毒肺炎疫情的暴发，对心理健康素养提出更高的要求。
　　　　　就如何提升市民心理健康素养、应对突发公共事件的发展策
　　　　　略而言，应建立首都心理健康素养服务平台，统筹提升市民
　　　　　应对突发公共事件的能力；建立统一号码心理援助热线平台，

* 杨甫德，北京回龙观医院（北京心理危机研究与干预中心）党委书记，主任医师，研究方向
　为心理危机干预；宋崇升，北京回龙观医院（北京心理危机研究与干预中心）副主任医师，
　研究方向为睡眠医学和心理治疗；庞宇，北京回龙观医院（北京心理危机研究与干预中心）
　副院长，副主任医师，研究方向为心理危机干预。

统筹提升热线服务能力和工作效能；建立首都心理健康素养服务人才库，统筹加强心理危机干预队伍建设；建立积极的心理援助和危机干预体系，统筹处置突发公共事件；建立首都心理健康素养信息平台，统筹提高健康科普和宣传报道能力；培育积极向上的社会心态，统筹提升公共服务满意度；建立首都心理健康素养科研项目，统筹提高科研投入和针对性研究能力。

关键词： 　心理健康素养　突发公共事件　心理危机干预

健康素养是指民众对健康的认知与态度。世界卫生组织将其定义为"个体获得、理解、使用信息来促进和保持良好健康水平的动机与能力的认知和社会技巧"。心理健康素养的概念由健康素养发展而来，指帮助个体认识、管理、防护有关心理疾患的知识或信念，内涵包括认识具体心理疾病的能力、了解如何寻找心理疾患的信息、知晓心理疾患的风险因素和病因、知晓自我援助与专业救助、增进认识和求助行为的态度。[①] 从广义来说，心理健康素养是指人们综合运用心理健康知识、技能和态度，保持和促进心理健康的能力。心理健康素养的知识因素主要包括心理健康基本知识与理论、心理症状与识别、心理障碍成因与预防、心理障碍治疗、危机干预与预防、积极心理健康等。心理健康素养的技能因素主要包括情绪调节、心理健康信息获取、心理健康急救、心理障碍的识别能力等。心理健康素养的态度因素主要包括心理健康意识、减少病耻感、对心理健康的求助态度等。

拥有良好心理健康素养的个体更易识别心理疾病并采用适当的应对方式，心理健康素养较低的个体往往会采取不恰当甚至错误的应对方式，如滥

---

① 郭恒、盛小添、笪姝：《心理健康素养的概念、测量及影响因素》，《中国健康教育》2017年第10期。

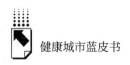
用酒精或药物。个体掌握的有关心理健康知识越多，其对待心理疾患产生消极态度的概率就越低，也会更倾向于寻求专业的心理援助。① 所以，市民的心理健康素养也是评价健康城市的重要指标之一。

近年来，心理健康受到党和政府的高度重视和社会各界的广泛关注。2016 年，国家卫生计生委、中宣部等 22 个部门联合印发《关于加强心理健康服务的指导意见》（国卫疾控发〔2016〕77 号），提出"到 2020 年，全民心理健康意识明显提高"和"到 2030 年，全民心理健康素养普遍提升"的基本目标。2018 年，国家卫生健康委发布《心理健康素养十条》。2019年，《健康中国行动（2019—2030 年）》明确提出"到 2022 和 2030 年，居民心理健康素养水平分别提升到 20% 和 30%"。

提升北京市民心理健康素养，不仅是贯彻落实《国务院关于实施健康中国行动的意见》的具体举措，也可以有效提升市民心理弹性，更好地应对生活中的突发事件，从而不断提升人民群众的健康获得感、幸福感和生活质量。本文通过对北京市民健康素养现状和心理健康素养的分析，结合新型冠状病毒肺炎疫情对心理健康的冲击，探讨如何提升心理健康素养以更好地应对突发公共事件，助力北京打造健康城市。

一 北京市民健康素养现状和心理健康素养多维度分析

（一）北京市城乡居民健康素养现状分析

为贯彻落实《"健康北京 2030"规划纲要》，2018 年北京市开展了城乡居民健康素养监测。2019 年 3 月 23 日，北京市卫生健康委员会在京发布了《2018 年北京市城乡居民健康素养监测报告》。该报告表明，心理健康素养作为城市居民健康素养的重要组成部分也会"水涨船高"，更为重要的是，健康素养的整体提升会让城市居民更加重视心理健康。心理健康素养也应对

---

① 马晓欣、付伟：《国外心理健康素养测量方法研究进展》，《护理研究》2019 年第 7 期。

基本知识和理念、基本健康技能、健康生活方式与行为三个方面予以重视，尤其结合心理健康特点，应更注重健康生活方式与行为素养的提升。心理健康素养作为较新的内容，其水平与文化程度及年龄的关系更为密切，对于高龄及低文化程度的市民，今后应加大心理健康素养的宣教力度。

（二）北京市民心理健康素养多维度分析

2018年，国家卫生健康委发布的《心理健康素养十条》明确指出：心理健康是健康的重要组成部分，身心健康密切关联、相互影响，并且从适量运动、关注睡眠、积极求助、情绪调节、早期干预、药物治疗、反对歧视以及从儿童青少年到迟暮老年、全生命周期的心理发展规律等多个层面进行了系统阐述。

下面，我们将从大学生、城市从业居民等重点人群的心理健康与心理资本状况以及与心理健康素养息息相关的认知情绪调节等多个维度，对北京市民心理健康素养状况进行分析。

1. 大学生心理健康素养现状

北京市卫生健康委员会、北京回龙观医院、北京市总工会职业技术培训中心、北京联合大学和北京市心理援助热线在联合编写的《2018年首都居民心理健康状况报告》中，对北京航空航天大学、北京交通大学、北京联合大学、北京师范大学和中国劳动关系学院5所学校的2351名大学生进行了心理健康状况调查。从被调查者的情况来看，男性大学生占45%，女性大学生占55%；专业分布情况为：工学占34.4%，管理学占15.8%，教育学占12.1%，理学占10.5%，其他专业占27.2%。

（1）大学生心理健康状况。

A. 抑郁情绪：通过一般健康问卷量表（PHQ-9）对大学生进行评估，结果如图1所示。5所院校大学生PHQ得分为：没有抑郁的学生占45%，有轻微抑郁的学生占39%，有中度抑郁的学生占11%，有中重度抑郁的学生占3%，有重度抑郁的学生占2%。有中度及以上抑郁表现的学生比例合计在16%以上，这种状况不容忽视。

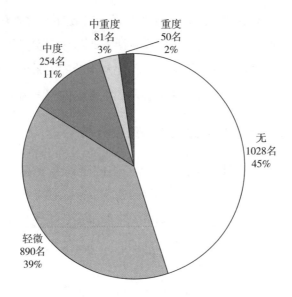

图1 大学生抑郁情绪情况

B. 焦虑情绪：通过广泛性焦虑筛查量表（GAD－7）进行评估，结果如图2所示。5所院校大学生GAD得分为：没有焦虑的学生占66%，有轻微焦虑的学生占25%，有中度焦虑的学生占6%，有中重度焦虑的学生占2%，有重度焦虑的学生占1%。有中度及以上焦虑表现的学生不足10%，但由于焦虑的特点和危害性，仍不可轻视。

（2）大学生应对压力的方式及锻炼习惯。

A. 应对压力的方式：选择听音乐的学生占67.6%，向家人朋友倾诉的学生占58.7%，睡觉的学生占63%，独处的学生占47.3%，锻炼的学生占35.8%。男、女大学生应对压力的方式有所区别（见图3）。

B. 寻求帮助的意愿：有56.3%的学生愿意参加减压计划，有40.6%的学生愿意寻求专业人士帮助。男、女大学生寻求帮助的意愿也不完全一致（见图4）。

这说明：大部分学生有较好的心理健康素养，愿意选择积极的方式应对压力。

C. 锻炼习惯：12%的学生从不锻炼，34%的学生每周一次或更少的锻

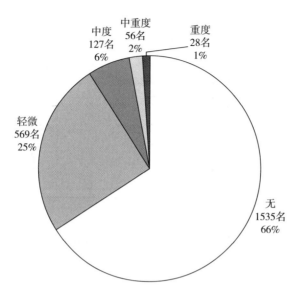

图2 大学生焦虑情绪情况

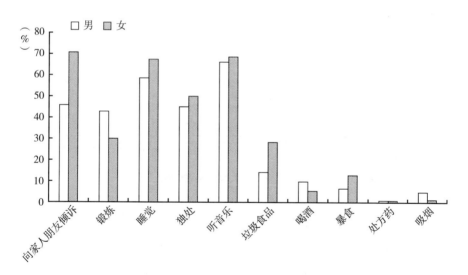

图3 男、女大学生应对压力的方式

炼，39%的学生每周2～3次锻炼，11%的学生每周4～5次锻炼，4%的学生每天锻炼。男、女学生锻炼习惯见图5。

这说明，大学生绝大部分较为重视锻炼这种应对压力、促进身心健康的

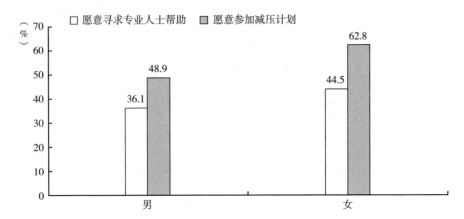

图4 男、女大学生寻求帮助意愿

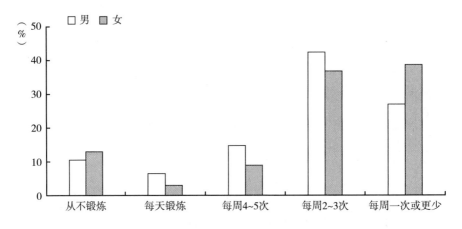

图5 男、女大学生锻炼习惯

方式，有较好的心理健康素养。

以上数据显示，北京市大学生心理健康素养总体较好，但仍有进一步提升的空间。尤其应关注焦虑、抑郁情绪对大学生的影响，以及如何更好地应对压力。

2. 北京从业居民心理资本与情绪的关系

心理资本是近年提出的概念，代表个体的积极心理资源，是理想心理健康素养的集中体现，正面情绪多于负面情绪即可积累心理资本。心理资本对从业人员的工作态度、行为都存在积极影响。有研究对北京市 16 个区进行了调查，结果如下。①

（1）心理资本与积极情绪和消极情绪的关系。该研究重点关注心理资本与情绪之间的关系（见表 1）。数据分析显示，心理资本水平与积极情绪呈非常显著的正相关，与消极情绪呈非常显著的负相关。心理资本水平越高的居民越容易体验到积极情绪，心理资本水平越低的居民越容易体验到消极情绪。

表 1　心理资本量表及四个维度得分与居民情绪的相关分析结果

类型	积极情绪	消极情绪
心理资本量表评分	0.174 **	− 0.229 **
自我效能	0.204 **	− 0.125 **
希望	0.167 **	− 0.182 **
韧性	0.087 **	− 0.190 **
乐观	0.091 **	− 0.277 **

注：** 代表在 0.05 水平上呈非常显著的相关关系。

心理资本水平的提升，有助于促进居民体验到更多的积极情绪，积极情绪的体验有利于促进个人心理健康素养的提升。

（2）不同水平心理资本与社会情绪状态的关系。研究发现，心理资本水平低的居民更容易体验到消极的社会情绪，心理资本得分在 80 分以下时，体验到"焦虑""不满""失望"的居民比例分别为 60.9%、56.3%、54.7%；与之相比，心理资本得分在 124 分及以上时，体验到"焦虑""不满""失望"的居民比例要低得多，分别为 34.1%、43.2%、31.8%。心理资本水平高的居民更容易体验到积极的社会情绪，比如心理资本得分在 124 分以上时，体验到"乐观"的居民为 59.1%；而得分在 80 分以下时，体验到"乐观"的居民仅为 20.3%（见表 2）。

---

① 北京市社会心理服务促进中心编《北京社会心态分析报告（2018～2019）》，社会科学文献出版社，2019，第 43～44 页。

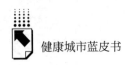

表2　不同心理资本水平的居民体验到不同社会情绪状态的情况

单位：%，人

情绪类别	80分以下	80分及以上	100分及以上	124分及以上	样本数
焦虑	60.9	35.7	29.1	34.1	500
不满	56.3	39	30.5	43.2	531
失望	54.7	30.4	24.4	31.8	425
平和	31.3	60.1	64.4	52.3	919
愉悦	20.3	38.5	42.5	27.3	596
乐观	20.3	45	51.8	59.1	724
自豪	10.9	14.6	16.5	15.9	234

这说明，可注重提高心理资本水平，继而提升市民心理健康素养。

3. 北京市民的认知情绪调节特点

认知情绪调节能力，是一个人心理健康素养高低的重要指标。有研究对北京16个区78个社区的居民进行压力感的调查，采用认知情绪调节量表进行测评。[①] 结果显示，北京居民较多运用积极的情绪调节方式，较少运用消极的情绪调节方式，北京居民最常用的认知情绪调节方式是重新关注计划，其次是积极重新评价、接受、积极重新关注，较少运用的调节方式是灾难化、责难他人、转换视角、自我责备和沉思默想（见表3）。不同性别的居民在认知情绪调节各方式上没有显著差别。

这说明，居民具有较好的情绪调节方式，有助于心理健康素养的提升。

表3　不同性别居民认知情绪调节方式的平均数及标准差

调节方式	总体		男性		女性	
	平均数	标准差	平均数	标准差	平均数	标准差
重新关注计划	3.44	0.78	3.44	0.79	3.44	0.77
积极重新评价	3.39	0.73	3.4	0.74	3.38	0.72
接受	3.14	0.76	3.17	0.76	3.12	0.76
积极重新关注	3.01	0.83	2.98	0.85	3.04	0.81

---

① 北京市社会心理服务促进中心编《北京社会心态分析报告（2018～2019）》，社会科学文献出版社，2019，第28～30页。

调节方式	总体		男性		女性	
	平均数	标准差	平均数	标准差	平均数	标准差
沉思默想	2.74	0.87	2.76	0.87	2.72	0.87
自我责备	2.68	0.72	2.71	0.71	2.65	0.74
转换视角	2.34	0.83	2.34	0.84	2.35	0.81
责难他人	2.33	0.84	2.33	0.84	2.32	0.84
灾难化	2.15	0.93	2.16	0.93	2.14	0.92

二 突发公共事件的心理影响及应对

良好的心理健康素养是应对突发事件的必要储备，尤其是重大突发公共事件对群体的心理冲击更是不容忽视，对心理健康素养也提出了更高的要求。

我们以发生在2020年初的新型冠状病毒肺炎疫情为研究对象，分析突发公共事件与心理健康素养之间的关系和有效应对实践。

（一）突发公共事件对心理的影响

2020年初以来，新型冠状病毒肺炎在我国及全世界范围内快速传播，造成突发公共事件，对群体及个体带来诸多方面的影响。

1. 新型冠状病毒肺炎疫情对心理的巨大影响

正如其他突发公共事件一样，新型冠状病毒肺炎疫情具有突发性、病源不确定性、传播快速性、治疗复杂性、健康及生命威胁性以及人际关系破坏性等，使个体变得混乱，打破了原有的平衡，甚至导致许多人在疫情暴露早期即出现急性应激障碍。急性应激障碍症状若得到正确处理，50%通常在30天内自行缓解；也有部分患者的症状持续存在，可能最终发展为创伤后应激障碍，给个体和社会带来严重而持久的影响。医护人员尤其是奋战在一线的医护人员，面对高感染风险，更容易出现抑郁、焦虑、恐

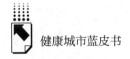

惧、沮丧等创伤后应激障碍症状。① 此时，对个体的心理健康素养也是一种
检验。心理健康素养越好，抵御心理应激障碍的能力越强。

2. 慢性病患者更应提升心理健康素养水平

新型冠状病毒肺炎疫情暴发后，北京有研究者进行了中老年普通居民新
型冠状病毒肺炎的认知程度及心理状况调查。② 该调查以自制的基本知识知
晓程度简易问卷进行评估，结果显示，相关知识知晓率为99.08%；广泛性
焦虑量表（GAD-7）评分为（1.15±2.13）分，焦虑检出率为7.83%；患
者健康问卷（PHQ-9）评分为（0.70±1.89）分，抑郁状态检出率为
5.53%。研究显示，伴有慢性基础疾病是中老年居民抑郁、焦虑的危险因
素。该调查认为，社区中老年普通居民对新型冠状病毒肺炎认知率高，心理
状况普遍平稳，而患有慢性病的居民在疫情期间需要更加关注。

这说明，对于患有慢性病的患者，更应加强心理健康素养的宣教，也更
应提供更多的心理健康服务，以减少其焦虑、抑郁情绪的出现。

3. 医护人员更应加强心理健康素养训练

2020年5月，联合国秘书长古特雷斯发布"新冠疫情与精神健康"政
策简报，表示新冠肺炎疫情不仅攻击人的身体，还会增加心灵上的痛苦，严
重影响全社会的精神健康和福祉。因此，各国必须将促进精神卫生作为当前
重要事项，迅速加以应对。疫情期间，中国医护人员报告的抑郁症患病率高
达50%，焦虑症达45%，失眠率达34%，而在加拿大，有47%的医护人员
报告需要心理上的支持。③ 另有调查表明④，在新型冠状病毒肺炎流行期
间，北京二级甲等新型冠状病毒肺炎定点收治医院医务人员心理健康状况
总体低于全国平均水平，女性比男性好，不同年龄段医务人员差异有统计

① 岳晶丽、苏思贞、钱英：《新型冠状病毒肺炎疫情的心理危机干预及应对策略》，《中华精
神科杂志》2020年第3期。
② 穆婵娟：《中老年普通居民新型冠状病毒肺炎的认知程度及心理状况调查》，《全科护理》
2020年第8期。
③ 《新冠病毒大流行或导致全球心理健康危机》，《国际金融报》2020年5月15日。
④ 周洁、吴国霞：《新型冠状病毒肺炎流行期间医院医务人员心理健康状况调查分析》，《首
都食品与医药》2020年4月（下）。

学意义，中年组医务人员在疫情期间比青年组医务人员保持了更好的心理健康状态。

面对疫情，医务人员冲在前线，心理压力较大，面对挑战较多，只有平时加强心理健康素养的训练，才能更好地应对突发公共事件。

（二）北京市新型冠状病毒肺炎心理危机干预实践典型经验

1. 北京心理危机研究与干预中心彰显英雄本色

北京心理危机研究与干预中心经北京市编办批准，成立于 2002 年 12 月 3 日，隶属于北京回龙观医院。中心集科研、教学、培训和服务于一体，主要工作目标是针对中国的心理危机干预工作进行研究和干预。2007 年 5 月，中心成为世界卫生组织心理危机预防研究与培训合作中心，主要职责为协调亚太地区心理危机研究、教学、培训、预防与干预。

2020 年 2 月，为应对新型冠状病毒肺炎疫情，北京回龙观医院组建了以北京心理危机研究与干预中心专家为班底的国家心理应急医疗队。该医疗队对收治新冠肺炎病例北京市级定点医院之一的北京佑安医院和丰台区隔离点开展了心理援助工作。通过开展个别心理评估、心理干预、专题讲座等形式，为抗疫一线医务人员和隔离点有关人员提供针对性强且行之有效的心理减压及放松方法，帮助其调整身心状态，更好地投入患者救治等工作。同时，世界卫生组织心理危机预防研究与培训合作中心积极贡献中国抗疫心理危机干预经验，向尼泊尔、意大利、赞比亚、刚果（金）等国家分享工作方案和开展心理危机干预等工作。

2. 北京市心理援助热线凸显战时风采

2010 年 6 月，经原北京市卫生局批准正式设立"北京市心理援助热线"，其前身是北京回龙观医院心理援助热线。该热线是全国首家全年、全天候、24 小时服务的心理援助热线。目前，作为国家卫健委全国心理援助热线项目管理办公室，指导全国的心理援助热线工作。

疫情期间，北京市心理援助热线在 24 小时提供心理援助服务的基础上，又增加了 60% 的座席，同时增开疫情专线，并通过信息化技术手段优化接

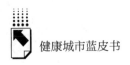

听程序，最大限度地提高接听能力；接线员对来电人员的心理困扰进行干预和疏导，让来电者深切体会到被共情、被理解、被关爱，有效缓解了来电者因疫情产生的焦虑、恐惧、失眠等情绪。北京市心理援助热线还制定标准并指导全国各地热线机构工作，制定了《心理援助热线对新冠肺炎疫情心理干预手册》，针对疫情有关心理问题及干预策略提供网络培训及督导。

三　北京市提升市民心理健康素养行动概述

良好的心理健康素养是应对突发公共事件的心理基础，是避免心理危机的保护性因素。近年来，北京市卫生行政部门、精神卫生专业机构、高校心理中心及相关部门均做了许多工作以提升市民心理健康素养。

（一）以各卫生日为"点"，深耕式提升市民心理健康素养基本知识理念

（1）2018年3月21日，第十八届世界睡眠日。北京市各大设有睡眠医学科的医疗机构开展了防治睡眠障碍的基本知识与科学睡眠理念宣传系列活动，包括通过微信公众号推送市民关心的睡眠健康相关医学知识，通过健康大课堂开展睡眠健康知识讲座，邀请知名专家现场免费义诊咨询服务，同时为无法到达活动现场的广大市民安排了别具特色的"睡眠障碍知识宣传直播"活动。

（2）2019年9月10日，第十七届世界预防自杀日。北京市依托北京心理危机研究与干预中心举办了第十七届世界预防自杀日宣传活动，并启动"首都高校大学生心理健康守门人培训项目"。教育引导大学生树立正确健康观念，倡导"每个人是自己心理健康第一责任人"的理念，进而促进全社会关注心理健康、重视心理健康，提升全民心理健康素养，促使市民形成健康的行为和生活方式。

（3）2019年10月10日，第二十八届世界精神卫生日。10月9日，全国纪念世界精神卫生日活动在北京举行，并发布了关注心理健康、促进社会

和谐的倡议书。国家卫生健康委领导出席活动并表示，要加强科学知识宣传，强化部门协作，建立健全服务网络，加强探索创新；预防心理问题、维护心理健康、治疗心理疾病，加强社会治理、促进社会和谐、提升社会文明。

（二）以主题活动为"线"，纵向式提升市民心理健康素养基本健康技能

（1）2018年5月12日和2019年5月12日，北京市连续两年举办了"让阳光洒进心底"主题健步走活动。国家卫生健康委领导和世界卫生组织驻华代表等先后参加了活动，身体力行地倡导广大市民每天抽出一点时间走走、跑跑，用健康的生活方式减少心理冲突和焦虑、抑郁等负性情绪，提高心理幸福感，传递正能量，用实际行动践行提升心理健康素养的基本技能。

（2）2018年9月14日，北京市第九届"精神康复者职业技能大赛"决赛活动在北京举行。此类活动的开展，旨在提高广大市民对精神障碍的知晓率、识别率；增强广大精神障碍患者的康复技能，提升自信心和价值感；促进社会各界接纳、包容、鼓励、关爱精神障碍患者，以共同促进市民精神心理健康，构建和谐社会。

（3）2019年3月26日，经北京市医院管理中心、北京市卫健委和天津市卫健委、河北省卫健委批准，由北京回龙观医院牵头正式成立京津冀精神康复专科联盟和京津冀心理援助专科联盟。该活动的举办是为满足京津冀三地以及周边地区百姓对精神康复和心理健康服务不断增长的需求，提升三地市民心理健康素养所具备的基本康复和心理危机干预技能，使京津冀三地在精神心理卫生服务方面的合作更加深入，实现医疗资源共享共赢。

（4）2019年5月25日，中共北京市委教育工委宣教处和北京高教学会心理素质教育研究分会为大学生心理健康月主办以"筑梦·追梦·圆梦"为主题的首都高校心理健康知识竞赛活动。本次竞赛旨在面向大学生普及心

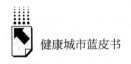

理健康知识，激发大学生关注自我成长的意识和持续提升心理健康素养的基本技能。

（三）以健康科普为"面"，矩阵式提升市民心理健康素养生活方式行为

（1）2018年10月10日，以"健康心理，快乐人生——关注青少年心理健康"为主题的北京市心理健康体验周活动在中国科学技术馆举行。现场开展了心理测评、心理宣泄、心理提升、心理咨询、沙盘、脑认知训练和生物反馈等健康科普体验活动。场外体验区设有心理健康科普大篷车，以"平战结合"的理念，可以在应急或者突发公共事件的情况下，为北京市民提供心理健康支持的巡回服务。

（2）2020年5月2日，在北京市新型冠状病毒肺炎疫情防控工作新闻发布会上，《首都市民卫生健康公约》正式发布。该公约共10条，包含"心理平衡"内容，即"理解包容乐观，家邻同仁和睦"。重点阐述了心理健康是健康的重要组成部分，以及保持乐观、开朗、豁达的生活态度和积极的情绪，学会换位思考和理解包容，用科学的方法缓解压力等科学的生活方式和行为内容。

（3）2020年6月1~6日，按照北京市委、市政府关于新冠肺炎疫情常态化防控工作决策部署，紧紧围绕《健康北京行动（2020—2030年）》和《首都市民卫生健康公约》相关内容，北京市卫生健康委开展了2020年"健康北京周"心理健康促进行动"心理平衡——理解包容乐观，家邻同仁和睦"健康科普活动。2020年6月1日开展了健康北京心理健康促进行动，提出"拥有健康的心理，才能拥有健康的人生"，号召市民"学会正确认识自己、悦纳自己；学会发现美好事物，与人为善；学会换位思考，包容接受；学会积极努力，不消极等待；学会科学减压，寻求帮助"。这些科普活动以六一儿童节为契机，宣传关爱儿童青少年心理健康，建立和谐亲子关系，构建健康家庭氛围，培养乐观、包容的健康心态与生活方式。

四　北京市提升市民心理健康素养应对
突发公共事件发展策略

（一）建立首都心理健康素养服务平台，统筹提升市民应对突发公共事件能力

依托北京心理危机研究与干预中心和世界卫生组织心理危机预防研究与培训合作中心，建立以政府为主导、统筹医疗机构和民间力量的北京市一级心理健康素养服务管理平台；采取分级、垂直化管理体系，具体职责分工如下。

一级：首都心理健康素养服务平台。负责制定管理制度、搭建服务平台框架、完善丰富专家库、规范人才遴选标准及培训系统、编纂心理健康素养指导手册、组织专家开展研究等。

二级：以北京市 16 个区级精神卫生机构为班底，建立区级心理健康素养服务平台。负责辖区内公立和私立精神心理卫生专业机构心理专业人才的统筹管理，专业人员数据库的建设、人才遴选及培训，组织专业人员开展日常心理健康素养宣传，突发公共事件发生时统筹调配专业人员开展服务。

三级：北京市域内高校、科研院所和民间心理机构等，业务开展上与二级平台共同受一级平台管理。负责本领域内心理专业人才的统筹管理，专业人员数据库的建设、人才遴选及培训，心理志愿者的选拔培训及日常心理健康素养宣传，突发公共事件发生时统筹调配专业人员开展服务，事件结束后进行重点人员的随访调查等。

（二）建立统一号码心理援助热线平台，统筹提升热线服务能力和工作效能

由于新型冠状病毒肺炎的特殊性，疫情期间面对面的心理健康服务无法有效实现，所以全国各地心理援助热线成为真正的"Hot Line"。但是，北

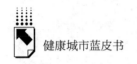

京市的市区两级心理援助热线号码不统一，而且电话号码没有明显特点，在突发公共事件发生时本就焦躁的情绪更让市民难以想起热线电话号码，从而大大影响到心理援助热线效能的发挥。所以，应在全市建立同一号码的心理援助热线平台，并广泛加以宣传。这一点浙江省已经在全国开了一个好头，目前统一的"96525"短号码心理援助热线已经在全省 11 个市开通，针对受到焦虑抑郁等情绪问题、家庭子女问题、职场与人际关系问题、精神心理疾病等困扰的人群开展服务。

（三）建立首都心理健康素养服务人才库，统筹加强心理危机干预队伍建设

本着"平战结合"的理念，制定详细的工作职责、遴选标准及中远期培训培养计划。建立并完善首都心理健康素养服务专家库、督导专家库和心理健康素养服务志愿者库等，所有人员信息均入库联网。

健全专家库人力资源共享、调配机制，可横向与北京市志愿者联合会等社会枢纽型组织共同对志愿者联合进行管理。首都心理健康素养服务平台具有优先调配权。

同时，将首都心理健康素养服务专家分为心理业务人员和组织管理人员两类，明确工作职责及遴选标准。培训内容应全面且有针对性，做好日常演练，熟悉各项服务流程，保证突发公共事件时，第一时间能够"若有战，召必回，战必胜"。

（四）建立积极的心理援助和危机干预体系，统筹处置突发公共事件

坚持预防为主、防治结合、重点干预、专业规范的原则，建立和完善心理健康教育、心理卫生服务、心理热线咨询、心理评估、心理治疗、精神科治疗等层层递进、密切合作的心理援助和心理危机干预体系，引导公众理性平和、科学有效处理问题，将心理援助和危机干预纳入各类突发事件应急预案，加强心理援助和危机干预队伍的专业化、系统化建设，定期开展培训和

演练。加强重点人群的心理援助和干预工作，重点关注遭遇重大变故、重大突发公共事件的人群，建立健全突发公共事件危机干预应急体系，提高保障公共安全和处置突发公共事件的心理援助及心理危机干预的能力，降低突发公共事件的心理危害程度，促进市民在突发公共事件危机后的心理健康重建。

（五）建立首都心理健康素养信息平台，统筹提高健康科普和宣传报道能力

有报道称，当前公众对常见精神障碍和心理行为问题的认知率仍比较低，缺乏对心理健康服务专业性、有效性的认识，制约了人们对心理健康服务的需要和利用。① 所以，设立北京市一级权威信息发布平台，提升全体市民心理危机应对能力十分必要。日常可以通过科普文章、公益讲座等方式常态化开展心理健康教育；突发公共事件发生时，可以通过首都心理健康素养服务平台及各级政府心理健康服务平台发布实时权威信息，减少恐慌和降低谣言等带来的负面情绪；第一时间发布心理援助途径，开展心理监测，根据不同人群特点，投送心理健康服务。

（六）培育积极向上的社会心态，统筹提升公共服务满意度

将社会心态建设纳入政府的社会治理体系，统筹运用心理疏导、心理援助、心理干预、心理康复、社会文化等服务化解社会心理冲突，调和社会矛盾。综合运用社区心理讲座、心灵驿站和心康家园建设、心理健康守门人培训、社会调解员融入等方法，理顺市民的社会情绪，平和市民的社会心态，规范市民的社会行为，引领市民的社会价值，从而化解社会冲突，防控社会风险，维护社会和谐稳定。在社会治理和服务管理中，从市民的心理需要和利益诉求出发，精准分析，客观判断，以人为本，不忘初心，不断提升市民对公共服务的满意度，从源头上预防和化解社会矛盾冲突。

---

① 《健康中国行动关注心理健康 2030 年提升居民心理健康素养水平至 30%》，网易，https：//dy.163.com/article/EKPPUJIK051497H3.html，最后访问日期：2020 年 8 月 10 日。

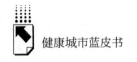
（七）建立首都心理健康素养科研项目，统筹提高科研投入和针对性研究能力

心理健康素养覆盖面广、内涵丰富、科学性强，所以加强有针对性的科学研究，并及时转化运用到实践十分必要。有研究表明，个体心理弹性与创伤后应激障碍的发病有着密切的联系，心理弹性较低的个体比心理弹性高的个体更易患此类障碍。个体人格特征（如内外向、神经质）、精神健康状况（如抑郁、焦虑、恐怖）及社会、家庭成员给予的支持和帮助对个体的心理弹性都产生一定程度的影响。[1] 所以，在面对突发公共事件时，有关心理弹性的研究需要足够重视。

同时，需要研究不同群体的针对性心理服务对策，根据年龄阶段、与事件的相关程度对群体进行分类，同时结合事件发展阶段（急性期、冲击早期和恢复期），研究出有针对性的、系统科学的心理健康服务方式方法，提升心理干预效果。

此外，随着网络技术的普及、5G 和人工智能技术的发展，开展基于情绪和体态扫描、声音识别等大数据深度学习的多模态人工智能研究技术的运用，定会对提升北京市民心理健康素养、有效应对突发公共事件带来的心理冲击带来积极影响。

习近平总书记在党的十九大报告中指出："加强社会心理服务体系建设，培育自尊自信、理性平和、积极向上的社会心态。"[2] 提高心理健康素养，则有助于提升社会心态，有利于应对突发公共事件。相信在科学的指导下，北京市民心理健康素养有望得到更大的提升，顺利实现"健康中国行动"和"健康北京行动"中的心理健康促进行动的目标。

---

[1] 孔田甜：《心理弹性及影响因素与创伤后应激障碍关系的研究》，新疆医科大学硕士学位论文，2013 年。

[2] 习近平：《决胜全面建成小康社会　夺取新时代中国特色社会主义伟大胜利——在中国共产党第十九次全国代表大会上的报告》，人民出版社，2017，第 49 页。

B.9
北京市大兴区孕产期健康
服务现状分析[*]

修青永　刘广美　刘丽莉　王奎香　王奇娟[**]

摘　要： 2010～2019年大兴区孕产期保健健康指标持续向好。在孕产保健健康指标方面，孕产妇死亡率呈波动式下降趋势，围产儿死亡率不断下降，出生缺陷防治成果突出。在孕产保健服务方面，婚前孕前保健逐步整合推进，孕期保健服务稳步向前发展，产时保健服务持续改进，产后保健服务不断升级。主要经验有：政府主导，部门协作，推进妇幼健康事业发展；健全网络，规范管理，完善妇幼健康服务体系建设；坚守底线，狠抓落实，全力保障辖区母婴安全；创新发展，做优做实，优化妇幼健康服务模式；广泛宣传，大力引导，逐步提升妇幼健康素养。

关键词： 孕产期保健　妇幼健康服务　母婴安全　大兴区

　　妇幼健康是全民健康的基础。做好妇幼健康服务工作，提高妇幼健康水

---

* 本文图表资料均来源于北京市大兴区妇幼保健院报表数据和北京市妇幼信息系统统计数据。
** 修青永，北京市大兴区妇幼保健院院长，主任医师，儿科方向；刘广美，北京市大兴区妇幼保健院副院长，副主任医师，研究方向为妇幼保健；刘丽莉，北京市大兴区妇幼保健院保健部副主任，主治医师，研究方向为妇幼保健；王奎香，北京市大兴区妇幼保健院妇女保健科主任，副主任医师，研究方向为妇幼保健；王奇娟，北京市大兴区妇幼保健院儿童保健科科员，主治医师，研究方向为儿少卫生与妇幼保健。

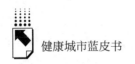
平，对提升全民健康水平、推进健康中国建设具有重要意义。健康城市建设是推进健康中国建设的重要抓手，完善妇幼保健等健康服务是建设健康城市的重要内容。

孕产期是生命的起点，孕产期保健服务是妇幼健康服务的重中之重，涵盖婚前、孕前、孕期、分娩期及产褥期等各个阶段，直接关系到母婴安全和出生人口素质。大兴区作为北京市远郊区县之一，常住人口为176.1万人，其中本区户籍人口仅有70万人，占39.75%，本区户籍人口中育龄妇女人数达到17.2万人，占本区户籍人口的24.57%。随着2016年全面两孩政策实施，高龄、重症等高危孕妇增加，保障母婴安全、减少出生缺陷的压力增大。

本文拟通过对近年来北京市大兴区孕产期保健服务现状及其变化情况进行分析，总结经验，发现问题，认清形势，把握机遇，迎接挑战，为进一步加强孕产期保健服务工作，提升孕产期保健服务内涵以及增强孕产妇就医获得感等提供依据。

一 孕产保健健康指标

孕产妇死亡率和围产儿死亡率，不仅是衡量一个国家或地区社会经济文化发展水平的重要指标，也是衡量围产医学发展水平、反映母婴安全、评价孕产期保健服务的核心指标。[①] 出生缺陷是指胚胎或胎儿发育过程中发生结构、功能、代谢或行为异常的一类疾病，严重的出生缺陷可导致流产、死胎、死产和婴幼儿死亡，并影响出生人口素质。[②] 出生缺陷发生率是评价孕产期保健工作质量的另一个重要健康指标。

---

① 王临虹、郑睿敏、狄江丽等：《我国孕产妇死亡状况及防控对策》，《中国妇幼卫生杂志》2010年第1期；庄艳艳、刘彩霞：《中国围产儿死亡率地区差异可能原因及产科处置对策》，《中国实用妇科与产科杂志》2015年第12期。
② 孙丽雅、邢清和、贺林：《中国出生缺陷遗传学研究的回顾与展望》，《遗传》2018年第10期。

（一）孕产妇死亡率呈波动式下降趋势

2010～2019年，大兴区孕产妇死亡率总体呈波动式下降趋势，10年间孕产妇平均死亡率为9.25/10万，2010～2014年孕产妇平均死亡率为11.46/10万，2015～2019年孕产妇平均死亡率为7.75/10万。其中，2010年孕产妇死亡率为21.18/10万，2015年孕产妇死亡率最高，为26.22/10万，2019年孕产妇死亡率为0/10万（见图1）。

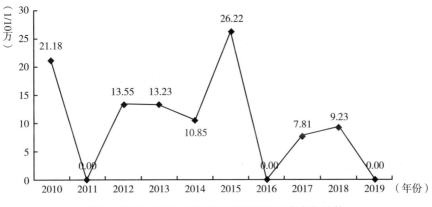

图1　2010～2019年大兴区孕产妇死亡率变化趋势

（二）围产儿死亡率不断下降

2010～2019年，大兴区围产儿死亡率稳步下降，10年间大兴区围产儿平均死亡率为3.33‰，其中2010～2014年围产儿平均死亡率为4.28‰，2015～2019年围产儿平均死亡率为2.69‰。2010年大兴区围产儿死亡率为5.27‰，2019年下降至2.15‰，下降幅度达59.20%（见图2）。

（三）出生缺陷防治成果突出

2010～2019年，大兴区严重致死性出生缺陷发生率呈逐渐下降趋势，10年间严重致死性出生缺陷平均发生率为0.67‰，其中2010～2014年平均发生率为0.92‰，2015～2019年平均发生率为0.43‰。2010年大兴区严重

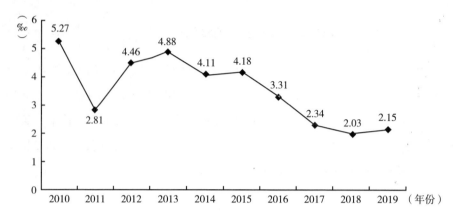

图2　2010～2019年大兴区围产儿死亡率变化趋势

致死性出生缺陷发生率为1.35‰，2019年下降至0.18‰，下降幅度达86.67%（见图3）。

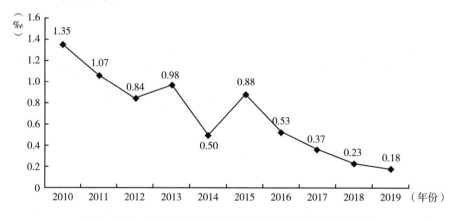

图3　2010～2019年大兴区严重致死性出生缺陷变化趋势

2010～2019年，大兴区围产期和全孕期神经管畸形发生率呈逐渐下降趋势，10年间围产期和全孕期神经管畸形平均发生率分别为0.12‰和0.85‰，其中2010～2014年平均发生率分别为0.16‰和1.05‰，2015～2019年平均发生率为0.08‰和0.66‰。2010～2019年，围产期神经管畸形发生率从0.34‰下降至0.06‰，下降幅度达82.35%；全孕期神经管畸形发生率从1.14‰下降至0.59‰，下降幅度达48.25%（见图4）。

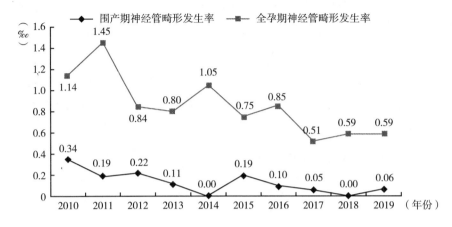

图4　2010~2019年大兴区神经管畸形发生率变化趋势

二　孕产保健服务

坚持以人为本，以妇女儿童为中心，以"健康大兴"建设、保障母婴健康和提高出生人口素质为目标，逐步完善妇幼健康服务体系，努力提升妇幼健康服务能力，不断加强全生命周期妇幼健康服务，向孕产妇提供涵盖婚前、孕前、孕产期、产后保健等规范化、系统化的生育全程健康服务；开设特色门诊，拓展优质服务，向孕产妇提供多层次、高水平、人性化、全方位覆盖的医疗保健服务，不断满足人民群众多样化的健康服务需求；加强宣传引导，围绕母婴安康和生育全程保健服务开展多形式健康教育活动，努力提升个人健康素养，做好自己健康的第一责任人，坚持人民共建共享健康，充分发挥个人和社会在维护妇幼健康中的建设性作用，增强妇幼健康服务的公平性、可及性，不断提高群众获得感，推进健康家庭、健康城市和健康中国建设。

（一）婚前孕前保健逐步整合推进

婚前保健和孕前保健是生命全周期健康保健的起点，是出生缺陷一级预

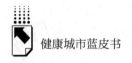

防的重要手段,① 对提高出生人口素质、防范妊娠风险、加强生育全程基本医疗保健服务、提升妇女儿童健康水平及促进健康家庭构建具有重要意义。

1. 积极推进免费婚前医学检查

婚前医学检查是婚前保健的重要内容。2010～2016 年,大兴区婚前医学检查率较低,在 3.93%到 5.32%之间波动。2016 年 8 月大兴区成立婚前医学检查中心,启动婚登婚检"一站式"便民服务模式,2017 年婚前医学检查率提高至 24.39%,相比于 2016 年的 5.32%,增幅高达 358.46%(见图 5)。

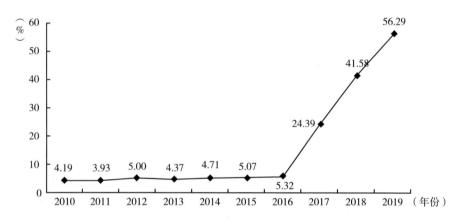

图 5　2010～2019 年大兴区婚前医学检查率变化趋势

2. 有效落实重大公共卫生服务项目

2018 年,北京市将婚前和孕前保健工作纳入妇幼重大公共卫生项目,保健项目增至 40 项,同年大兴区开始"婚前医学检查、孕前优生健康检查、婚姻登记、优生咨询指导"一站式服务,为符合条件、准备结婚的适龄男女在婚姻登记环节,提供免费婚前、孕前保健服务,男女双方半年内计划怀孕,可直接接受孕前优生健康检查服务。2018 年,大兴区婚前医学检查率为41.58%,相比于 2017 年的 24.39%,增长幅度达 70.48%(见图 5)。

---

① 北京市卫生健康委员会:《北京市卫生健康委员会关于加强出生缺陷综合防治工作的通知》,北京市卫生健康委网站,http://wjw.beijing.gov.cn/zwgk_ 20040/fgwj/wjwfw/2019 12/t20191219_ 1301407.html,最后访问日期:2020 年 8 月 8 日。

3. 率先设立"新婚健康服务包"专项资金

2019 年 8 月，大兴区在保障婚前保健和孕前优生健康检查服务各项经费落实基础上，设立专项资金，制作并免费发放"新婚健康服务包"，提高目标人群主动参与婚前医学检查和孕前优生健康检查的积极性。2019 年，大兴区婚检率上升至 56.29%，相比于 2018 年增长幅度达 35.38%，提前实现到 2020 年底婚前医学检查率不低于 50% 的北京市妇女发展规划纲要要求。

4. 全力优化婚前与孕前保健服务

2020 年 1 月，北京市妇儿工委办公室、卫健委、民政局等七部门在大兴区启动"绿芽行动"，亦在全力推进婚前与孕前保健工作，实现一键预约、一站服务和一证共享的"三个一服务"，落实"六统一管理"的工作要求以及推广婚前医学检查"六应该、六知晓"的核心信息，致力于便民惠民、提升妇幼健康素养以及扩大婚前和孕前保健覆盖面。

5. 实施增补叶酸预防神经管缺陷项目

2010 年，大兴区开始实施免费孕前增补叶酸预防神经管缺陷项目，2011～2019 年共计免费发放叶酸 3 万余人份，叶酸服用率和叶酸服用依从率呈逐年上升趋势，2019 年叶酸服用率和叶酸服用依从率分别达到 99.90% 和 94.16%，相比于 2011 年的 88.68% 和 83.78%，增长幅度分别为 12.65% 和 12.38%（见图 6）。

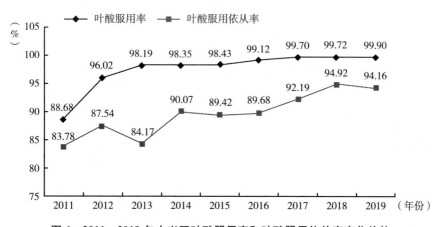

图 6　2011～2019 年大兴区叶酸服用率和叶酸服用依从率变化趋势

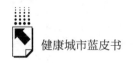

（二）孕期保健服务稳步向前发展

孕产妇健康管理是对孕产妇从孕早期开始到产褥期结束的一系列保健管理，是国家基本公共卫生服务项目之一，[①] 是提高孕产期保健质量、保障母婴安全的重要措施。而孕期保健服务包括产前检查、产前筛查和诊断、高危孕产妇筛查和管理等一系列医疗保健服务。

1. 严格规范建册建档管理，落实免费产前检查服务

2009 年，大兴区开始实施孕产妇健康管理，严格执行先建册后建档，以《母子健康手册》为载体，免费为孕妇进行 5 次产前检查，推广生育全程医疗保健服务。2010～2019 年，大兴区早孕期建册率从 65.66% 上升至91.07%，增长幅度达 38.70%；孕早期检查率从 99.45% 上升到 99.83%，5 次以上产前检查率从 99.45% 上升到 99.79%。

2. 全面推行妊娠风险分级管理和高危孕产妇专案管理

高危孕产妇的筛查和管理是孕期保健的重点，科学分析、优先解决对孕产妇妊娠具有高危影响的问题，及时发现高危妊娠并干预，对改善母婴结局至关重要。2010～2019 年，大兴区高危孕产妇比重从 49.81% 上升至91.59%，增长幅度达 83.88%（见图 7），高危孕产妇定义发生变化以及全面二孩政策放开后，瘢痕子宫、超重和高龄产妇的增加是高危孕产妇比重增加的主要原因；高危孕产妇管理率 10 年一直保持 100%。为有效落实全面二孩政策，进一步做好高危孕产妇服务管理，2018 年大兴区全面启动妊娠风险分级管理，筛查危险因素，识别高危因素，严格执行高危孕产妇专案管理。2019 年全区常住高危孕产妇 4248 例，全部纳入管理范围，并严格落实专案管理制度，200 例高风险（红色）高危孕产妇中 84% 于三级以上医疗机构建档。

---

① 国家卫生计生委：《国家基本公共卫生服务规范（第三版）》，豆丁网，https：//www.docin. com/p‐2069531800. html，最后访问日期：2020 年 8 月 10 日。

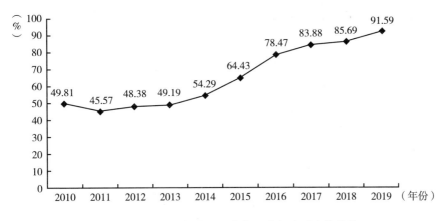

图7　2010～2019年大兴区高危孕产妇比重变化趋势

3. 不断完善产前筛查项目，逐步扩大筛查覆盖面

产前筛查和产前诊断是出生缺陷二级预防的重要措施。[①]　孕中期的超声检查和血生化检查是产前筛查的主要措施，2016年起增加孕早期NT筛查，产前筛查项目更加完善。2011～2019年，大兴区产前筛查率波动上升，2019年孕中期超声筛查率为103.69%，相比于2010年的56.42%增长幅度达83.78%，血生化筛查率2019年为81.13%，相比于2010年的35.69%增长幅度达127.32%（见图8），产前筛查覆盖面逐步扩大，服务的公平性和可及性逐步提高。需要指出的是，有年份超声和血生化筛查率大于100%，原因是部分在本区筛查的孕妇未在本区分娩。

4. 开展心理、营养专科建设，提供全方位保健服务

2018年底，北京市在全市范围内推进孕产妇心理保健工作，利用标准筛查量表于孕早期、孕中期、孕晚期和产后42天分别进行孕产妇心理健康筛查，评估孕产妇心理健康状况，以期早期识别孕产妇心理状态，及时转诊或治疗，达到"早发现、早诊断、早干预"的目标。2019年5月，大兴区

---

① 北京市卫生健康委员会：《北京市卫生健康委员会关于加强出生缺陷综合防治工作的通知》，北京市卫生健康委网站，http：//wjw. beijing. gov. cn/zwgk_ 20040/fgwj/wjwfw/2019 12/t20191219_ 1301407. html，最后访问日期：2020年8月10日。

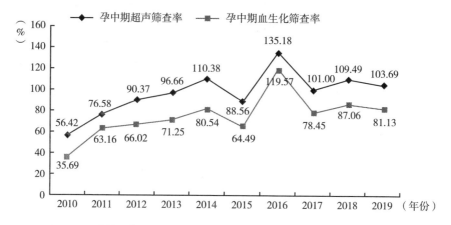

图8 2010～2019年大兴区孕中期超声筛查率和血生化筛查率变化趋势

成立区级孕产期心理保健专家组,印发工作方案,明确部门职责、服务内容、服务对象和筛查流程,正式启动孕产妇心理保健工作。一年来累计完成孕产期心理健康评估3000余人次。

2016年,为规范孕期营养管理,提高本市孕期保健水平,北京市开始启动助产机构孕期营养门诊建设工作。2016～2018年,大兴区7家助产机构的营养门诊均陆续通过市区两级评估验收,通过在门诊对孕期具有营养风险的妇女进行营养评价与干预,帮助孕产妇合理规划饮食,调整生活方式,提供营养监测建议。

5. 开设孕妇学校,提升妇幼健康素养和技能

孕妇学校是孕妇健康教育的阵地和保健工作关口前移的主要窗口。围绕孕产期健康、新生儿保健、孕期营养等内容,大兴区长期、系统地在孕妇学校开设各种精品课程和特色课程,广泛宣传孕产期保健、促进自然分娩及母乳喂养等健康知识,帮助孕产妇顺利渡过妊娠、分娩和产褥期,保证孕产妇和新生儿生理和心理健康。

(三)产时保健服务持续改进

1. 实施农村孕产妇住院分娩补助项目

2009年,大兴区启动农村孕产妇住院分娩补助项目,落实国家重大公

共卫生项目，2010~2019 年大兴区住院分娩率始终保持在 100%。

2. 积极开展分娩镇痛服务，促进自然分娩

2016 年，大兴区妇幼保健院正式开展分娩镇痛服务，改善产妇分娩体验，采用硬膜外分娩镇痛技术为产妇提供没有痛苦的幸福分娩。2016~2019年，享受分娩镇痛服务的产妇超过 2700 人，无痛分娩比例逐年上升，2019年最高达 47.68% （见图 9）。2019 年，大兴区妇幼保健院被国家卫生健康委员会确定为全国开展无痛分娩诊疗首批试点医院。

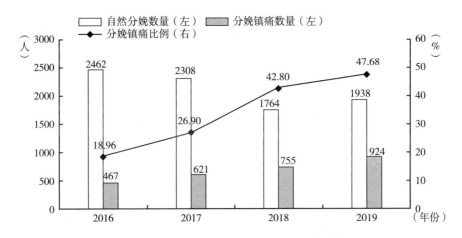

图 9　2016~2019 年大兴区妇幼保健院分娩镇痛情况

3. 开展家庭式陪产服务，改善分娩体验

2016 年，大兴区妇幼保健院开展家庭式陪产服务，持续改善产妇分娩体验，大力促进自然分娩。2016~2019 年，享受家庭式陪产服务的产妇近 4000 人，2016 年、2018 年和 2019 年家庭式陪产比例在 50.00% 以上（见图 10）。

4. 开设助产士门诊，提供人文服务

2018 年 4 月，大兴区妇幼保健院开展助产士门诊，为孕产妇提供个性化一对一的咨询服务，给予其专业的生理和心理支持，通过优质的人性化服务更好地关爱孕产妇。2018 年和 2019 年助产士门诊服务累计超过 2000 人。

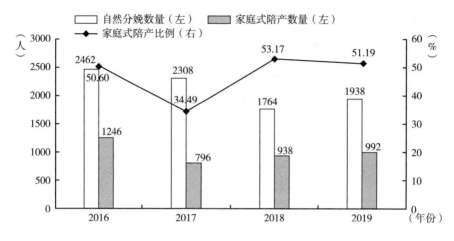

图10　2016～2019年大兴区妇幼保健院家庭式陪产情况

（四）产后保健服务不断升级

1. 加强产后访视和产后42天检查

产后1周访视和产后42天检查是孕产妇健康管理的重要内容，可以促进母乳喂养，预防生殖道感染及防治产后抑郁等，也是保障母婴安全、母婴健康的重要环节。2010～2018年，大兴区产后访视率从98.14%上升至99.49%，2019年产后访视率为97.42%，原因是2019年产后访视率的计算从产妇出院后28天限定为产妇出院后7天。2010～2018年孕产妇系统管理率从97.87%上升到99.20%，2019年为97.00%，同样是产后访视部分计算方法改变所致（见图11）。

2. 提供个性化产后盆底康复服务

2015年，大兴区妇幼保健院开始利用盆底评估与生物反馈训练疗法为产妇提供个性化产后盆底康复服务。截至2019年底，大兴区5家二级及以上医疗机构和7家一级医疗机构均开展了产后盆底康复服务，其中大兴区妇幼保健院是区内唯一一家国家级妇女盆底功能障碍防治中心和筛查中心。2016～2019年，全区共计9万余人次享受产后盆底康复服务。

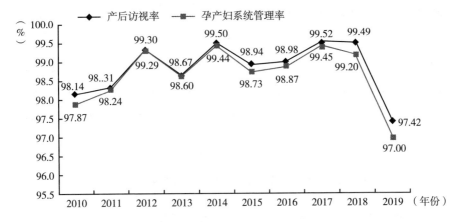

图11　2010～2019年大兴区产后访视率和孕产妇系统管理率变化趋势

三　孕产保健服务发展经验

（一）政府主导，部门协作，推进妇幼健康事业发展

1.强化政府职能，落实政府责任，强力保障孕产安全

区政府高度重视妇幼保健工作，将控制孕产妇死亡率等妇幼健康核心指标和重点政策落实纳入对各镇（街）绩效目标管理责任制，强化属地政府的协调管理职能，明确各级政府管理责任，确保各项政策、任务和措施有效落实；将孕产妇安全纳入由区人力社保局联合相关部门出台的《北京市大兴区公立医院薪酬制度改革试点工作实施细则》公立医院绩效考核负性事件指标，同时列入公立医院主要负责人绩效考评细则的重大事件扣分项，强化"一把手"责任意识。

2.加强部门协作，坚持资源整合，有效落实妇幼工作

区内各级各部门协作配合，各尽其责，形成合力，共同推进妇幼健康事业可持续发展。区财政将全区妇幼卫生专项经费纳入财政预算，并逐年加大投入力度，保障了各项妇幼保健服务项目的有效落实；为加强生育全程基本

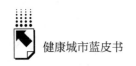
医疗保健服务，2018 年区卫健委联合区民政、财政局、妇儿工委办公室出台文件，实施"婚前医学检查、孕前优生健康检查、婚姻登记、优生咨询指导"一站式便民服务，推进婚前与孕前保健工作。2019 年底，北京市 7 个部门联合启动"绿芽行动"，全力推进婚前与孕前保健工作。2020 年区妇儿工委办公室、卫健委、民政局、财政局、工会、团委和妇联将通力协作，全方位保障母婴安全，促进健康政策共建共享。

（二）健全网络，规范管理，完善妇幼健康服务体系建设

1. 依托三级网络，统筹资源配置，着力打造服务体系

大兴区不断加强妇幼服务体系建设，形成了以妇幼保健机构为核心，以基层医疗卫生机构为网底，以二级、三级医院为技术支撑的保健与临床相结合的妇幼保健服务体系。目前大兴区有区级妇幼保健院 1 家，助产机构 7 家，包括 3 家三级医院、3 家二级医院和 1 家一级医院二级助产，开展妇幼保健服务的有 21 家基层医疗卫生机构、1 家区级危重孕产妇救治中心、2 家危重新生儿救治中心。

7 家助产机构产科床位共计开设 293 张，从业人员达 534 人，其中医生 211 名，护士 226 名，助产士 97 名，有 329 人持有母婴保健技术服务合格证书；21 家社区卫生服务中心共计有妇幼保健专职人员 198 名，其中医生 97 名、护士 81 名、其他专业 20 名。

2. 建设标准化，管理规范化，不断优化服务体系

按照保健与临床相结合原则，根据国家妇幼保健机构标准化建设要求，2018 年大兴区妇幼保健院整合服务内容，进行部制改革，设立孕产保健部、儿童保健部、妇女保健部和计划生育技术服务部，为妇女儿童提供生命全周期、全过程服务和管理。

为加强基层网底建设，大兴区自 2015 年开始统筹推进社区卫生服务中心妇女保健和儿童保健规范化门诊建设工作，2018 年实现"两个规范化"门诊全覆盖的目标，21 家社区卫生服务中心全部通过市级评估。2019 年亦庄镇社区卫生服务中心申请创建 AAA 级妇女保健、儿童保健规范化门诊并

通过市级验收，成为大兴区首家 AAA 级规范化门诊。

为规范我区孕妇学校管理，大兴区不断推动孕妇学校建设，2018 年大兴区开展示范孕校创建工作，经过机构自评、区级验收评估，选定区人民医院代表大兴区接受并通过市级示范孕妇学校验收，以点带面，充分发挥其示范引领作用。

3. 加强队伍建设，强化能力提升，坚决筑牢服务网络

一是注重助产机构人才培养。在落实北京市孕产期保健人员能力提升计划的基础上，大兴区不断创新机制，搭建各类学习平台。2018 年建立微信群，实时发布专家课件，进行病例分享、微视频讲课、线上考核，实现同促进、共提升；定期举办市区两级培训，并选派产科主任、骨干到市级进修、观摩，为提升产科救治能力储备技术人才；举办竞赛，开展技能演练，进而以赛促学、以赛促练、以练促战；通过举办论坛，营造学习氛围，促进学科发展。

二是强化基层妇幼规范服务与管理能力。选送 21 家社区卫生服务中心骨干到区级危重孕产妇救治中心就高危因素识别、孕产期管理等进行脱产培训；通过线下考核、与助产人员同步参加竞赛等形式，持续提升基层人员保健服务能力。

（三）坚守底线，狠抓落实，全力保障辖区母婴安全

1. 发挥区级作用，压实各级责任，切实强化安全意识

加强产科质量办公室建设，成立以保健院院长任组长，主管群体保健副院长任副组长的区级产科质量管理领导团队，成立区级产科质量专家委员会，落实区级服务责任；成立院级产科质量办公室，充分发挥其在危重孕产妇管理与抢救中的协调作用。

多举措强化安全意识，制订大兴区保障孕产妇安全攻坚行动方案，明确各相关医疗保健机构职责，强调落实"一把手"责任制；严格例会制度并定期开展保障孕产妇安全工作交流研讨；加大孕产妇安全保障飞行检查、各项专项及节前督导力度和民营机构监管力度，建立问题台账，进行整改销账，多层面、全方位保障孕产妇安全。

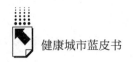

2. 落实五项制度，实施攻坚行动，全面推动筑基行动

严格执行国家母婴安全五项制度，实施保障孕产妇安全攻坚行动①，全面推动母婴安全筑基行动。②

加强妊娠风险筛查评估及高危孕产妇专案管理。2018 年大兴区启动妊娠风险分级"五色球"管理，从源头严防风险，强化孕产期追访并严格执行高危专案管理。2019 年，印制孕产妇风险分级口袋书，进一步规范分级接诊，把好母婴安全管理关。

畅通危重孕产妇转会诊绿色通道。大兴区不断规范危重孕产妇救治网络建设，目前有区级危重孕产妇救治中心 1 家。2019 年在市级统筹布局下，重新调整了对接本区的市级危重孕产妇救治中心，转诊网络更加通畅。区产科质量办公室全年开通危重孕产妇抢救电话，发挥区级作用，积极与市区级危重孕产妇救治中心沟通协调，把好母婴安全救治关。

开展危重孕产妇病例及孕产妇死亡评审，及时总结抢救中的成功经验，深入剖析存在的问题及不足，规范危重孕产妇管理，提升危重症综合救治能力，把好母婴安全评审关。

建立并落实通报制度，印发《2018 年孕产妇死亡情况通报》，并及时将北京市 2019 年孕产妇死亡月通报下发至各助产机构，责令其针对通报中存在的问题进行自查整改。

全民推进母婴安全保障筑基行动。2019 年结合市级文件精神，大兴区制定区级实施细则，召开专项工作推进会，进一步加强孕产期保健管理，启动区域联动机制，全面落实区域母婴安全保障 5 个方面 30 条措施，明确各方主体责任，形成全链条、无缝隙管理工作模式，有效保障母婴安全。

---

① 北京市卫生和计划生育委员会：《北京市卫生和计划生育委员会关于印发〈北京市保障孕产妇安全攻坚行动方案〉的通知》，北京市卫生健康委网站，http：//wjw. beijing. gov. cn/zwgk＿ 20040/fgwj/wjwfw/201912/t20191219＿ 1301872. html，最后访问日期：2020 年 8 月20 日。

② 北京市卫生健康委：《北京市卫生健康委员会关于印发〈北京市区域母婴安全保障筑基行动方案〉的通知》，北京市卫生健康委网站，http：//wjw. beijing. gov. cn/zwgk＿ 20040/zxgk/201912/t20191230＿ 1545245. html，最后访问日期：2020 年 8 月 10 日。

（四）创新发展，做优做实，优化妇幼健康服务模式

1. 借助信息化、智能化，打造智慧医疗保健服务

开展"互联网＋妇幼健康"服务，借助于妇幼保健信息化管理系统，实现社区、助产机构和区妇幼保健院建册孕妇信息共享，三重管理无缝衔接；将妇幼信息系统产检模块与医院信息系统对接，信息共享，保障信息质量；依托微信等公众服务平台进行业务管理、培训考核、信息推送等，提高管理和服务效率；提供在线预约诊疗、候诊提醒、结果查询和移动支付等便捷服务方式。

2. 提供便民服务，落实惠民政策，增强群众获得感

结合北京市医耗联动综合改革，围绕医疗保健服务需求，坚持改革和改善同步，提供便民利民服务，完善自助服务和便民服务设施，提升就医环境，优化诊室布局和诊疗疗程，改善群众就诊体验。

规范落实生育全程基本公共卫生服务和重大公共卫生服务项目，如免费婚前医学检查、免费孕前优生健康检查、免费增补叶酸预防神经管缺陷、农村住院分娩补助、产前免费五次检查以及免费产后访视等，以惠民服务和惠民政策增强群众获得感。

3. 开展个性化、优质化服务，满足多样化服务需求

开展孕产妇心理保健、孕期营养门诊等优质专科服务，全方位保障孕产妇身心健康；积极开展分娩镇痛和家庭式陪产服务，提供以产妇为中心的人性化分娩服务，改善分娩体验，促进自然分娩；开设助产士门诊，对孕产妇进行个性化"一对一"健康指导和干预；提供个性化产后盆底康复服务，不断满足人民群众多样化的健康服务需求。

（五）广泛宣传，大力引导，逐步提升妇幼健康素养

1. 加强社会动员，发挥个人作用，人民共建共享健康

将镇（街）卫计行政部门与医疗保健服务机构同步纳入妇幼健康教育主责部门，坚持社会动员，营造支持环境，统筹社会、行业和个人，

调动各方参与健康教育与健康促进工作的主观能动性，充分发挥全社会在维护妇幼健康中的建设性作用，树立健康由人民共建共享的意识，树立每个人是自己健康第一责任人的意识，增强妇幼健康服务的公平性、可及性。

2. 强化师资培训，科学规范宣教，提升健康教育水平

规范孕妇学校管理，标准化课件内容，发挥示范孕妇学校带头作用；通过举办专业师资培训、开展健康教育技能竞赛等方式，提高辖区助产机构及社区卫生服务中心从事妇幼健康教育人员的授课技巧、教学能力、专业素养及科普水平，全面提升师资水平，确保受众人群受到专业、科学、规范的宣教指导，提高妇幼健康服务机构和人员的业务能力，增强辖区妇幼健康服务质量。

3. 创新宣教方式，丰富教育内涵，提升个人健康素养

充分发挥电台、报社等主流媒体与官网、官微等新媒体平台的宣传优势，以及通过举办现场活动等方式，拓宽宣传途径，多形式开展健康教育活动，线上线下共同营造健康氛围，扩大宣传覆盖面。围绕母婴健康、婚前孕前保健等妇幼全生命周期重点内容及惠民政策举办宣传活动，提升公众妇幼健康意识，普及妇幼保健知识和技能，促进妇幼各项工作顺利实施，提升个人健康素养。

多年来，大兴区孕产保健服务不断改善，孕产保健健康指标持续向好，但保障母婴安康是一场持久战。随着全面二孩政策的实施，高龄、高危孕产妇比例明显增加，高危孕产妇管理和危重救治的任务明显加重，保障母婴安全工作仍需努力。同时，全面落实三级预防，减少出生缺陷发生率，提高出生人口素质，也是保障母婴安康的一项重点任务。

伴随时代发展和社会进步，妇幼健康工作正在由"保生存"向"促发展"[1] 转变，人民群众对妇幼健康的服务需求日益多元化，服务期望更高，

---

[1]《中国妇幼健康事业发展报告（2019）》，妇幼健康司网站，http：//www.nhc.gov.cn/fys/s7901/201905/bbd8e2134a7e47958c5c9ef032e1dfa2.shtml，最后访问日期：2020 年 8 月10 日。

所以妇幼健康工作应主动顺应时代潮流，努力满足人民期盼，在全力保障母婴安全的基础上，结合妇幼健康促进行动，继续强化政府统筹，完善服务网络，坚持防治结合，持续深化医改，创新服务模式，提供全生命周期妇幼健康服务，全面提升妇幼健康服务内涵，逐步提高妇幼健康素养，切实提升妇女儿童健康水平，从而推进健康中国建设。

健康文化篇

Healthy Culture

B.10
地名文化遗产保护与开发研究

——以北京市三山五园地区为例*

李 好**

摘 要： 三山五园地区是北京西郊重要的历史文化风貌保护区，该地
区地名具备重要的学术价值与开发效益。当前，该地区地名
文化遗产的保护与利用事业存在研究成果欠缺、历史风貌被
破坏、宣传力度不足和开发视野狭窄等问题。建议从六个方
面推动该地区地名文化遗产的保护与开发：加强对三山五园
地区地名的搜集、整理、分类和研究，建立三山五园地名工
作专家组；打通各级政府与相关主管部门，建立统一的地名

* 本文系 2019 年度北京市哲学社会科学北京学研究基地开放课题"三山五园地区地名研究"
（项目编号：BJXJD – KT2019 – YB01）部分成果。
** 李好，首都社会经济发展研究所原四级主任科员，现韩国首尔大学在读博士研究生，研究方
向为北京历史地理、文化地理学。

保护开发协调办公室；做好地名管理工作，新地名的命名要注重历史文脉与传承；维护历史文化风貌，有条件地恢复与历史地名相匹配的人地景观；加大地名文化宣传力度，丰富宣传方式、创新宣传手法；开阔地名保护与开发视野，将三山五园地区融入西山文化带与北京老城的整体规划之中。

关键词： 三山五园地区　地名文化遗产　健康文化

　　三山五园地区，是清朝统治者依托北京西郊优美的自然环境与厚重的人文底蕴，历经数代帝王持续投入，耗费大量人力、物力和财力打造的以皇家园林为主体，以亲重臣赐园、私人别墅以及平民四合院为补充的大型中国古典园林历史风貌区。虽然历经晚清以来的社会动荡，惨遭多次战火破坏后的三山五园地区，仍大体保留有清代全盛时期的山水体系、村镇结构与园林骨架。

　　近年来，围绕三山五园地区的各类研究日益涌现，其中尤以历史学、地理学、风景园林研究为多。但是，以用来指示地理信息并蕴含深厚文化内涵的地名为主体的研究成果却相对较少。作为与北京老城交相辉映的文化密集区，该区域地名亦具有丰富的文化内涵与突出的研究价值。综合研究这一区域的地名，对于我们深度挖掘三山五园地区的历史文化，恢复该区域自然历史风貌，以及扩展、深化各学科的研究，均具有重要意义。本文将从三山五园地区地名文化遗产的基本状况入手，分析当前保护与开发工作中的成绩与问题，并提出相应的对策建议，以供相关部门决策参考。

一　三山五园地名文化遗产概述

　　依据海淀区委、区政府组织编制的《三山五园历史文化景区综合提升规划》和新版《北京城市总体规划（2016—2035 年）》划定的三山五园地

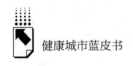

区范围，本文所选取的地理范围为"包括香山静宜园、玉泉山静明园、万寿山颐和园、圆明园、畅春园和周边区域，东界地铁 13 号线和京密引水渠，西至海淀区区界，北起西山山脊线和北五环，南至北四环，总面积为68.5 平方公里"的海淀区西北部地区。本文所选定的地名，均在此地理范围内。

（一）地名文化遗产分类

依据民政部《全国地名文化遗产保护工作实施方案》和《地名文化遗产鉴定》的标准，结合三山五园地区的历史文化特征，我们将该地区的重要地名文化遗产分为以下六个类别：园林类、聚落类、信仰类、水系类、山体类和军事类。

园林类是指历代修建的各类皇家或民间园林别墅，以及由此产生的各类地名，如圆明园、颐和园、畅春园、清华园、勺园等。

聚落类是指本地区具备文化价值的历代市镇、村落地名。市镇地名有海淀、青龙桥、蓝靛厂等；村落地名有水磨、六郎庄、挂甲屯等。

信仰类是指本地区因宗教或民间信仰而形成的地名，这些地名既有佛寺道观，也有民间信仰的各类庙宇，还有因妙峰山香会朝拜形成的各类地名，如卧佛寺、碧云寺、泉宗庙、关帝庙、茶棚等。

水系类是指本地区与水资源相关的自然与人文地名。该类地名可能同聚落类、信仰类有所重叠，但为突出本地区水资源丰富的特征，可同时收录，如巴沟、水磨、万泉河、樱桃沟等。

山体类是指本地区与山脉相关的地名，如西山、玉泉山、万寿山等。

军事类地名是指本地区因军事驻防而产生的特殊地名，其中多以八旗地名为主，如正蓝旗、厢红旗、骚（哨）子营等。

（二）地名文化遗产形成的原因

其一，水资源富集的自然环境是塑造本地区地名文化遗产的基础。京西一带，自古以来便是山川秀丽、水源丰沛的地区，尤其是今三山五园地区，呈现与华北平原迥然不同的小环境，因而出现了众多与水源相关的地名。本地区泉水众多，小者成洼，中者成潭，大者成淀，溪流水系交错其间，由此产生了万泉庄、水磨、巴沟、马连洼、黑龙潭、海淀等大量与水相关的地名。水资源的丰富，还促进了本地区稻作经济的发展，因而形成了一亩园、稻香园、大稻地等与水稻种植相关的地名。

其二，历代皇家、文官和百姓的园林建设，是本地区园林地名产生的直接原因。辽金以来，京西之美开始为世人所发现，金章宗在西山修建了八大水院，其中潭水院、泉水院就位于三山五园地区。明代米万钟的勺园、李伟的清华园，是当时文人在海淀造园中最著名的两处。清代以来，该地区的园林建设随着皇家诸园的营造达到巅峰，现在所说的三山五园均是清代皇室的御园。因此，该地区留下了众多富含皇家气息和文人审美的园林地名。

其三，北京城市的发展与海淀园林的建设，促进了该地区市镇商贸的繁荣，因而涌现出了一大批相关聚落地名。元朝以来，北京成为大一统帝国的首都，城市飞速发展，元代的海淀镇，便处于北京通往口外的要道上。清朝建立后，中原地区与蒙古地区来往更加密切，由大同、张家口至北京的商路日益繁荣，作为重要地理节点的三山五园地区，相继涌现并形成了海淀、青龙桥和蓝靛厂京西三大市镇。同时，清代皇家园林的修建，又吸引了大量人口的到来，这些人主要为皇室在西郊的日常生活服务，或工或农，聚集而居，因而出现了南坞、船营、后窑、官碾房等地名。

其四，八旗驻防与兵营设置是该地区民族军事地名兴起的原因。清康熙年间后，随着西郊园林的建设，原居北京城内的部分八旗官兵被抽调到三山五园地区保护皇帝安全。雍正朝始设圆明园八旗护军，乾隆时期又在蓝靛厂北建火器营，在香山脚下建健锐营。因此，在三山五园地区出现了厢红旗、蓝旗营、骚（哨）子营、演武厅、老营房等地名。

（三）地名文化遗产的多重价值

就学术意义而论，对三山五园地区的地名文化遗产进行研究，对区域地名学、三山五园学和北京城市史等学科的发展意义重大。首先，从区域地名

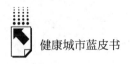

学的角度来看，三山五园地区具备特殊的自然与人文特征，明清时期该区域人地关系变化剧烈，其中清初以来大规模的园林建设改变并塑造了该区域的地名生态，并影响至今。三山五园地区的地名呈现时代不同（不同时期出现的地名迥然不同）、雅俗各异（园林地名与原生地名雅俗各异）、人地融合（自然物地名与人类聚落地名和谐融合）的三大特征。

其次，从三山五园学的角度来看，开展该地区的地名研究，既是基础性的资料收集、整理工作，也能由之进一步探究该区域人类开发的历史，对于研究该区域历史聚落、历史水系、历史古迹的产生、发展与形成具有重要的学术意义。同时，从地名整体性的角度研究三山五园地区的山地区、园林区、平原聚落区三大区块，有助于我们全面地分析三山五园地区的人类开发历史，避免割裂地以颐和园、圆明园为代表的皇家园林区来简单概括该区域的总体面貌。

最后，从北京城市发展史的角度来看，开展该地区的地名研究，有助于我们从城市聚落的视角，整体地理解清代北京老城与城郊尤其是具备重要政治内涵的西郊皇家园林区的联系。三山五园地区一方面是清皇室避暑常驻的政治中心，另一方面是北京老城水源、木料、粮食、蔬果等日常所需的来源，泉源、水系、工坊、田土、交通、村镇等地名，均有助于我们整体把握北京城市发展史，尤其是清代北京城市聚落的演变与发展状况。

就现实意义而论，开展该地区的地名研究，既是当代打造三山五园地区、西山文化带及全国文化中心工作的需要，也是挖掘北京历史文化遗产、讲好中国故事、还原西郊山水环境、科学改善北京水资源匮乏现状、进一步优化并塑造北京城市形象的客观要求。地名既是地理事物，更是文化遗产，研究三山五园地区的地名，是我们挖掘、保护并传扬首都历史文化与文化精神的必然要求，同时，对我们当代地名命名、更名等实际工作也具有借鉴意义。

就经济效益而论，该地区为数不少的地名文化遗产本身便是观光客青睐的旅游景区，保护与宣传这些地名，实质上也是对该景点的一种宣传。同时，深度挖掘该地区地名文化，对存在消失风险的地名遗产进行保护，恢复并还原历史文化风貌，有助于我们利用地名文化遗产，打造全新的文化旅游景观。

此外，利用地名文化遗产的地理坐标特质，可以借鉴并还原历史道路，由此规划串联起重要遗产节点的地名文化旅游路线，实现古为今用，充分发挥该地区地名文化遗产的经济效益。

二 三山五园地区地名文化遗产保护现状

北京市及海淀区对三山五园地区的保护规划十分重视，早在20世纪90年代，颐和园至圆明园街区、西郊清代皇家园林历史文化保护区，分两批被列入北京市历史文化街区。《北京城市总体规划（2016—2035年）》进一步提升了该地区的地位，要把对其的保护提升到与北京老城一样的高度，同时提出了"保护历史文脉与生态环境交融的整体空间结构""保护与传承历史文化""恢复山水田园的自然历史风貌"三条具体措施。

在研究队伍方面，现已形成由北京联合大学三山五园研究院、中国人民大学清代皇家园林研究中心、北京林业大学三山五园研究团队、北京市社会科学院等为代表的高校研究队伍，以及颐和园管理处、圆明园管理处、海淀区史志办等地方文史工作者为代表的本土研究队伍。

在具体工作方面，海淀区采取了环境整治、恢复风貌的手段，修复河流水系、恢复种植京西稻、改造街区形象、规划三山五园绿道等多项措施，着力营造良好的环境氛围与优质的休闲路线。

在肯定既有工作的同时，我们必须指出三山五园地区的地名工作严重滞后。就研究成果而论，专题性、学术性、针对性与实用性的研究论著相对不足。该地区的地名志书仅有20世纪90年代的一部《海淀区地名志》，而以该地区为研究对象的学术论著至今尚未问世。就现实工作而论，该地区的历史风貌维护、地名文化宣传和综合协同开发存在明显的短板。具体问题如下。

一是地名研究成果尚显不足，尤其是缺乏系统深入的学术性研究。三山五园地区的地名具备重要的学术研究价值，各类历史地名的产生、发展与演变呈现清晰的历史线索与文化脉络，是我们研究北京城市史、京郊历史地理和清代政治史的一把钥匙。但是，从研究现状而论，虽然在地名群的划分、

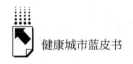

京郊村落的形成等方面取得了一定的成果，但还更多地停留在地名历史故事的层面，未能深入触及地名学、历史地理学等学术研究的内核，也没有提出更多值得思考的学术性问题，还没有综合各学科的研究思路。较为滞后的地名研究状况，也严重导致社会大众、学界未能清楚地认识到三山五园地区地名的重要性，并影响到了该地区地名的保护与开发工作。

二是历史风貌破坏严重，历史地名所寄寓的自然与人文环境荡然无存。由于近代以来的长时期战乱及当代大规模城市建设，几近摧毁性地改变了该地区的原生环境。以"五园"为例，除颐和园、静明园保存较为完好外，圆明园、畅春园、静宜园几乎全然毁废。再以水系而论，西山诸泉早已干涸，诸河流也均断流，昆明湖也只得依靠京密引水渠之供水来维持。继之论及大小聚落，不论是京西三大镇，还是大大小小的村落，都已湮灭在城市化的浪潮中。失去了人地环境依托的历史地名，犹如无根之木、无源之水，成为飘浮在空中的地名，丧失了地名的指示性与乡土性。这是该地区地名文化遗产保护中最关键的一大难题。

三是地名文化遗产的宣传力度不够，未能有效地打造并利用地名文化品牌。如同商品需要市场营销、需要精准地打造符合其特质的品牌形象才能在商海中乘风破浪一样，地名文化也需要宣传与品牌的塑造。就当前相关部门的宣传工作来看，宣传方式较为单一，主要有传统的展览会、讲座、文化周活动等，宣传的力度也尚显不足。尤其是在宣传的着力点上，没有明确地凸显本地区地名文化的独特性与重要性，使三山五园地名的文化品牌并不突出，难以吸人眼球。同时，在地名文化宣传的过程中，没有密切关注即时的网络热点，没有依托北大、清华等"网红"景点。只有打造出三山五园地区地名的金品牌，才更有可能将地名文化遗产转化为真金白银的经济价值。

四是地名文化保护与开发工作局限于海淀一隅，没有将其融入西山文化带与北京老城的大视野之中。三山五园地区地名的孤立开发，既难以全面展现该地区地名发展的历史进程，也无法把握该地区与北京老城、京西诸山等区域之间的重要联系，更无法合理规划并打造勾连起重要地名文化遗产的文旅路线。三山五园地区的形成，实质上受到了北京老城和西山文化带的影响与带动，没有上述二者的助力，当今海淀也不可能发展成为今天这般样貌。在历史上，由北京老城出发，前往三山五园地区或经由该地进入京西山区的道路数量众多，既有经西直门、海淀镇到颐和园的旱路，也有经长河到颐和园的水路；既有经阜成门、八里庄、蓝靛厂到西山的游览路线，也有经茶棚到妙峰山进香的朝顶路线。这些类型多样、数量巨大、道路各异的路线，勾连起了老城、三山五园与更为广阔的大西山地区，串联起了珍珠般的地名文化遗产，具备重要的文旅开发价值。目前较为片面的"就三山五园论三山五园，就三山五园打造三山五园"的工作状态，并不能完全激发地名文化遗产的真正活力。

三 三山五园地区地名文化遗产保护与开发路径

针对三山五园地区地名文化遗产的留存与保护现状，结合北京市及海淀区地名工作与文化开发的现实要求，并考虑到海淀区城市建设与发展的实际情况，我们提出六条意见，以推动该地区地名文化遗产的保护与开发。

第一，加强对三山五园地区地名的搜集、整理、分类和研究，建立三山五园地名工作专家组。建议由海淀区政府与北京市规自委牵头，邀请政府机关、科研院所、学术机构和规划设计院等多方面的专家学者，既要重视挖掘古籍文献中的地名文化遗产，也要充分结合第二次全国地名普查成果，共同商讨该地区地名文化建设打造工作。同时，还要集中力量出一批精品地名丛书，不但要编辑整理一套分级明确、分类得当的《三山五园地区地名录》及《地名文化遗产保护名录》，也要形成一批获得学界认可的优秀地名学理论著作，还要推出一系列有内容、有特色、有吸引力的优秀地名科普读物。

第二，打通各级政府与相关主管部门，建立统一的地名保护开发协调办公室。三山五园地区地名文化遗产的保护与开发，千头万绪、事项庞杂，牵扯到不少政府部门，譬如规自委（地名管理）、文物局（文物保护）、文旅局（文化事业与旅游开发）、园林局（森林绿化）、水务局（水系河道）、公园管理中心（颐和园、香山、植物园等市属公园管理）等。同时，由于

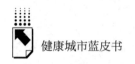

重要地名所寄寓的景观又分属中央（如玉泉山）、北京市（如颐和园）和海淀区（如圆明园）等各级政府，还有的存于大专院校（如北京大学）、中央部委（如中共中央党校）或军队（如国防大学）等。各单位之间缺乏协调与统筹，在地名保护与开发工作中，经常会出现各自为政、政出多门、相互掣肘的现象。协调办公室成立后，能够充分集合多部门力量，激发体制机制活力，促进地名保护开发工作的开展。

第三，做好地名管理工作，在保护历史地名的同时，积极整治本地区的"洋地名""怪地名"。新地名的命名要注重历史文脉与传承。该地区历史地名的传承保护较好，但在新建小区、道路等地物的命名上存在一些问题，譬如"香山清琴山庄""永泰自在香山""香山清琴麓院"等地名，不符合该地区文化风貌，在必要时应当给予改正。当前，该地区正在进行大规模棚户区改造，如六郎庄、北坞、一亩园、大有庄等一批原生聚落被拆除重建，在此过程中我们建议地名管理部门使用原有地名来对新建建筑、街道命名，尽可能传承当地的历史地名。

第四，维护历史文化风貌，有条件地恢复与历史地名相匹配的人地景观。保护地名文化遗产，离不开对其所寄寓地理景观的保护，只有恢复历史文化风貌，才能促进地名文化遗产的有效传承与开发。三山五园地区的地名文化遗产，主要涉及园林、水系、市镇和庙观四个方面的景观。海淀区政府在园林、水系景观方面进行了一系列复原工作，取得了相当大的成绩，值得鼓励并继续保持。我们建议加大景观恢复范围与力度，对京西三大镇中的青龙桥镇进行合理打造，重现历史上繁荣的商贸场景；对西山诸泉、万泉河、南北旱河等水系进行水源补给，在重要文化节点实现泉水复喷、水体重现；对富含地域文化价值的庙观进行原址或异地复建，如圣化寺、泉宗庙、龙王庙等。

第五，加大地名文化宣传力度，丰富宣传方式、创新宣传手法，打造三山五园地区的地名文化品牌，在广大市民的共同了解、参与和爱护之下，实现地名文化的活态发展。有以下三条建议：一是筹划成立三山五园地名博物馆，同时配套建设地名休闲广场、地名风情街等文化场所，通过博物馆宣教与市民自发参与的方式传播本地区地名文化；二是筹备举办三山五园地名系列文化活动，采取学术研讨会、专家讲座、"百姓讲故事"小课堂、地名宣传大会等方式，积极吸引市民参与到地名文化保护与宣传之中；三是善于发现并利用社会热点与"网络流量"，使用新媒体手段传播地名文化。

第六，开阔地名保护与开发视野，将三山五园地区融入西山文化带与北京老城的整体规划之中。三山五园地区全境均属于西山文化带的范围，又与北京老城具有重要的地理及文化联系，对上述三者进行联合保护与开发，具有十分重要的学术价值与现实意义。我们建议从地名文化联动、文旅路线打造和地名小镇开发三个方面入手。地名文化联动，即将三山五园地名的研究与宣传同西山文化带、北京老城联系起来，整体全面地看待三山五园地区地名发展演变的历史及其同北京城市发展的关系。文旅路线打造，即还原或发掘精品旅游路线，如颐和园长河路线、小西山徒步路线、妙峰山进香路线等，带动线状景观及其地名的保护与开发。地名小镇开发，即划定一定区域，采用新建或改造的方式，建设专题性质的地名文化特色小镇。关于选址，我们认为以海淀山后地区为宜，这里虽不属于三山五园地区的范围，但与之相距不远，位于西山文化带的范围内，同时距北京城区不远，交通便利，地貌平坦、风光优美，备用土地资源较为丰富，具备特色小镇建设的优势条件。

B.11
北京市2019年第三次成人烟草调查报告

徐露婷　石建辉　齐　力　杜世昌*

摘　要： 为全面了解北京市烟草流行及相关工作情况，为《北京市控制吸烟条例》的实施提供科学依据，2019年3～8月北京市疾控中心健康教育所开展了第三次成人烟草调查。调查发现，北京市15岁及以上成人现在吸烟率为20.3%，男性为37.1%，女性为2.4%；吸烟率与2016年相比下降了2.0个百分点，与2014相比下降了3.1个百分点。15岁及以上现在吸烟者中，在过去12个月中尝试过戒烟的比例为31.6%，计划在12个月内戒烟的比例为16.2%；所有曾经和现在吸烟者中，31.3%已经戒烟。成人家庭二手烟暴露率为30.0%，过去30天内在室内工作场所暴露于二手烟的比例为27.0%，室内公共场所二手烟暴露率从高至低依次为酒吧夜总会（71.2%）、餐馆（42.5%）、排队等候中（40.4%）、中小学校（34.9%）、大学（16.1%）、政府大楼（8.6%）、医疗机构（6.9%）和公共交通工具（2.2%）。调查结果说明，成人吸烟率持续平稳下降，《北京市控制吸烟条例》控烟效果显著；应将中老年男性、女性和年轻人作为控烟干预重点关注人群；部分场所无烟执法需进一步加强，烟害知识仍需广泛宣传科普。

---

* 徐露婷，助理研究员，北京市疾控中心监测评价部，研究方向为健康教育与健康促进、烟草控制；石建辉，主任医师，北京市疾控中心健康教育所监测评价部主任，研究方向为健康教育与健康促进；齐力，医师，北京市疾控中心健康教育所，研究方向为健康素养推广与烟草控制；杜世昌，医师，北京市疾控中心健康教育所，研究方向为健康素养推广与烟草控制。

关键词： 控烟 成人吸烟率 无烟立法

一 背景

建立有效的监测与评价体系，监测烟草使用情况是世界卫生组织倡导的控制烟草的 MPOWER 系列政策的重要组成部分。获取具有北京市代表性的烟草使用关键性指标的周期性数据至关重要。[1]

为此，北京市疾病预防控制中心健康教育所于 2014 年建立成人烟草监测体系，分别于 2014 年 5～8 月和 2016 年 5～7 月，采用全球成人烟草流行监测方法开展了成人烟草调查项目。2014 年调查结果显示，北京市 15 岁及以上居民吸烟率为 23.4%，室内工作场所二手烟暴露率为 35.7%，餐馆二手烟暴露率为 65.7%。该调查为《北京市控制吸烟条例》（以下简称《条例》）的出台提供了基础数据支持。2015 年 6 月 1 日《条例》正式实施，2016 年第二次成人烟草调查结果显示，北京市 15 岁及以上居民吸烟率为 22.3%，与 2014 年相比下降了 1.1 个百分点，相当于减少了 19.9 万个现在吸烟者。室内工作场所二手烟暴露率为 20.0%，餐馆二手烟暴露率为 32.5%，与 2014 年相比均有显著降低。为进一步做好控烟工作，北京市将成人吸烟率指标纳入《"健康北京 2030"规划纲要》（以下简称《规划纲要》），要求"成人吸烟率 2020 年达到 20%，2030 年达到 17%"。

为进一步了解北京市成人烟草流行现状和变化趋势，更准确地评价《条例》施行效果与《规划纲要》的履行进度，2019 年 3～8 月，北京市疾病预防控制中心健康教育所在全市范围内开展了第三次成人烟草调查。

二 调查方法

（1）调查对象：北京市 16 个区 15 岁及以上的城乡常住居民。常住居

---

① 姜垣主译《控烟政策——成功与挫折》，中国协和医科大学出版社，2005，第 73 页。

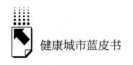

民指在前一年内，在调查地区连续居住并生活 6 个月及以上者。

（2）样本量计算：根据人口数量、城乡人口比例及满足调查的最小样本要求等因素确定样本量。样本量计算公式为：

$$N = \frac{u_\alpha{}^2 P(1 - P)}{\delta^2}$$

其中 N 为样本量，P 为总体率，δ 为容许误差，α 为第一类错误。公式参数取值如下：$\alpha = 0.05$，取 95% 可信限，$u_{0.05} = 1.96$；根据 2016 年北京市 15 岁以上成人现在吸烟率为 22.3%，P 取 22.3%；$\delta = 10\% P$。按照此公式及参数计算，样本量每层约为 1339 人。

考虑城乡和性别分层因素，样本量需要 5356 人；以 2016 年北京市成人烟草调查总体应答率 85% 对失访和拒访等因素进行估算，样本量需要 6301 人；取 deff = 1.8，总样本量为 11342 人，调整样本量为 12000 人。

（3）抽样方法：调查采用多阶段整群概率抽样法，具体如表 1 所示。

表 1 成人烟草调查抽样步骤

抽样阶段	样本分配	抽样方法	分工
第一阶段	抽取 50 个样本街道（乡镇）	PPS 法	市级抽样
第二阶段	每个街道（乡镇）抽取 2 个居（村）委会	PPS 法	市级抽样
第三阶段	每个居（村）委会抽取 120 个家庭户	简单随机抽样	区级监测点绘图列表，市级抽样
第四阶段	每个家庭完成家庭成员信息登记后，电子设备将自动随机抽取 1 名调查对象	简单随机抽样	电子设备自动分配

（4）调查方法与内容：采用入户调查形式，现场调查员在街道（乡镇）、居（村）委会工作人员带领下，按照家庭户抽样结果入户，使用掌上电脑（PAD）辅助面对面询问的方式收集数据；如 4 次不同时间入户均无法找到该户居住人员或掌上电脑抽取的调查对象，方可结束调查。采用《2019 北京市成人烟草调查问卷（TQS)》，以世界卫生组织的烟草调查核心

问卷为基础，融入北京市既往调查结果、特色与需求而形成。本次调查内容包括调查对象的基本情况、烟草使用、电子烟、戒烟、二手烟、烟草消费以及人们对烟草使用的知识和态度等信息。

（5）质量控制：现场调查严格遵循指定的抽样方法，由市疾控中心健康教育所完成逐级抽样。所有参加现场调查的工作人员均经过统一培训、考核合格之后，方可上岗。采用严格的三级质量控制，由调查员、区级协调员和质控员、市级督导组共同完成。

调查员在调查过程中，按照统一流程和操作要求，尽可能争取调查对象的配合，高质量完成问卷；使用培训要求的规范表述，逐字逐句读出原题，如调查对象要求，只可根据原义进行解释，不可做提示或引导；不可随意更改问题的措辞，不可随意解释歪曲问卷内容；正确使用掌上电脑记录调查结果，如果发现错误，立即返回修改。每完成一次访问后，调查员需在案例管理系统中记录一个结果编码，并在现场调查员任务管理表中做记录。每天调查结束，调查员需将设备中的数据联网上传至专用服务器。

区级协调员、质控员对辖区所有监测点的现场调查进行督导。在每个监测点调查开始的前3~5户，区级协调员和质控员需要陪同调查员一起入户调查，观察调查员的表现。在陪访过程中，质控员确认调查员是否将调查结果正确地记录到电子设备中的案例管理系统，正确地进行家庭的筛选及调查；此外还要监督现场调查员每日上传数据。如调查完成后调查员发现调查记录发生错误，由区级质控员及时上报市级工作组，通过后台完成相应的修改。调查完成后，质控员抽查听取每个监测点5%的调查录音，完成每个监测点10%问卷复核工作，对调查对象进行现场或电话复核。

市级督导组对所有区进行陪访督导。调查完成后，市级工作组对问卷总完成时长、各部分完成时长进行统计，听取时长过短问卷的调查录音。此外随机抽取每个监测点5%的现场调查录音，将质控结果反馈至各区协调员，对问题较多的区的质控员、协调员和调查员进行约谈。每个区抽取15份调

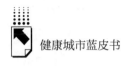

查问卷进行复核。监测点不合格问卷比例超过20%（3份），则视为该监测点现场调查工作不合格，必须重新进行调查。

（6）数据处理与分析：现场调查完成后将数据由系统平台导出，采用SPSS 20.0软件，两组独立的统计分析人员对数据进行核查、清洗、指标计算、统计分析和比对。

（7）权重计算：在进行数据分析时统一采用复杂抽样分析程序包，使用的最终权重由抽样权重、无应答调整权重、分性别分城乡分年龄事后分层调整权重三个部分组成。

其中，抽样权重由街道、监测点、家庭户、个人四级抽样权重组成。

无应答调整权重由家庭水平和个体水平两级无应答调整权重组成。

事后分层调整权重以2010年北京市第六次人口普查结果作为标准人口，分性别、城乡、年龄组进行调整。

最终权重为抽样权重、无应答调整权重和事后分层调整权重之乘积。

（8）指标定义：本文中使用的主要指标定义如表2所示。

表2 主要指标定义

主要指标	定义
现在吸烟者	调查时在吸烟的成人,包括每日吸烟者和偶尔吸烟者
每日吸烟者	调查时每日吸烟的成人
现在吸烟率	现在吸烟者在人群中的占比
每日吸烟率	每日吸烟者在人群中的占比
日平均吸烟量	现在吸卷烟者每日吸机制卷烟的支数
戒烟比	戒烟者在所有曾经和现在吸烟者中的占比
戒烟尝试	现在吸烟者在过去12个月中进行过任何戒烟尝试的行为
戒烟意愿	现在吸烟者中考虑在未来12个月内开始戒烟(包括计划在1个月内戒烟)
家庭二手烟暴露	每天、每周或每月都有人在家中吸烟,包括被调查者自己
工作场所二手烟暴露	仅限在家以外的地方工作的室内工作者,在过去30天内有人在其工作的地方吸烟,包括被调查者自己
公共场所二手烟暴露	仅限在过去30天内去过某类公共场所的人,去的时候有人在该场所吸烟,包括被调查者自己

三 调查结果

（一）基本情况

2019年北京市第三次成人烟草调查共覆盖全市16个区50个街道/乡镇100个村/居委会的11318户家庭，完成个人问卷9318份，获得有效问卷8534份，有效率为91.6%。其中男性居民3604人，占42.2%，女性居民4930人，占57.8%。平均年龄为53.4±15.9岁，其中45～64岁占比最大，为42.8%，其次是25～44岁，占27.7%，65岁及以上老人占26.0%，15～24岁占3.5%。在教育水平方面，大专及以上占比最大，为34.9%，其次是初中占28.2%，高中占24.6%，小学及以下占12.3%。

经过加权调整后，男性居民占51.5%，女性居民占48.5%；15～24岁年龄组占20.7%，25～44岁占42.3%，45～64岁占27.5%，65岁及以上占9.5%；小学及以下占6.6%，初中占21.8%，高中占21.8%，大专及以上占49.8%（见表3）。该调查样本可以代表北京市1793万个15岁及以上常住人口。

表3 调查对象人口学特征

单位：人，%

人口学特征		未加权样本量	未加权占比	加权后占比
性别	男性	3604	42.2	51.5
	女性	4930	57.8	48.5
年龄	15～24岁	302	3.5	20.7
	25～44岁	2362	27.7	42.3
	45～64岁	3654	42.8	27.5
	65岁及以上	2216	26.0	9.5
教育水平*	小学及以下	1010	12.3	6.6
	初中	2320	28.2	21.8
	高中	2025	24.6	21.8
	大专及以上	2865	34.9	49.8
合计		8534	100.0	100.0

* 教育水平仅报告25岁及以上人群。

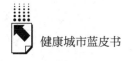

（二）烟草使用

1. 总体情况

2019年，北京市15岁及以上成人现在吸烟率为20.3%。按照北京市第六次全国人口普查数据估算，北京市现有吸烟人数为363.5万人。男性成人现在吸烟率为37.1%，女性2.4%。各年龄组居民的吸烟率，最高为45～64岁年龄组，为26.7%，其次为25～44岁年龄组，为19.4%，65岁及以上年龄组，为18.2%，15～24岁年龄组最低，为14.4%。在男性中，15～24岁年龄组吸烟率最低，为27.3%，45～64岁年龄组最高，为49.6%，25～44岁年龄组为45.8%，65岁及以上年龄组为32.6%。在女性中，吸烟率随年龄增长而上升，15～24岁年龄组最低，为0.3%，65岁及以上年龄组最高，为5.3%，25～44岁年龄组和45～64岁年龄组分别为2.4%和2.9%（见图1）。初中文化程度的人现在吸烟率最高，为29.6%，其次为高中文化程度的人（26.0%）、小学及以下文化程度的人（19.5%），大专及以上文化程度的人吸烟率最低为16.9%（见图2）。

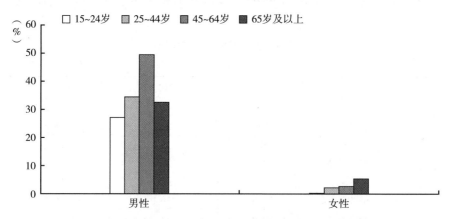

图1 2019年北京市15岁及以上成人分性别、分年龄组现在吸烟率对比

2. 2014年、2016年、2019年数据比较

（1）总体比较。2019年北京市15岁及以上成人现在吸烟率与2016年的22.3%相比，下降了2.0个百分点，与2014年的23.4%相比，下降了3.1个百分

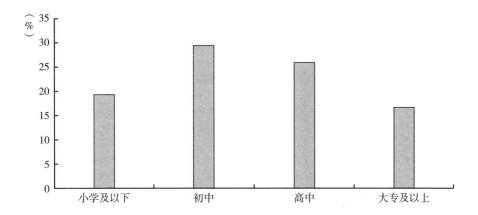

图2　2019年北京市15岁及以上成人分文化程度现在吸烟率对比

点。按照北京市第六次全国人口普查数据估算，现有吸烟人数比2016年减少了35.8万人，比2014年减少了55.5万人。每日吸烟率2014年为20.7%，2016年为19.2%，2019年为17.2%，2019年相比于2014年下降3.5个百分点（见图3）。

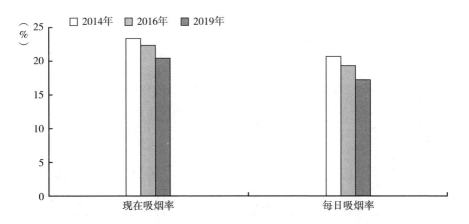

图3　北京市15岁及以上成人现在吸烟率、每日吸烟率分调查年对比

（2）性别分布：男性居民的现在吸烟率持续平稳下降，由2014年的43.2%到2016年的41.4%，再到2019年的37.1%，下降了6.1个百分点。女性居民的现在吸烟率维持在较低水平，从2014年的2.4%到2016年的2.0%，再到2019年的2.4%，略有波动（见图4）。

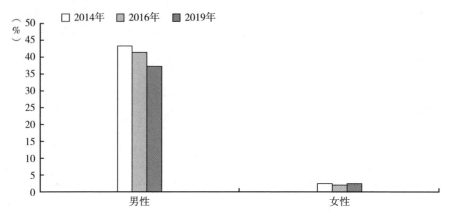

图 4　北京市 15 岁及以上成人分性别、分调查年现在吸烟率对比

（3）年龄分布：25～44 年龄组和 45～64 岁年龄组现在吸烟率持续下降，15～24 岁年龄组波动式下降，而 65 岁及以上年龄组持续上升。2014 年和 2016 年，65 岁及以上年龄组的吸烟率都是四个年龄组中排名之末，而 2019 年已上升至第三位（见图 5）。

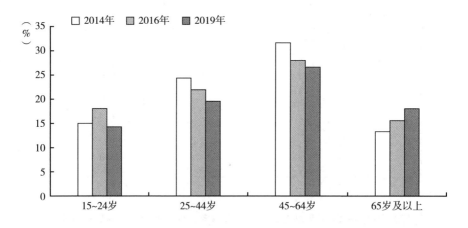

图 5　北京市 15 岁及以上成人分年龄组、分调查年现在吸烟率对比

（4）文化程度分布：大专及以上文化程度居民的现在吸烟率持续下降，2019 年较 2014 年共下降了 3.6 个百分点。小学及以下、初中、高中文化程度居民的现在吸烟率均呈波动状，2019 年与 2014 年基本持平（见图 6）。

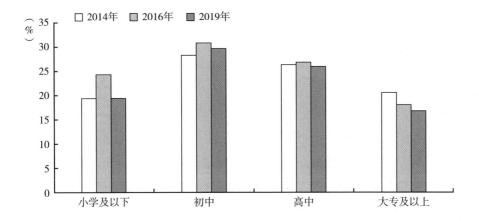

图6　北京市15岁及以上成人分文化程度、分调查年现在吸烟率对比

3. 日平均吸烟量

北京市15岁及以上现在每日吸卷烟者的日平均吸烟量为17.2支，男性为17.5支，女性为12.0支。与前两次调查结果相比，男性吸烟者的日均吸烟量持续上升，而女性有所波动。由于女性吸烟者所占比例很小，总体日平均吸烟量与男性的变化趋势基本一致，由2014年的14.6支到2016年的15.4支，再到2019年的17.2支，累计增加了2.6支（见图7）。

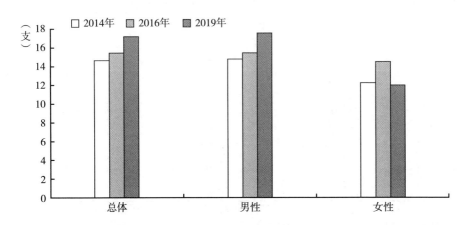

**图7　北京市15岁及以上成人每日吸卷烟者分性别、
分调查年日均吸烟量对比**

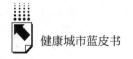

（三）戒烟情况

1. 尝试戒烟率

（1）总体情况。2019 年，北京市 15 岁及以上现在吸烟者中，在过去 12 个月中尝试过戒烟的比例为 31.6%。其中男性为 31.5%，女性为 33.7%。城市居民尝试戒烟率为 33.4%，农村为 26.3%，城市高于农村。四个年龄组的尝试戒烟率差距不大，45~64 岁年龄组最高，为 35.1%，其次是 65 岁及以上年龄组（32.0%）、25~44 岁年龄组（30.0%），15~24 岁年龄组最低，为 27.1%。尝试戒烟率最高的文化程度为高中，为 37.9%，初中文化程度为 33.8%，小学及以下和大专及以上文化程度较低，分别为 28.2% 和 28.3%。

（2）2014 年、2016 年、2019 年数据比较。北京市 15 岁及以上现在吸烟者的尝试戒烟率有了较大提升，从 2014 年的 22.3% 到 2016 年的 23.2%，再到 2019 年的 31.6%，累计提高了 9.3 个百分点。2016~2019 年的提高速率为 2.8%/年，相比于 2014~2016 年的 0.45%/年有了显著的增加。男性吸烟者的尝试戒烟率变化规律与总体基本一致，而女性吸烟者的尝试戒烟率在《条例》开始实施的一年中已经有了较大幅度的提升（见图 8）。

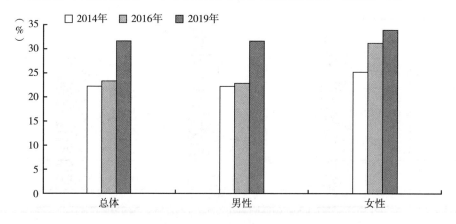

图 8　北京市 15 岁及以上成人现在吸烟者在过去 12 个月的
尝试戒烟率分性别、分调查年对比

2. 戒烟比

（1）总体情况。2019 年，在北京市所有 15 岁及以上曾经和现在吸烟者中，有 31.3% 已经戒烟，这个比例称为戒烟比。其中，女性的戒烟比较高，为 47.5%，显著高于男性的 30.0%。戒烟比随着年龄增长而上升，在 65 岁及以上曾经和现在吸烟的人群中，有 51% 已经戒烟，45～64 岁年龄组为 32.3%，25～44 岁年龄组为 27.3%，而 15～24 岁年龄组中，戒烟比只有 22.1%。小学及以下文化程度居民的戒烟比最高为 39.8%，大专及以上文化程度居民为 36.3%，高中文化程度居民为 32.5%，初中文化程度居民为 25.5%。

（2）2014 年、2016 年、2019 年数据比较。总体戒烟比持续上升，从 2014 年的 14.9%，到 2016 年的 16.8%，再到 2019 年的 31.3%，总计提升了 16.4 个百分点。2016～2019 年年均提升 4.8 个百分点，较之 2014～2016 年均提升的 1.0 个百分点有了显著增加。由于男性占吸烟人群的绝大多数，男性的戒烟比变化规律与总体基本一致，而女性的戒烟比始终显著高于男性（见图9）。

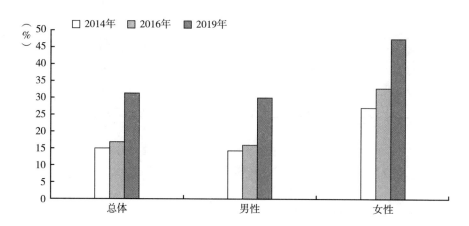

图9 北京市 15 岁及以上成人曾经和现在吸烟者分性别、分调查年戒烟比对比

3. 戒烟意愿

（1）总体情况。2019 年，在北京市 15 岁及以上现在吸烟者中，计划在 12 个月内戒烟的比例为 16.2%，计划在 1 个月内戒烟的比例为 7.9%。

15.7%的男性吸烟者和24.6%的女性吸烟者计划在12个月内戒烟。25~44岁年龄组计划在12个月内戒烟的比例最高，为9.7%，其次是65岁及以上年龄组（8.4%）和15~24岁年龄组（8.2%），45~64岁年龄组最低，为5.8%。小学及以下文化程度的吸烟者计划在12个月内戒烟的比例最高，为10.4%，其次是高中文化程度的吸烟者（9.5%）、大专及以上文化程度的吸烟者（9.0%），初中文化程度的吸烟者最低，为4.6%。

（2）2014年、2016年、2019年数据比较。在北京市15岁及以上现在吸烟者中，计划在1个月内戒烟的比例从2014年的3.6%，到2016年的3.9%，再到2019年的7.9%，计划在12个月内戒烟的比例从2014年的11.6%提高到2016年的15.5%，再到2019年的16.2%，两者都呈稳步上升的趋势（见图10）。

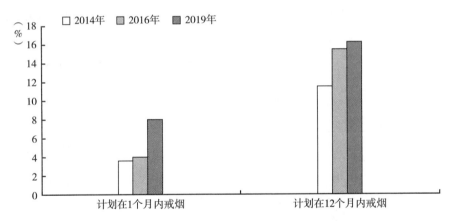

图10　北京市15岁及以上成人现在吸烟者1个月和12个月戒烟意愿分调查年对比

4. 寻医行为与医生戒烟建议

（1）总体情况。在2019年北京市15岁及以上现在吸烟者中，有36.4%的人在过去12个月看过医生，其中58.5%的寻医者收到医生戒烟建议。女性吸烟者看过医生的比例为45.6%，高于男性的35.9%，但女性吸烟者收到医生戒烟建议的比例（52.0%）低于男性（59.0%）。25~44岁年龄组看过医生的比例为26.3%，低于45~64岁年龄组和65岁及以上年龄组吸烟者（39.4%和40.5%），但三个年龄组收到戒烟建议的比例相近，分别为66.2%、69.2%和66.8%；15～24岁年龄组有54.6%在过去12个月看过医生，由于样本人数过少，收到戒烟建议的比例无法准确估计。小学及以下文化程度的吸烟者有52.7%看过医生，寻医者收到戒烟建议的比例高达76.8%；大专及以上文化程度的人看过医生的比例为34.9%，而收到戒烟建议的比例为60.8%；初中和高中文化程度的吸烟者看过医生的比例分别为30.9%和29.5%，收到医生戒烟建议的比例分别为71.1%和72.5%。

（2）2014年、2016年、2019年数据比较。在北京市15岁及以上现在吸烟者中，过去12个月看过医生的比例在2014年为29.0%，2016年为24.0%，2019年提升至36.4%。在看过医生的吸烟者中收到医生戒烟建议的比例基本持平，三年分别为58.9%、59.2%和58.5%（见图11）。

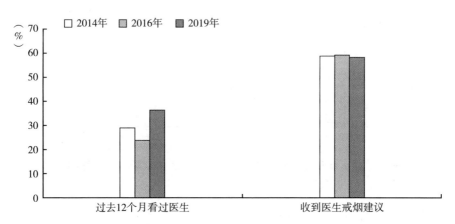

图11 北京市15岁及以上成人现在吸烟者过去12个月寻医行为和收到医生戒烟建议百分比分调查年对比

（四）二手烟暴露情况

1. 家庭二手烟暴露

（1）总体情况。2019年，北京市15岁及以上成人的家庭二手烟暴露率为30.0%。其中男性为34.2%，女性为25.6%，男性高于女性。在不同年龄组中，15～24岁年龄组家庭二手烟暴露率最高，为33.6%；其次是45～

64 岁年龄组，为 31.8%；25~44 岁年龄组和 65 岁及以上年龄组的家庭二手烟暴露率分别为 28.0% 和 26.5%。家庭二手烟暴露率随着文化程度提高而下降，小学及以下文化程度居民为 37.0%，初中文化程度居民为 34.6%，高中文化程度居民为 34.3%，大专及以上文化程度居民最低，为 23.5%。

　　二手烟暴露程度受自身吸烟状况影响很大，吸烟者的二手烟暴露率普遍高于非吸烟者。若仅考察非吸烟者的家庭二手烟暴露率，则为 21.2%。其中女性为 24.2%，反超男性的 16.8%（见图 12）。不同年龄组、不同文化程度非吸烟者的家庭二手烟暴露率排名与上述总体排名基本一致（见图 13 和图 14）。

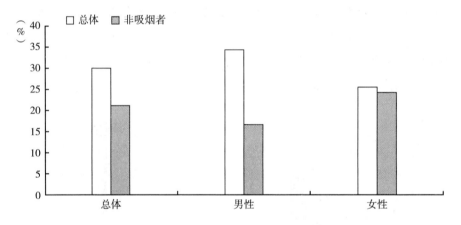

图 12　北京市 15 岁及以上成人分性别在家庭中暴露于二手烟的比例

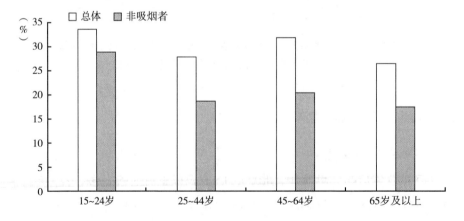

图 13　北京市 15 岁及以上成人分年龄组在家庭中暴露于二手烟的比例

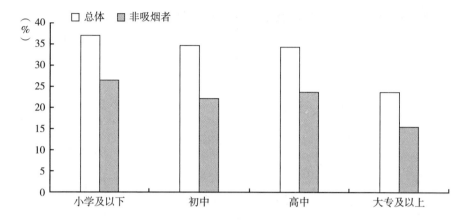

图 14　北京市 15 岁及以上成人分文化程度在家庭中暴露于二手烟的比例

（2）2014 年、2016 年、2019 年数据比较。15 岁及以上成人在家庭中暴露于二手烟的比例在三个调查年呈逐年下降趋势，从 2014 年的 39.8%、2016 年的 37.6%，降至 2019 年的 30.0%，共计下降了 9.8 个百分点。非吸烟者的暴露率从 2014 年的 28.1%、2016 年的 26.5%，降至 2019 年的 21.2%，共计下降了 6.9 个百分点（见图 15）。

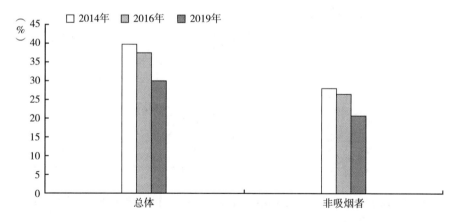

图 15　北京市 15 岁及以上成人在家庭中暴露于二手烟的比例分调查年对比

2. 室内工作场所二手烟暴露

（1）总体情况。北京市 15 岁及以上室内工作者，在过去 30 天内在室

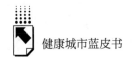
内工作场所暴露于二手烟的比例为 27.0%，其中男性为 31.5%，女性为 21.9%（见图 16）。随着年龄增长，工作场所的二手烟暴露率增加，15～24

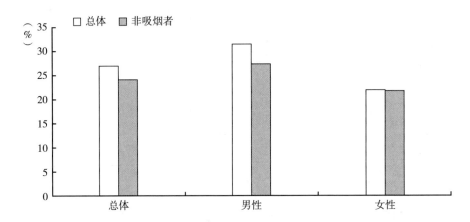

图 16　北京市 15 岁及以上分性别室内工作者在工作场合暴露于二手烟的比例

岁年龄组最低，为 16.5%，25～44 岁年龄组和 45～64 岁年龄组分别为 29.7% 和 34.0%（见图 17）。在文化程度方面，大专及以上文化程度的室内

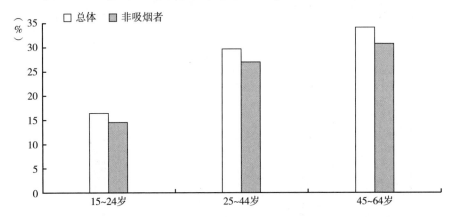

图 17　北京市 15 岁及以上分年龄组室内工作者在工作场合暴露于二手烟的比例

工作者在工作场所暴露于二手烟的比例最低，为 28.0%；小学及以下文化程度的室内工作者、初中文化程度的室内工作者和高中文化程度的室内工作者的工作场所二手烟暴露率相近，分别为 38.7%、37.1% 和 37.9%（见图

18)。在非吸烟人群中，工作场所二手烟暴露率为 24.1%。男性为 27.3%，女性为 21.8%，性别差异依然存在。工作场所二手烟暴露率随年龄增长的趋势在非吸烟者中没有改变。在文化程度方面，大专及以下文化程度的非吸烟者工作场所二手烟暴露率最低，小学及以下文化程度的非吸烟者工作场所二手烟暴露率相比总体有约 10 个百分点的降低，初中和高中文化程度非吸烟者的工作场所二手烟暴露率相比总体略有降低。

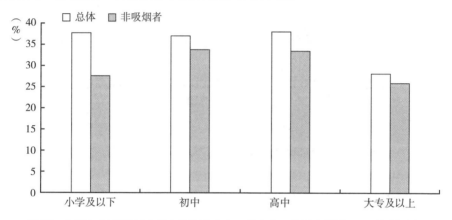

图 18　北京市 15 岁及以上分文化程度室内工作者在工作场合暴露于二手烟的比例

（2）2014 年、2016 年、2019 年数据比较。三个调查年相比，室内工作者的工作场所二手烟暴露率不论在总体中还是在非吸烟者群体中，都呈下降再反弹的趋势。总体工作场所二手烟暴露率从 2014 年的 35.7% 降低至 2016 年的 20.0%，再反弹至 2019 年的 27.0%，2019 年相比于 2014 年下降了 8.7 个百分点，但相比于 2016 年回升了 7.0 个百分点（见图 19）。非吸烟者的工作场所二手烟暴露率从 2014 年的 29.2% 下降至 2016 年的 15.7%，再反弹至 2019 年的 24.1%，2019 年相比于 2014 年净下降了 5.1 个百分点，但相比于 2016 年回升了 8.4 个百分点。

3. 室内公共场所二手烟暴露率

（1）总体情况。如图 20 所示，2019 年，北京市 15 岁及以上成人过去 30 天内，在调查涉及的公共场所暴露于二手烟的比例，从高到低依次为：①酒吧夜总会（71.2%）；②餐馆（42.5%）；③排队等候（40.4%）；④中

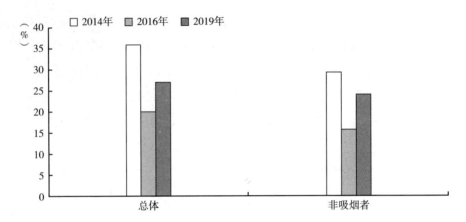

图19　北京市15岁及以上室内工作者在工作场合暴露于二手烟的比例分调查年对比

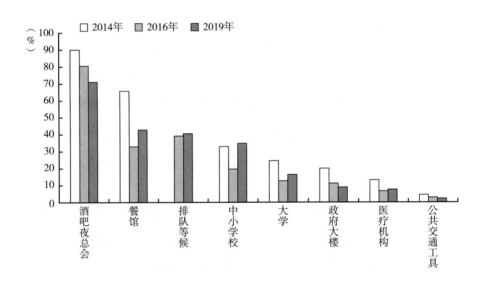

图20　北京市15岁及以上成人在各类公共场所暴露于二手烟的比例分调查年对比

小学校（34.9%）（其中室外暴露率为33.2%，室内暴露率为4.8%）；⑤大学（16.1%）；⑥政府大楼（8.6%）；⑦医疗机构（6.9%）；⑧公共交通工具（2.2%）。

（2）2014年、2016年、2019年三年数据比较。在各公共场所当中，二手烟暴露率持续下降的场所包括酒吧夜总会、政府大楼和公共交通工具。其中，酒吧夜总会的二手烟暴露率自2014年下降了18.3个百分点，但仍超过70.0%；政府大楼自2014年的19.7%降至2016年的10.8%，2019年已降到8.6%，总计下降了11.1个百分点；公共交通工具的二手烟暴露率始终在5.0%以下。此外，医疗机构的二手烟暴露率在2014年为12.8%，自2016年降至6.2%以来，2019年维持在6.9%，相比于2014年净下降了5.9个百分点。此外，出现比较明显反弹趋势的场所包括餐馆、中小学校和大学。餐馆的二手烟暴露率2014年为65.7%，2016年降至32.5%，2019年回升至42.5%；但2019年相比于2014年仍下降了23.2个百分点。中小学校的二手烟暴露率从2014年的32.8%下降至2016年的19.1%，在2019年回升至34.9%，2019年比2014年高出2.1个百分点。其中，中小学校室内的二手烟暴露率自2014年的12.6%下降至2016年的3.2%，2019年为4.8%，仍比2014年下降了7.8个百分点；室外二手烟暴露率从2014年的30.4%下降至2016年的17.7%，2019年回弹至33.2%。大学校园的二手烟暴露率自2014年的24.3%下降至2016年的12.5%，在2019年回升至16.1%，相比于2014年仍下降了8.2个百分点。排队等候的二手烟暴露率2019年为40.4%，与2016年38.9%的水平相近。

（五）烟草相关知识知晓情况

1. 烟草危害知识

（1）总体情况。2019年，北京市15岁及以上成人中认为吸烟能够导致中风、心肌梗死、肺癌以及阴茎勃起障碍的比例分别为50.8%、67.6%、92.0%和45.2%，知晓吸烟导致所有四种疾病的比例为34.5%。烟草危害知识知晓率呈现女性高于男性（见图21），15~44岁年龄组高于45岁以上年龄组（见图22），且随着文化程度提高而显著增加（见图23）。

（2）2014年、2016年、2019年三年数据比较。"吸烟导致中风"的知晓率2014年为50.8%，2016年为58.1%，2019年为50.8%，呈波动状；

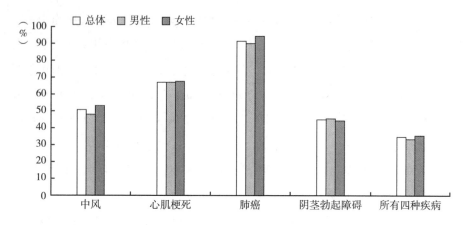

图21　北京市15岁及以上成人分性别对烟草危害的知晓率对比

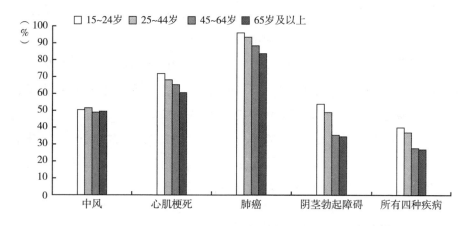

图22　北京市15岁及以上成人分年龄组对烟草危害的知晓率对比

"吸烟导致心肌梗死"的知晓率三个调查年分别为65.3%、69.6%和67.6%；"吸烟导致肺癌"的知晓率始终保持在90%以上，几乎没有变化；"吸烟导致阴茎勃起障碍"的知晓率仍为四者之中最低，但已有明显提升，从2014年的35.1%增长至2016年的37.0%和2019年的45.2%，总计提升10.1个百分点。由于知识"短板"的提升，知晓全部四种疾病的比例也逐年提高，从2014年的27.4%增长至2016年的30.3%和2019年的34.5%，总计提高了7.1个百分点（见图24）。

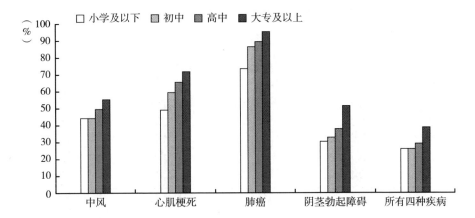

图23　北京市15岁及以上成人分文化程度对烟草危害的知晓率对比

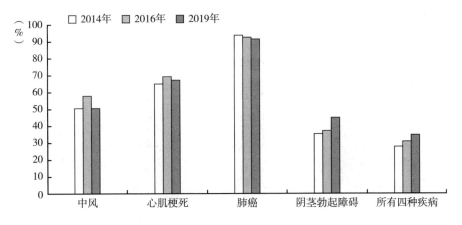

图24　北京市15岁及以上成人分调查年对烟草危害的知晓率对比

2. 二手烟危害知识

（1）总体情况。2019年北京市15岁及以上成人认为吸入二手烟可导致成人心脏病、成人肺癌、儿童肺部疾病的比例分别为70.7%、88.3%、90.1%，知晓全部三种疾病的比例为67.8%。从性别、年龄和文化程度来看，二手烟危害的知晓率女性普遍高于男性（见图25），年轻人普遍高于年老的人（见图26），且随着文化程度提高而显著增加（见图27）。

（2）2014年、2016年、2019年三年数据比较。"二手烟导致成人肺癌"

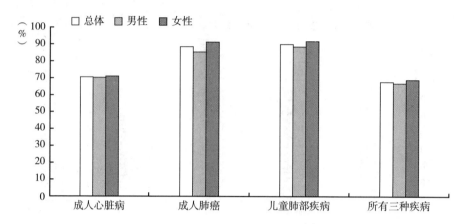

图25　北京市15岁及以上成人对二手烟危害的知晓率分性别对比

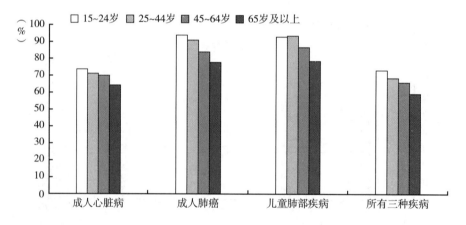

图26　北京市15岁及以上成人对二手烟危害的知晓率分年龄组对比

和"二手烟导致儿童肺部疾病"的知晓率维持在一个较高的水平，三个调查年之间变化不大。其中"二手烟导致成人肺癌"的知晓率三年分别为89.2%、89.6%和88.3%，"二手烟导致儿童肺部疾病"的知晓率三年分别为83.6%、89.1%和90.1%。"二手烟导致成人心脏病"的知晓率从2014年的64.4%提升至2016年的72.8%和2019年为70.7%。全部三种疾病的知晓率从2014年的60.8%提升至2016年的69.2%和2019年为67.8%（见图28）。

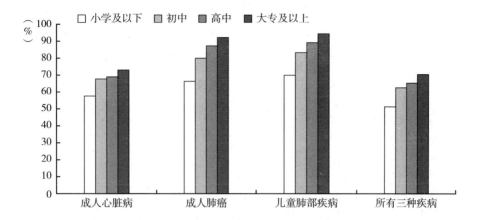

图27 北京市15岁及以上成人对二手烟危害的知晓率分文化程度对比

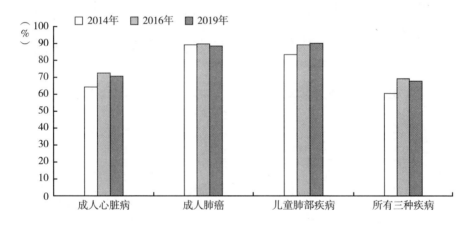

图28 北京市15岁及以上成人对二手烟危害的知晓率分调查年对比

3.《条例》规定的各类禁烟场所知晓情况

（1）总体情况。2019年北京市15岁及以上成人知道《条例》规定的各类公共场所完全禁烟的比例，按照场所从高至低排序，依次为中小学校（92.8%）、大学（86.4%）、医院（85.7%）、出租车（85.2%）、餐馆（77.6%）、室内工作场所（73.8%）、排队等候（60.1%）和酒吧夜总会（48.9%）。

（2）2016年和2019年数据比较。对《条例》规定各类场所完全禁烟的知晓率，维持在85%以上较高水平的场所包括中小学校、大学和医院，出现明显提高的场所为出租车，出现明显降低的场所为餐馆、室内工作场所、排队等候和酒吧夜总会，其中酒吧夜总会完全禁烟的知晓率始终为各类场所最低，下降幅度也最大，达到了12.7个百分点（见图29）。

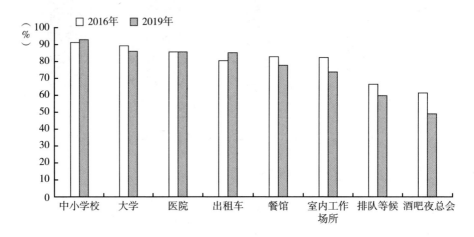

图29 北京市15岁及以上成人对《条例》规定的各类禁烟场所
知晓率分调查年对比

四 讨论与建议

（一）成人吸烟率持续平稳下降，《条例》控烟效果显著

调查结果显示，北京市15岁及以上成人现在吸烟率和每日吸烟率持续平稳下降，2019年现在吸烟人数比2016年减少35.8万人，比2014年减少55.5万人①，说明自《条例》出台四年以来，效果仍在持续显现。除吸烟率下降之外，在所有曾经和现在吸烟者中，戒烟者所占的比例持续上升，烟

---

① 北京市人民政府：《北京市2016年度卫生与人群健康状况报告》，人民卫生出版社，第110页。

民尝试戒烟的比例、有戒烟意愿的比例也在持续上升，且这三个指标在2016～2019年年均上升幅度，比2014～2016年年均上升的幅度有了较大的提高。这说明，当全面禁烟法规执行几年之后，无烟文化深入人心，具有强持续的社会规范作用，间接地促使现在吸烟者形成戒烟意愿，开始尝试戒烟并坚持下去。

这种社会规范效应的另一体现是在家庭二手烟暴露率上。家庭是任何控烟法规都无法直接涉及的领域，国内外学界在此问题上仍存在争议。部分研究者认为，公共场所无烟法规的副作用之一，即吸烟者由于无法在禁烟场所吸烟，转而代偿性地在家中吸烟，且增加吸烟量，造成女性和未成年人暴露于二手烟的风险上升。[①] 北京的经验表明，社会规范效应大于代偿效应，全面无烟立法能够减少，而不是增加非吸烟者的家庭二手烟暴露。

由此可见，城市控烟立法在降低吸烟率和二手烟暴露率方面是行之有效的，应予以推广。

（二）中老年男性仍为控烟重点关注人群

2014年、2016年、2019年吸烟率数据对比可见明显的代际效应。65岁及以上年龄组的现在吸烟率逐年上升，其他三个年龄组则呈现稳定或波动下降。戒烟数据结果显示，65岁及以上年龄组的戒烟比高达51％，为四个年龄组中最高；该年龄组的戒烟意愿也达到32％。研究发现，吸烟者戒烟的首要原因为确诊慢性病（身体条件不允许继续吸烟），这也和老年人戒烟率高的数据相符。因此，导致65岁及以上年龄组现在吸烟率逐年上升的原因可能是部分吸烟者在五年前后分属于45～64岁和65岁及以上不同的年龄组，即吸烟的一代人随着时间向着高龄端移动。

另外，45～64岁男性的现在吸烟率仍然高达49.6％。45～64岁的吸烟

---

① 李燕生等：《遏制烟草流行——政府与烟草控制经济学》，中国财政经济出版社，2000，第64页。

者（绝大多数为男性）拥有 12 个月内戒烟意愿的百分比例最低（5.8%），然而在过去 12 个月尝试过戒烟的百分比例最高（35.1%），戒烟比也为第二高（32.3%），仅次于 65 岁及以上的老人。过去戒烟尝试和当下戒烟意愿的不对等，说明 45 ~ 64 岁吸烟者可能是经历过屡次戒烟失败、积习难改的重度成瘾者，也是劝导戒烟工作的"钉子户"。日均吸烟量数据也间接说明了这一现象。在五年间三次调查结果中，尽管吸烟率持续下降，吸烟者的日平均吸烟量却持续上升，由 2014 年的 14.6 支增加至 2019 年的 17.2 支，而日均吸烟量指标常作为衡量尼古丁成瘾的最主要指标之一。这体现了无烟立法的筛选效应，即无烟立法作为全社会水平的控烟策略，其劝导吸烟者戒烟的效果受到成瘾程度的调节，轻中度成瘾者更易接受新的社会规范从而改变行为，而重度成瘾者可能需要额外的推力。

因此，戒烟服务和戒烟干预应更有针对性地面向中老年男性和重度成瘾者，通过社区、职业人群等渠道对其进行定位，利用同伴志愿者或伴侣/家人共同参与等策略设计和开展干预，推动重度成瘾者形成戒烟意愿，推广科学戒烟技术，避免"干戒"挫败感，劝导更多吸烟者成功戒烟。

（三）警惕女性和年轻人成为新的烟草受害者

在男性吸烟率持续降低的同时，2019 年女性吸烟率与 2014 年、2016 年相比几乎没有变化。女性吸烟者较少，且拥有较高的戒烟意愿、戒烟尝试率和戒烟比，是戒烟干预的易调动对象。另外，15 ~ 24 岁年轻人的吸烟率出现波动式下降。其戒烟比（22.1%）和尝试戒烟率（27.1%）为四个年龄段中最低，说明这部分开始吸烟不久的新烟民，吸烟心态较为稳固。然而，由于烟龄较短，成瘾性较低，若对其进行戒烟干预，预期效果较好。此外，女性吸烟者和 15 ~ 24 岁非吸烟者也是家庭二手烟暴露的主要受害者。除了二手烟危害，他们还可能长期暴露在家人吸烟的社会影响中，受到诱导开始吸烟。值得注意的是，近年来，越来越多的新型烟草制品将目标用户定位于女性和年轻人，烟草公司针对女性和年轻人的营销手段策略也花样翻新，尤其是互联网新媒体上的烟草广告。因此，建议将女性和年轻人作为控烟工作另一端的重点关注对象，关口前移，劝导吸烟者戒烟，防止非吸烟者开始吸烟，减少家庭二手烟暴露，全面缩小吸烟人群。

（四）各类室内场所二手烟暴露情况有喜有忧

城市无烟立法最直接、即时的效果反映在公共场所的二手烟暴露情况上。在本次调查中我们发现，酒吧夜总会、政府大楼、公共交通工具、医疗机构的二手烟暴露率，或呈逐年下降趋势，或已稳定在较低水平，说明这些场所的《条例》执法效果较好，无烟场所建设卓有成效。然而，室内工作场所、餐馆和中小学校（室外空间）的二手烟暴露率出现了较大程度的反弹，反映出法规执行和宣传层面存在一些问题。《条例》于2015年6月开始实施，迄今已四年有余。2014～2016年，围绕着《条例》的推动和颁行，北京市在全社会范围内开展了广泛的媒体宣传动员，控烟、禁烟成为市民热议话题，各环节执行也较为严格。随着时间的推移，新法出台的社会影响力有所减弱，部分场所的执法也可能出现松懈。在本次调查中，市民对《条例》规定禁烟范围的认知相比于2016年并无显著提升，部分场所反而下降。

建议继续强化"政府管理、单位负责、个人守法、社会监督"的控烟工作体系，落实各相关部门工作职责，加强各街乡属地管理力度，加大重点场所执法力度，强化多部门联合执法，营造无烟环境。

（五）烟草危害知识不足，需进一步加强宣教

除"吸烟导致肺癌"的知晓率超过90%以外，半数被调查者仍不知道吸烟可导致中风，1/3的被调查者不知道吸烟可导致心肌梗死，只有45%的被调查者知道吸烟可导致阴茎勃起障碍。知晓吸烟可导致全部四种疾病的被调查者仅占1/3。对比三年数据，除吸烟导致阴茎勃起障碍的知晓率逐年上升之外，其他三种疾病的知晓率或升起又回落或无甚变化。不论是吸烟危害知识还是二手烟危害知识，年轻人的知晓率都高于中老年人，文化程度高的人知晓率高于低文化程度者。教育学和行为学理论普遍认为，知识是行为改变的起点。具备知识，扭转观念，才能产生行为改变的动机。因此，如何进

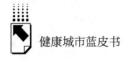

一步通过媒体加强烟害知识的普及，值得更多探讨和关注。

因此，应考虑不同人群的既有知识背景和媒体使用特点，充分利用多种媒体渠道，多种形式相结合，有针对性地推送烟害知识科普信息，推送具有传播潜力、说服力和行动指南性质的信息，让市民对烟草危害有更具体、详细且能与其切身利益相关联的认知，通过健康教育和健康传播手段打造无烟北京。

B.12
北京市健康人群培育报告

刘秀荣　曹远　韩梅　李志军[*]

摘　要： 北京市高度重视人民群众的健康工作。多年来，为了不断提升人民群众的健康水平，通过持续出台多个健康教育与健康促进工作规划，不断践行将健康融入所有政策，大力开展健康支持性环境建设，努力营造良好的城乡健康环境和健康文化氛围，为维护和促进首都人民的健康水平发挥了重要作用。其具体做法体现在以下几个方面：实施健康教育与健康促进规划，建设及推广健康促进学校，大力发展健康促进医院，建设健康促进示范村（社区），以区域为基础建设健康促进场所，取得了丰硕成果。近年来，人民群众的健康状况明显改善，健康素养水平逐年提高，2018 年，全市人均期望寿命已达到 82.2 岁，健康素养水平达到 32.3%。

关键词： 健康教育　健康人群　健康促进

健康是人类永恒的主题。习近平总书记在全国卫生与健康大会上指出：“没有全民健康，就没有全面小康。”“要把人民健康放在优先发展的战略地位，以普及健康生活、优化健康服务、完善健康保障、建设健康环境、发展

---

* 刘秀荣，北京市疾病预防控制中心健康教育所，主任医师，研究方向为健康教育与健康促进；
曹远，北京市疾病预防控制中心健康教育所，主管医师，研究方向为健康教育与健康促进；
韩梅，北京市疾病预防控制中心健康教育所，主管医师，研究方向为健康教育与健康促进；
李志军，北京市卫生健康委员会爱国卫生推进处，主任科员，研究方向为健康城市。

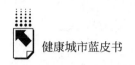
健康产业为重点，加快推进健康中国建设，努力全方位、全周期保障人健康。"① 多年来，北京市委、市政府高度重视人民群众的健康工作，先后出台了《健康北京人——全民健康促进十年行动规划（2009—2018 年）》、健康北京"十二五""十三五"建设规划以及《健康北京 2030 规划纲要》等重要文件，持续加强全市健康教育与健康促进体系建设，不断践行将健康融入所有政策，努力营造良好的城乡健康环境和健康文化氛围，为维护和促进首都人民的健康素养水平发挥了重要作用。人民群众的健康状况明显改善，健康素养水平逐年提高，2018 年，全市人均期望寿命已达到 82.2 岁，健康素养水平达到 32.3%。

一 实施健康教育与健康促进规划

从 20 世纪 90 年代开始，北京市即通过制定健康教育与健康促进规划，不断提升健康教育与健康促进的工作水平，特别是 2008 年之后，规划制定由卫生行政部门上升到政府层面，进一步加大了工作力度，提升了工作的范围和目标高度。

1. 卫生行政部门牵头制定的规划

1990 年，北京市卫生局印发《关于加强"八五"期间健康教育工作的几点意见》（京卫防字第 964 号），同时印发《北京市健康教育工作考核办法》和《北京市健康教育工作达标规划（1991—1993）》。

1994 年，北京市卫生局印发《1994—1996 医院健康教育工作规范》（京卫防〔1994〕6 号），这是全国医院健康教育的首个工作规范。

2. 政府牵头制定并开展全民健康活动

1998 年，北京市卫生防病工作委员会制定发布《北京市健康促进规划目标（1998—2000）》，要求各区县人民政府，市政府有关委、办、局结合各区县、各单位的实际情况，制定具体规划并认真贯彻落实。这是北京市

---

① 《习近平谈治国理政》第 2 卷，外文出版社，2017，第 370~371 页。

首个政府领导下的跨部门共同参与的健康教育与健康促进工作文件。2006年，根据 2005 年卫生部发布的《全国健康教育与健康促进工作规划纲要（2005—2010 年）》的要求，北京市卫生局印发了《关于印发〈北京市健康教育与健康促进工作规划纲要（2006—2010 年）〉和〈北京市健康教育与健康促进工作规划纲要实施方案〉的通知》（京卫疾控字〔2006〕116 号）。

2008 年奥运会在北京召开，为进一步提升市民的健康水平，北京市人民政府办公厅于 2007 年 9 月 24 日下发《北京市政府转发市卫生局关于开展"健康奥运健康北京"全民健康活动的通知》，公布了要全面开展健康知识传播、限盐控油行动、控烟行动、实施运动干预、提供健康服务、创设健康环境等 19 项工作内容。2007～2008 年，向北京市居民以家庭为单位发放《首都市民预防传染病手册》《首都市民健康膳食指南》《首都市民中医指南》各 510 万本、2 克定量盐勺 650 万只和限量油杯 500 万只，发放《奥运健康手册》25 万本；在北京电视台、北京人民广播电台、北京日报社、千龙网等多家在京媒体开辟"健康奥运健康北京"健康科普专栏；围绕预防传染病及慢性病，建立健康的生活方式和生活环境制作并播放公益广告 51集，在北京电视台 10 个频道滚动播出 7.3 万次；实施运动干预，倡导全民健步走行动，并提出"管住嘴，迈开腿"的行动口号等。"健康奥运健康北京"活动开创了健康教育与健康促进工作的新局面，是奥林匹克运动为北京留下的健康遗产。

3. 健康北京建设中长期系列发展规划

为进一步延续和提升"健康奥运健康北京"全民健康活动的成果，2009 年 5 月 27 日，北京市政府提出《健康北京人——全民健康促进十年行动规划（2009—2018 年）》。该规划提出 9 大健康行动，11 项健康指标。这是北京市以政府名义出台的首个健康促进工作规划。此后，北京市政府持续制定并实施《健康北京十二五建设发展规划》《健康北京十三五建设发展规划》《健康北京 2030 规划纲要》《健康北京行动（2020—2030）》，不断从普及健康生活、优化健康服务、完善健康保障、建设健康环境、发

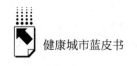

展健康产业等方面入手，实施将健康融入所有政策，全方位、全周期维护和保障首都市民健康。

二　建设及推广健康促进学校

健康促进学校是世界卫生组织在全球范围内积极倡导的一项措施，旨在通过出台学校健康政策、改善学校物质和社会环境、加强学校和周边社区之间的联系、提升学生健康技能、提供良好的卫生保健服务等，调动一切有利于青少年健康成长的资源。为进一步提升青少年的健康水平，从1995年5月开始，北京市相继从世界卫生组织城市卫生发展合作中心、世界卫生组织西太区承接健康促进学校项目，不断探索适合北京特点的健康学校工作模式。2001年，北京市教育委员会、北京市卫生局联合在全市推广健康促进学校创建工作，经过多年的实践，健康促进学校在促进青少年健康方面发挥了重要作用。

（一）建立北京市健康促进学校管理体系

早在开展健康促进学校项目试点期间，卫生和教育系统的相关部门就打破部门之间的壁垒，紧紧围绕"大卫生、大健康"进行沟通与协调；在全面推广期间，更加明确了卫生系统提供技术支持、教育系统组织协调学校参与，形成了分工合作、携手推进的良好管理体系。

1. 构建市—区—学校三级管理体系

2001年2月，北京市健康促进学校领导小组成立，由北京市政府副秘书长担任荣誉主任，原北京市卫生局局长担任主任，市教委副主任和市卫生局副局长担任副主任，成员包括原北京市卫生局疾病控制与卫生监督处处长、市教委学校后勤处处长和市健教所所长。领导小组下设办公室，办公室设在市健教所，办公室主任由市教委学校后勤处处长担任，原北京市卫生局疾病控制与卫生监督处处长担任办公室副主任，成员包括市教委学校后勤处、原北京市卫生局疾病控制与卫生监督处和市健教所的成员。

北京市各区依照市级健康促进学校领导构架，组建区级健康促进学校领导小组和领导小组办公室。区健康促进学校领导小组办公室设在各区中小学卫生保健所（站）等。

各学校成立了健康促进学校领导小组机构，由各学校负责人牵头，囊括校办、总务、教学、体育、卫生、德育等多部门，包括行政工作人员、教师、学生及社区代表。

市、区和学校的健康促进学校领导机构，形成了自上而下，由市级、区级和学校三级组成的健康促进学校管理体系（见图1）。

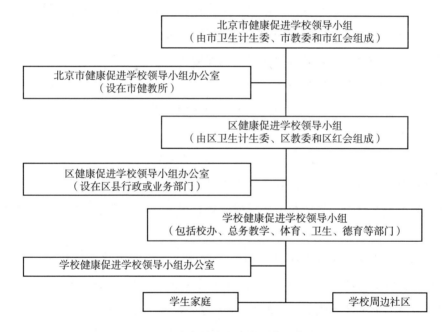

图1 北京市健康促进学校管理体系

2. 建立全市健康促进学校专家库

北京市健康促进学校领导小组办公室组织成立了北京市健康促进学校专家库，专家来自健康教育、学校卫生、体育、传染病、慢性病、心理等多个专业领域。同时，各区也逐渐培植出一批健康促进学校工作的专家队伍。目前全市有80余名业务骨干经过市级培训，成为北京市健康促进学校评审专

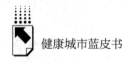

家，是北京市健康促进学校工作业务方面重要的中坚力量。

3. 出台健康促进学校管理文件

2001 年 2 月，北京市发布《北京市教育委员会北京市卫生局关于全面开展北京市健康促进学校工作的通知》（京教勤〔2001〕1 号），明确在北京市中小学校全面启动健康促进学校工作，发布了《北京市健康促进学校工作实施方案》《北京市健康促进学校管理办法》《北京市健康促进学校考核标准（中小学部分）》等一系列文件。明确了全市及各区健康促进学校的工作目标、工作策略、工作内容、考核标准以及申报、考核评估流程、达标及表彰等具体事宜，使该项工作更具可操作性。根据健康促进在学校工作中的权重不同，北京市健康促进学校考核标准各部分分值有所侧重，学校健康政策、物质环境、个人健康技能、卫生保健服务 4 个部分各 200 分，学校社会环境和社区关系分别为 100 分。

此外，在学校考核标准中还规定，若因校方责任导致事故发生或不能有效处理者，学校当年不得参加健康促进学校考核验收，或取消健康促进学校荣誉称号。一票否决项内容包括：发生集体性食物中毒；发生传染病疫情且未得到及时、有效的控制；发生饮用水污染事故；在组织学生参加劳动、体育、游览等活动中，致使学生残疾或死亡；违反学校控烟相关规定任意条款之一。

同时，为进一步发挥区县的组织管理能力，制定了《北京市健康促进学校工作区县考核标准》。区县考核标准分为 5 个部分，从组织及机构建设（100 分）、政策及环境支持（200 分）、专业技术指导与服务（300 分）、信息交流与管理（150 分）和效果评估及反馈（250 分）共计 32 条指标，对区县工作进行考量，总分为 1000 分。

4. 制订健康促进学校创建评估方案

健康促进学校评估周期随着工作规模进行调整。2001～2007 年，每年对全市申报健康促进学校的中小学校进行一次评估验收。2007 年以后调整为每两年进行一次全市评估验收。在申请市级评估前，各学校首先要对照标准进行自评，然后向区健康促进学校领导小组申请验收，区里验收合格后，对本区需要市级验收的学校统一向市领导小组进行申报。最后，北京市健康促进学校领导小组办公室组织专家对各区健康促进学校按一定比例进行抽查复审。依据学校考核标准对学校工作进行认真评估验收。学校未出现一票否决项，得分在900分及以上，6个部分得分不低于该部分分值的70%，且各考核要点均不缺项，则视为达标。

对不达标的学校，给予整改时间，进行再次验收。如二次验收仍不合格，判定为不通过，同时依据抽查学校不通过的比例确定该区当年不通过市级验收的学校数量，具体不通过学校数由区健康促进学校领导小组确定。

（二）开展健康促进学校能力建设

北京市健康促进学校领导小组办公室对健康促进学校评审专家进行定期培训及管理。在健康促进学校推广初期，培训重点放在健康促进学校相关理念的贯彻及健康促进理论的培训上。随着工作的顺利推行，市—区—学校三级管理体系网络的建立及运作，相关工作人员由既往学校卫生的概念扩展为健康促进的理念，全市培训的重点也由理念的贯彻，逐步转移到围绕全市师生重点健康问题的控制干预培训上。据粗略统计，2001～2015年，北京市健康促进学校领导小组办公室组织全市性的业务培训16次，近2000人次参加。

1.常规培训，提高工作水平

从2001年起，北京市健康促进学校领导小组办公室对区级、学校的相关人员，重点开展了健康促进与健康促进学校的理论培训，帮助管理层及执行层深入理解健康促进及健康促进学校的理念，促进相关人员的观念由学校卫生转变为健康促进。观念的渗透，使区县或学校由过去对健康促进理念的陌生甚至抵触、开展健康促进学校工作仅止于完成任务，逐步转变为对理念的认可，开始主动并积极开展工作。健康促进理念的树立是健康促进学校工作由被动变为主动的催化剂。据统计，2001～2015年，北京市共计开展10次全市验收工作。

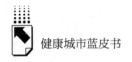

2. 重点培训，增强骨干力量

近年来，随着健康促进学校工作逐步规范化，北京市健康促进学校领导小组办公室根据北京市青少年重点健康问题及健康促进学校工作中凸显的重点问题开展培训。例如，北京市健康教育所 2010 年开展了"青少年肥胖干预培训班"，2012 年举办了"科学运动实用技能培训班"，2013 年举办了"中小学生重点健康问题培训班"。此外，为了加强学校健康教育课师资队伍的业务能力，2012 年北京市健康教育所举办了"学校健康教育课师资培训班"；为了加强工作人员的数据分析能力，北京市健康教育所 2011 年举办了"健康教育数据管理培训班"。

3. 借助管理体系，加强能力建设

健康促进学校工作涉及卫生计生、教育和红会三个系统多个部门，覆盖中小学校近 2000 所，不能全部依靠市级培训。北京市健康促进学校领导小组办公室借助市—区—学校的三级管理体系网络，将培训重点放在区级层面的能力建设上，借助区级力量对各中小学校进行培训，从而达到自上而下的培训全覆盖。

（三）对青少年重点问题进行干预

在开展健康促进学校工作的同时，北京市健康教育所积极承接学校相关项目，以项目促进工作的形式，加强北京市青少年近视、肥胖、心理等重点健康问题干预。

1. 控制视力不良

承接中国健康教育协会主办、曼秀雷敦（中国）药业有限公司协办的乐敦护眼工程项目。该活动通过向中小学生推广护眼知识，树立正确的用眼、护眼观念，是第一个在学生中大规模开展的专业护眼健康教育项目。针对远郊区县相对物质环境建设落后、学生课桌椅的符合率普遍低、不利于学生视力保护的问题，市健教所开展了远郊区县健康促进学校学生课桌椅符合情况调查，并将调查结果上报相关部门。

2. 烟草控制

吸烟对青少年生长发育影响大，为巩固无烟学校建设，结合"无烟奥运"的建设，北京市开展了"吸烟与少年"的健康教育活动，向全市各区县发放了控烟宣传品。开展教师重点人群吸烟相关行为监测问卷，调查了3个区县4所大学、13所中学和13所小学近800人。

3. 心理健康调查

为全面了解青少年心理健康状况及存在的心理行为问题，北京市健康教育所开展了小学生心理健康状况调查。调查涉及北京市9个区县42所小学校，采用儿童行为量表和父母教养方式评价量表进行。儿童行为量表由学生家长按照学生近6个月的表现情况填写，共完成11355份。父母教养方式评价量表由学生依据记忆中父母对待他们的方式进行填写，共完成11183份。

4. 运动伤害干预

随着国家对学生体质的重视，北京市中小学校也不断掀起体育锻炼的高潮。然而，体育运动在给青少年带来身心健康的同时，也可能引起一些伤害。为了增加小学生预防运动伤害的知识，提高预防运动伤害的意识和能力，北京市健康教育所启动了预防小学生运动伤害试点项目，全市有9个区县18所小学校参加了项目活动。

5. 传染病防控

强化公众洗手行为已成为传染病防控健康教育工作的重要内容之一。学校作为传染病防控重点场所，更成为重点宣传教育场所。此外，在北京市中小学设置的与健康内容有关的课程中也有洗手内容。在强大的宣传背景下，为了解小学生洗手情况如何，北京市健康教育所开展了小学生洗手行为现状及其相关影响因素研究。该研究根据区域分布情况，采用随机抽样方法，选取4个区县20所小学校作为被调查对象。

（四）工作成效

截至2015年，全市累计有1547所中小学校达到健康促进学校标准，占全市中小学的87.5%。为全面评价健康促进学校的工作效果，2015年北京

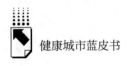

市健康促进学校领导小组办公室开展了健康促进学校效果评估工作,结果如下。

1.健康促进学校各项工作整体提升

从评估结果来看,健康促进学校与非健康促进学校两类学校的总分和6个部分的分项得分差异具有统计学意义($p < 0.05$),均为健康促进学校高于非健康促进学校。其中,健康促进学校的总分比非健康促进学校高59分(见表1)。

表1 中小学校健康促进综合评估结果

单位:分

项目	满分	实际得分		差值
		健康促进学校	非健康促进学校	
学校健康政策	200	193	175	18
学校物质环境	200	187	178	9
学校社会环境	100	98	91	7
学校社区关系	100	97	89	8
个人健康技能	200	107	104	3
学校健康服务	200	183	169	14
总分	1000	865	806	59

2.青少年健康知识、行为改善明显

健康促进学校健康相关知识知晓率及行为掌握率均优于非健康促进学校(见表2和表3)。

表2 中小学生主要健康知识知晓掌握情况

知识点	健康促进学校(%)	非健康促进学校(%)	差值(个百分点)
健康定义	80.7	72.0	8.7
影响健康的行为	38.9	25.1	13.8
呼吸道传染病预防方法	84.8	79.1	5.7
肠道传染病预防方法	90.9	86.1	4.8

知识点	健康促进学校 （%）	非健康促进学校 （%）	差值 （个百分点）
中学生艾滋病防治	20.7	12.2	8.5
保护视力方法	86.4	79.2	7.2
性发育是青春期的最重要特征	92.7	90.2	2.5
知道第二性征	60.5	45.4	15.1
动物咬伤后处理措施	86.7	83.2	3.5
感冒不能只吃抗生素	94.8	93.1	1.7

表3　中小学生健康行为形成情况

健康行为	健康促进学校 （%）	非健康促进学校 （%）	χ^2	p
早晚刷牙	84.1	74.8	122.770	<0.001
上完厕所洗手	94.7	94.3	0.547	0.460
过去7天有5天户外运动时间超过1小时	75.4	72.8	7.796	0.005
过去7天都吃早饭	82.4	79.9	8.681	0.003
尝试吸烟	5.9	7.3	7.416	0.006

3. 持续纳入政府工作规划

从2009年开始，健康促进学校工作被列入北京市政府《健康北京人——全民健康促进十年行动规划（2009—2018年）》，提出了"2018年前，全市80%的中小学校达到健康促进学校的标准"的目标。2011年被纳入北京市政府健康北京"十二五"发展建设规划。北京市"十三五"时期健康北京发展建设规划又提出"健康促进学校比例均达到87%以上"的任务。

4. 学校考核标准已成为北京市地方卫生标准

2013年，北京市健康教育所在市卫生计生委的支持下，申请地方卫生标准《健康促进学校评定规范》的制定。2014年，《关于印发2014年北京市地方标准制修订项目计划的通知》（京质监标发〔2014〕36号）批准立

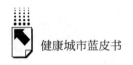
项。2016年4月，《健康促进学校评定规范》（DB11/T1325–2016）通过审核正式发布，2016年8月1日正式实施。这也是我国第一个健康教育与健康促进领域的地方标准。

2015年，北京市以《健康促进学校评定规范》为依据，启动健康促进学校星级校管理工作，延续现有工作机制，对学校健康促进工作提出新的要求，同时将工作重点进一步转向青少年重点健康问题的干预上，不断提升青少年的健康水平。

三 大力发展健康促进医院

20世纪80年代，随着健康促进概念的提出，医院健康促进也逐步进入人们的视野，世界卫生组织在欧洲几个国家先后召开了医院健康促进研讨会并进行了示范项目"健康与医院"。健康促进医院随之开始发展，并于20世纪90年进入迅速发展时期。我国也较早利用"中国/世界银行贷款健康促进子项目"开展了健康促进医院的尝试。北京市于2002年开始健康促进医院试点工作，并于2006年进入正式创建阶段。

（一）开始创建阶段

2006年5月23日，北京市卫生局下发了《关于在全市医疗机构开展控烟工作的通知》（京卫疾控字〔2006〕60号），为进一步探讨医院健康教育与健康促进工作的管理模式，市疾控中心健康教育所在全市18个区县的44家医院中开展"以医务人员控烟为切入点创建无烟医院和健康促进医院"的试点工作，并于2006年6月9日召开了项目启动及培训会议。项目期间推出了《北京市无烟医院标准》及《北京市健康促进医院工作考核标准（试行）》，并要求各试点医院通过1年时间达到"北京市无烟医院"的标准，2年达到"北京市健康促进医院"的要求。2007年3月，北京市疾控中心健康教育所组织专家对试点医院无烟医院工作的开展情况进行了验收，44家医院全部通过。

（二）发展阶段

为推广项目总结出的成功经验，2008 年起在全市范围内开展健康促进医院推广工作，各区县卫生局及相关单位积极响应。2009 年上半年，北京市疾控中心健康教育所组织有关专家及医院重新修订了《北京市健康促进医院工作考核标准（2009 年修订）》。2009 年 11 月，北京市疾控中心健康教育所在全市范围内征集健康促进医院创建工作的经验总结，将优秀经验总结汇编成《健康促进医院在北京》。2010 年 10 月 28 日至 11 月 5 日，北京市疾控中心对 2010 年通过区级验收的 85 家健康促进医院进行随机抽查验收工作，所有通过区级验收的医院均通过市级验收，并被授予"北京市健康促进医院"荣誉称号。至此，全市共有健康促进医院 127 家。

（三）加强阶段

2013 年，国家卫生和计划生育委员会将健康促进医院试点项目列入中央补助地方健康素养促进项目。北京市疾控中心结合北京市的实际情况，以无烟医疗卫生机构创建和推广简短戒烟干预技术为重点，进一步在全市范围内探索健康促进医院工作模式。本次创建在全市 16 个区县的 36 家医院中进行，截至 2014 年 10 月 9 日，36 家医院均开展了各具特色的健康促进活动，均开展了简短戒烟干预培训，共培训 14712 人。35 家医院提供简短戒烟干预技术服务，总服务为 406073 人次。

（四）不断完善阶段

2014 年中央补助地方健康素养促进项目继续以健康促进医院项目为重点，在此基础上，以戒烟门诊、简短戒烟干预技术服务提供和科学就医为核心进行创建活动，北京市以此为契机进一步完善健康促进医院工作。

之后，随着国家健康促进县区建设的开展，健康促进医院作为其中的一项重要指标，被纳入工作要求，并得到不断壮大。目前，北京市健康促进医院作为全市健康教育与健康促进的一支重要力量，在职工健康管理、患者健

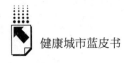

康教育、社会健康传播等层面发挥着重要作用，也是健康北京建设和健康促进新技术、新方法的实验基地。

2019 年，为加强对全市健康促进医院的业务管理，不断提升健康促进医院的工作水平，依据 2019 年度全市健康素养推广工作内容确定了"科学运动""合理用药""了解身体" 3 个统一推广主题。要求医院通过官方网站、微信公众号、微博、宣传栏、报纸等新媒体和传统媒体，广泛普及中国公民健康素养基本知识与技能；围绕 3 个市级健康素养主题，在职工、患者或社区居民中开展健康大课堂；在职工中推广骨关节活力操，组建骨关节活力操队伍，要求队员熟练掌握骨关节活力操；医院相关科室（心血管内科、呼吸科、肿瘤科、全科等）组织至少 1 次简短戒烟干预技术的培训等重点工作，并且完成医疗机构健康教育与健康促进日常工作。

四 建设健康促进示范村（社区）

北京市于 1996 年起组织实施"亿万农民健康促进行动"，在全市范围内（重点是远郊农村地区）广泛开展环境卫生整治、卫生保健知识传播。从 2005 年起，开展北京市健康促进示范村工作，开展"健康知识进农家百场讲座"活动。截至 2019 年底，北京市共创建建设社会主义新农村健康示范村 1002 个，开展"健康知识进农家百场讲座" 139770 场，覆盖 698.8 万人。2008 年组织开展"农民健康素养知识竞赛"初赛、复赛，参加全国总决赛。制作健康教育科普电视短片、健康教育科普短剧、《健康生活一点通》和《卫生防病一点通》，免费配发到全市农村的村图书室。

2007 年 3 月和 2010 年 4 月，分别对全市 10 个远郊区县 6099 名和 5483 名常住居民进行问卷调查，以评价健康促进示范村工作效果。结果显示：以创建健康促进示范村为重要工作途径的农村健康教育工作，在京郊农村中发挥了重要作用，明显提升农村居民健康状况及其对传染病、慢性非传染性疾病的知识掌握程度。健康大课堂在北京市农村健康教育工作中作用明显，44.2% 的居民获取健康知识的主要途径为健康大课堂。

2015 年，中共中央、国务院颁布的《关于打赢脱贫攻坚战的决定》提出，到 2020 年，稳定实现农村贫困人口不愁吃、不愁穿，义务教育、基本医疗和住房安全有保障。在打赢脱贫攻坚战的过程中，实施健康扶贫工程，保障贫困人口享有基本医疗卫生服务，努力防止因病致贫、因病返贫是重要一环。而提升健康素养，改变不健康的生活方式，预防疾病，则是实现健康扶贫的法宝。

为此，2018 年以来，北京市实施了农村地区居民健康素养提升三年行动，并制订行动方案，覆盖 13 个涉农区，开展了健康教育进乡村、健康教育进校园、健康教育阵地建设、开展效果评估等丰富多彩的行动，以科学规划、合理统筹，提高北京农村地区的健康素养。与此同时，从 2007 年开始，北京健康促进社区建设也在持续开展中，截至 2019 年底，全市 16 个区 1594 个社区通过验收，达到健康促进社区的标准。

五 以区域为基础建设健康促进场所

为进一步向市民普及健康生活方式，提升居民健康素养水平，2014 年，国家卫生健康委开始在全国范围内开展国家健康促进县区建设，每两年一个周期，2014～2018 年共进行三批试点，每批试点涵盖各省份和新疆生产建设兵团 2 个县区；2018 年全国健康促进县区工作进入推广阶段。按照国家卫生健康委的统一要求，2014 年开始北京开展全国健康促进区建设，截至 2019 年 12 月，共有昌平、石景山、东城、怀柔、西城、门头沟、朝阳、房山 8 个区通过健康促进区国家专家组的技术评估，获得国家健康促进区的荣誉称号。

此外，随着国家卫生城市和慢病综合防控示范区建设的不断推进，截至 2019 年，北京共 12 个区通过国家卫生区的技术评估；另有 13 个区通过国家级慢病综合防治示范区的验收，5 个区达到北京市慢病综合防控示范区标准。

随着各种区域健康促进及相关工作的不断推进，多种形式的健康素养传播和健康知识普及行动不断展开；合理膳食、科学运动、烟草控制、减油减盐等各种主题健康教育和健康促进活动持续推进，城乡居民健康生活方式理念和习惯逐步形成。同时，健康单位、健康学校、健康食堂、健康餐厅、健康超市、健走步道、健康主题公园等多种场所的健康支持性环境创建工作也得到不断推广。截至 2019 年底，北京市共建成健康单位 388 个、健康学校 1161 个、健康医院 204 个、健康食堂 366 个、健康餐厅 273 个、健康超市 35 个、健康主题公园 38 个、健走步道 87 处（见表 4）。

表4 截至 2019 年底各区健康创建汇总

单位：个，处

区	健康社区（健康示范社区）	健康促进示范村	健康示范场所						健康主题公园	健康步道
			单位	学校	医院	食堂	餐厅	超市		
东城区	148	0	15	99	27	28	17	0	2	5
西城区	218（37）	0	20	99	18	32	19	1	2	2
石景山区	94	0	93	49	21	24	15	5	4	14
朝阳区	138	19	56	172	11	29	21	5	9	25
海淀区	344	28	29	169	2	44	30	0	0	0
丰台区	189	44	13	121	34	22	23	0	6	8
怀柔区	30	140	32	36	19	18	18	2	0	0
通州区	73	134	15	2	5	24	5	2	0	0
顺义区	35	94	26	0	5	31	22	11	0	0
大兴区	62	64	3	80	6	25	22	4	4	18
昌平区	60	57	24	71	24	23	27	4	0	0
房山区	39	97	25	85	6	18	21	0	5	9
门头沟区	59	56	12	39	6	2	3	0	0	0
平谷区	21	71	7	46	6	20	17	0	3	3
密云区	36	94	12	50	9	15	8	1	0	0
延庆区	11	104	6	43	5	11	5	0	3	3
合计	1557（1594）	1002	388	1161	204	366	273	35	38	87

2019 年，为进一步规范北京市健康单位建设工作，市爱卫会、市卫生健康委根据国家健康促进区和国家慢性病综合防控示范区建设的有关要求，

将原北京市健康示范单位改为北京健康单位，并制定了《北京市健康单位评审与管理办法（试行）》和《北京市健康单位标准（2019年）》，从申报、推荐、评审角度对健康单位的创建流程进行了规范，同时从组织管理、健康环境、健康服务、建设效果等方面明确了建设内容的要求。统一了不同场所的创建标准，解决了多部门、多标准等问题，促进了各类支持性健康场所的建设。

健康产业篇

Healthy Industry

B.13

北京市加快全民健身休闲
产业发展对策研究*

史江平　张　云**

摘　要：　健身休闲产业是体育产业的重要组成部分。加快发展健身休
　　　　　闲产业是推动体育产业向纵深发展的强劲引擎，是建设"健
　　　　　康中国"的重要内容。近年来，国家及北京市政府出台了一
　　　　　系列促进健身休闲产业发展的政策。北京市健身休闲产业发
　　　　　展经历了大众自发阶段、休闲健身观念养成阶段、健身休闲
　　　　　需求快速发展阶段。从发展趋势来看，健身休闲产业规模不
　　　　　断扩大，新业态融合发展不断显现，京津冀健身休闲产业加

＊　本文为北京市体育局群众体育处研究项目。
＊＊　史江平，北京市体育局群众体育处处长，高级经济师，研究方向为劳动经济、人力资源、信
　　息技术信息、"体育＋"；张云，北京市体育局群众体育处主任科员，研究方向为社会体育、
　　体育管理、社区体育。

快发展。北京市促进全民健身休闲产业发展的主要做法,一是加大健身休闲场地供给,二是借助重大赛事活动带动全民健身休闲产业发展,三是通过政策激发社会活力,四是不断加大健身指导员的培训力度。建议强化对全民健身休闲产业的统筹管理,大力加强全民健身休闲设施建设,积极推动健身休闲产业转型升级,推进产业融合发展。

关键词: 健身休闲产业　体育产业　健康人群

一　健身休闲产业的定义及其重要意义

(一)健身休闲产业的定义

"健身休闲",是指人们在工作之余去运动健身,获得快乐与健康。而健身休闲产业就是以体育运动为载体,以参与体验为主要形式,以促进身心健康为目的,向大众提供相关产品和服务的一系列经济活动,涵盖健身休闲相关服务、健身休闲设施建设、健身休闲器材装备制造等产业门类,与旅游、健康、养老等生活性服务业具有较强的关联性,经济带动作用明显,发展潜力巨大。

(二)健身休闲产业的重要意义

进入新时代的中国,社会主要矛盾已经转化为人民日益增长的美好生活需要和不平衡不充分的发展之间的矛盾,在"没有全民健康,就没有全面小康"的思想指引下,人民群众的健康问题、全民健康休闲产业的健康有序发展就处于非常重要的地位。健身休闲产业是体育产业的重要组成部分。加快发展健身休闲产业是推动体育产业向纵深发展的强劲引擎,是增强人民体质、实现全民健身和全民健康深度融合的必然要求,是建设健康中国的重

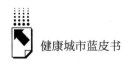

要内容，对挖掘和释放消费潜力、保障和改善民生、培育新的经济增长点、增强经济增长新动能、全面建成小康社会都具有重要意义。所以，我们要不断提高健身休闲产业发展质量和效益，培育壮大各类市场主体，丰富产品和服务供给，推动健身休闲产业全面健康可持续发展，不断满足大众多层次、多样化的健身休闲需求，提升人民群众的幸福感和获得感。

二 行业宏观环境

（一）政策环境

近年来，国家及北京市政府出台了一系列促进健身休闲产业发展的政策。2019年1月，国家体育总局、国家发展改革委印发《进一步促进体育消费的行动计划（2019—2020）》；2019年2月，《2019年北京市体育工作要点》发布，提出要大力发展群众冰雪运动，不断扩大冰雪运动人口规模，加快推动冰雪体育产业发展，扩大冰雪运动产品和服务供给；2019年7月，《健康中国行动（2019—2030年）》发布，建议日常生活中要尽量多运动，每天保持在6000～10000步的身体活动量。2019年9月，《国务院办公厅关于促进全民健身和体育消费推动体育产业高质量发展的意见》指出："在新形势下，要以习近平新时代中国特色社会主义思想为指导，强化体育产业要素保障，激发市场活力和消费热情，推动体育产业成为国民经济支柱性产业，积极实施全民健身行动，让经常参加体育锻炼成为一种生活方式。"这些政策有利于北京市大力发展健康休闲健身产业，促进健身设施建设及相关体育产品消费，为居民健身休闲提供良好的物质保障。

（二）社会环境

近年来，北京市经济持续稳步发展，市民生活水平逐渐提高，但生活方式并未随之明显改变，健康问题逐渐突出，市民对健身休闲提升体质的需求越来越强烈。2019年2月，根据英国医学杂志《柳叶刀》的研究显示，中国平均肥胖率在 12% 左右，其中北京肥胖率为 25.9%，比全国水平高 13.9 个百分点，居全国第一位。而肥胖是诱发心血管疾病的重要原因，这促使北京市居民的健康意识越来越强烈，使群众对运动健身有了较大的需求。

三 北京市健身休闲产业发展现状

（一）北京市健身休闲产业发展历程

从发展历程来看，在大众运动健身习惯养成、大型国际赛事带动以及国家和北京市政策鼓励的影响下，北京市健身休闲产业的发展始终保持着稳健的步伐，整体格局稳定。近年来，随着互联网技术的兴起，健身休闲产业进入"互联网＋"时代，科技的应用对行业升级起到了助推作用，互联网健身服务兴起，移动健身指导应用等带动了北京市居民健身休闲生活方式转变升级。

1. 大众自发阶段

2000 年以前，北京市大众健身尚未普及，大众健身多为自发行为。北京市居民健身休闲活动多以饭后的休闲散步、周末爬山、观看电视体育节目等为主，健身活动样式单一，健身用品稀缺，主要是因为我国刚刚经历经济体制改革，随着经济领域的示范改革，原来高度集中的体育管理体制也开始发生变革，体育系统开始出现体育活动的有偿服务，这便开了北京市健身休闲产业发展的先河。不过受制于居民收入水平不高和健身观念不够普及等，参与的人数并不是特别多。

2. 休闲健身观念养成阶段

2001 年中国申奥成功激发了全社会对体育运动的强烈关注。国家及北京市政府下发了一系列文件，支持北京奥运会的顺利举办，并支持北京发展健身休闲产业，北京市大众居民的运动健身习惯开始逐渐养成，北京市健身俱乐部、体育会场、健身休闲场所等基础设施开始逐步兴建与扩张。例如，2003 年鸟巢、水立方开始破土动工，2005 年奥林匹克森林公园开始建设，

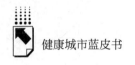

其他主要城区的小公园开始配备运动健身器材，北京市健身俱乐部品牌与数量开始逐渐增多。

3. 健身休闲需求快速发展阶段

2008 年奥运会在北京成功举办，带动了全民健身运动的蓬勃发展。最重要的是随着 2014 年 46 号文件《国务院关于加快发展体育产业促进体育消费的若干意见》等国家政策的出台，中国体育产业得到快速发展，自此北京市体育产业相关政策也不断出台，如《关于加快发展体育产业促进体育消费的实施意见》《北京市全民健身实施计划（2016—2020 年）》《"健康北京 2030" 规划纲要》等。北京市健身休闲产业规模逐步扩大，休闲活动的类型开始变得丰富，运动健身从自发的休闲模式开始向专业指导模式倾斜，北京市居民对健身休闲的服务需求开始逐步增多。"互联网 + 运动健身"的模式逐渐兴起，一些互联网运动健身企业逐渐带动大众运动健身生活方式转型升级，智能运动健身房陆续出现。

（二）北京市健身休闲产业发展总体趋势

1. 健身休闲产业规模不断扩大

近年来，北京市健身休闲产业发展迅速。2015～2018 年，文化、体育和娱乐业年总产值从 527.8 亿元增长到 645.9 亿元，增加了 118.1 亿元，年均增速为 6.96%。根据相关规划，到 2025 年北京市体育产业总规模将超过 3000 亿元，实现增加值 500 亿元左右；体育服务业增加值占体育产业增加值的比重在 70% 以上。北京的健身休闲产业发展潜力巨大。

2. 新业态融合发展不断显现

随着文化创意产业、高新技术产业、旅游业、会展业、互联网的快速发展，北京健身休闲产业与之融合也得到快速发展，产生了许多具有增长活力的新兴业态，包括体育旅游、休闲养老、体育会展等，尤其是借助于与互联网的融合，市民可以选择在家进行线上健身休闲指导训练，通过智能可穿戴装备实时监测运动健身的强度和身体数据情况。

3. 京津冀健身休闲产业加快发展

自《京津冀健身休闲运动协同发展规划（2016—2025年）》发布以来，京津冀三地的健身休闲产业发展结出了诸多硕果。该文件以满足京津冀人民群众的健身休闲需求、提高人民群众的生活品质和健康水平为核心，以大力发展健身休闲运动，构建完善的京津冀健身休闲运动服务体系为主线，以促进京津冀健身休闲运动功能互补、错位发展、相辅相成为主攻方向，以满足三地人民多层次多样化的健身休闲需求为出发点和落脚点，拉动体育消费，推动经济发展方式转变、产业结构调整，加快京津冀协同发展进程，全面实施全民健身和健康中国国家战略。在国家体育总局颁布的首批体育特色小镇名单中，京津冀区域就有13个小镇成功入选。

四 北京市加快全民健身休闲产业发展的对策建议

当前北京市健身休闲产业发展仍不平衡，还存在体系尚待完善、政府与市场作用边界有待厘清、企业经营能力有待加强、人才匮乏制约产业发展、高质量活动场馆建设滞后、体育健身休闲设施发展不平衡等问题。

（一）强化对全民健身休闲产业的统筹管理

1. 强化规划引领，建立多部门长效协调机制

在发展全民健身休闲产业的过程中，政府起着主导和引导作用。应把健身休闲产业纳入全市国民经济和社会发展的整体规划当中，并根据产业发展特点制定合理的专项发展规划，构建多层次、全方位的健身休闲与服务体系。可考虑建立多部门的长效协调机制，研究促进健身休闲产业发展的重点政策和重大事项。对于健身休闲规划用地，要在安排年度土地利用计划时就给予支持和明确，对于边角闲置地或废弃地以及荒地，可优先用于供应健身休闲用地。

2. 完善管理、监督和服务的方法手段

加强行业的行政管理、监督和服务，确定行业管理和监督的统计、核查

和处罚方式方法，做到行业发展底数清、数据明。继续推动健身休闲产业"放管服"改革，鼓励将全民健身活动的承办权、活动资源向社会开放，减少审批手续，强化事中事后监管，放宽市场准入，积极引导社会资本投资休闲健身产业，积极打造城市体育健身产业知名品牌。

3. 强化社会宣传

在宣传主体上，建立全民健身休闲知识宣传平台，积极联合专业体育指导人员、科学健身宣传员以及医护人员等，开展正确健身休闲方式方法宣传，提升人们对正确健身休闲知识的知晓率，提高公民体育素养。从宣传形式上，要充分利用广播、电视、报刊、网络、社区讲堂、单位讲座、健身手机应用等开展科学健身休闲做法的宣传，积极发展手机应用程序等体育传媒新业态，促进年轻消费者利用各类社交平台互动交流，提升消费体验。

4. 强化专业人才培养，提高从业人员素质

发挥北京市体育智库作用，加强健身休闲产业发展战略和理论研究。发挥北京市学校体育资源优势，鼓励校企合作，将体育专业与社会体育较好地衔接起来，加强全民健身的技能培养和指导工作，培养各类健身休闲项目经营策划、运营管理、技能操作等应用型专业人才，提高现有从业人员的素质教育水平。鼓励和支持社会民办健身休闲培训机构，对退役运动员投身健身休闲产业给予支持，如成立专门的运动员创业扶持基金。完善体育人才培养开发、流动配置、激励保障机制，支持专业教练员投身健身休闲产业。进一步建立和完善社会体育指导员培养体制机制，并加强教育、管理和监督，提高其理论和实际业务水平。

5. 鼓励发展健身休闲社团组织和行业协会，帮助行业良性运转，指导企业转型升级

重点扶持一批运行良好、积极作为的基层体育组织，积极发展健身休闲产业行业协会和民间团体组织。企业可以通过建立行业协会组织，使行业得到良性运转；还可以成立行业指导协会，为转型企业提供一定的政策咨询服务，并进行相应的技术指导和知识培训，帮助企业解决转型中的困难。

6. 强化财政金融政策支持，搭建多种服务平台

要充分发挥财税政策和金融政策的作用。对符合小微企业财税优惠等政策的健身休闲产业企业，可给予税收优惠。鼓励建立全民健身休闲产业发展投资基金，鼓励金融机构为行业发展提供债券融资、风险投资等金融服务，鼓励保险机构为全民健身休闲产业提供保险产品支持。鼓励各区成立健身休闲产业孵化平台，为健身休闲领域大众创业、万众创新提供支持。

7. 利用全民健身活动推动全民健身行动

近年来，北京市在开展全民健身活动方面成就很大，已形成了以丰富群众身边的体育活动，完善群众体育健身组织，创建群众身边的体育健身赛事，建设群众身边的体育健身设施，加强群众身边的体育健身指导，弘扬群众身边的体育健身文化为主体的"六个群众身边"全民健身服务体系，推进"天天都有基层健身团队"的健身活动，搭建"月月有比赛"的竞赛舞台，为体育强国建设和健康中国建设做出不少了贡献。目前，北京人均国内生产总值已超过 2 万美元，这是国际上进入发达地区的标志。进入该阶段，居民的健身消费需求将大幅增长。北京可以通过举办一系列涉及面广泛的、在社会上不断产生影响的全民健身活动，来激发社会的全民健身潜力，争取每个季度都组织一次全市规模的大型全民健身休闲活动，通过一次次的全民健身活动推动全民健身的自觉行动。

（二）大力加强全民健身休闲设施建设

1. 完善全民健身休闲场地设施

建设和完善全民健身休闲场地设施，加大相关方面的基础建设投资，是政府义不容辞的责任。全民健身休闲场地的建设和完善直接关系着全民身心健康，也就关系着全面小康的实现。大力解决全民健身设施南北城区、新老小区失衡问题，利用中轴线中遗、大兴机场周边及南五环区域规划契机，加大对南城区全民健身休闲设施的建设力度。利用城市副中心建设契机，加大对东部地区全民健身休闲场地的建设。利用回龙观、天通苑等大型社区治理契机，提升社区配套设施服务水平，提升居民的幸福感。同时，要继续打造

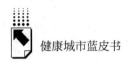
城市社区"15分钟体育健身圈"，因地制宜、见缝插针，进一步加大建成社区全民健身设施的建设密度，提升居民健身休闲的便捷性和可及性。要鼓励各类市场主体利用工业厂房、商业用房、仓储用房等既有建筑及屋顶、地下室等空间建设改造成健身休闲场地设施。

2. 进一步推动体育健身设施向公众开放

市体育部门配合教育部门，制定学校等体育健身设施和公共的体育场馆设施资产折旧办法，推动有条件的学校等公共体育场馆设施在课后和节假日向公众有序开放，提高场馆设施的使用效率。对于一部分场馆也可以探索市场化运营。研究出台对老人、学生进行一定的优惠或者免费的政策措施。

3. 拓展特色健身休闲项目，建立与相关产业的长效机制

要根据各个区的发展特点，充分利用当地的资源建设一批具有特色的健身休闲场所。以举办2022年冬奥会为契机，大力发展冰雪运动。可借鉴哈尔滨等地的冰雪运动项目和产品以及成熟经验，形成健身休闲产业与相关产业对接的长效机制，延长健身休闲产业的价值链。

（三）积极推动健身休闲产业转型升级

1. 优化产业结构，合理布局产业发展重点

继续普及日常健身，发展特色户外运动。一方面要继续抓好大家都需要的基础性健身休闲产业项目，如足球、篮球、排球、乒乓球、羽毛球、网球、游泳、徒步、路跑、骑行、棋牌、台球、钓鱼、体育舞蹈、广场舞等普通的休闲健身场地，这些都是普及性广、关注度高、市场空间大的运动项目，一定要保障公共服务供给，引导多方参与。另一方面要根据各个区自身禀赋，积极发展冰雪运动、水上运动、登山运动、极限运动、电子竞技、拓展运动等户外特色产业，从而形成基本需求与特色项目相结合的全民健身休闲项目体系。

2. 制定扶持品牌政策，打造健身休闲品牌

北京市要制定扶持品牌政策，加大政府对企业争创品牌的促进力度。创造品牌、经营品牌的主体是企业，但在开始阶段需要政府营造良好的氛围和

制定扶持政策加以促进。要充分发挥政府职能，确立品牌经济理念，把创品牌和保品牌作为政府的一项重要服务职能。要制定品牌战略长期规划和近期目标，建立领导机构和工作小组，出台实施意见，逐渐形成名牌的培育、扶持、认定、奖励与淘汰等一系列机制。要引导企业学习国内外先进管理理念，引入先进管理经验和树立品牌意识，并为"引进来"和"走出去"营造良好氛围，在必要时给予一定的便利政策。鼓励各类中小微健身休闲企业、运动俱乐部向"专、精、特、新"方向发展，强化特色经营、特色产品和特色服务，在本市范围内打出品牌。

3. 鼓励智能型健身休闲企业发展，推出有特色的网络社区平台

鼓励企业与互联网融合发展，打造一批智能健身休闲品牌。要加大健身休闲产业与互联网和人工智能的融合力度，提供智能化健身设施和管理服务。可学习借鉴深圳市渠道融合发展的经验和做法，开发网络社区平台，实现传播平台和实践渠道的整合；为居民提供文体资讯、场馆预订、活动报名等更为便捷的公共文体惠民服务，助力北京市的健身休闲产业发展壮大。

（四）推进产业融合发展

1. 推进全民健身医疗融合

体育与医疗融合是将全民健身融入健康中国的重要途径，构建体医融合这一新模式对服务"人的全面健康"具有重要意义。要推进健身医疗康复产业的发展，充分发挥医疗在健身休闲产业发展中的独特作用；拓展康复疗养、运动养生、运动减肥等全方位健康服务；构建以健康卫生服务和体育康复为特色的高端医疗平台，探索健身休闲指导功能融入社区卫生服务的新路径；支持研发和生产老年残疾人专用健身休闲康复器材，鼓励生产和销售可穿戴体育器材、运动饮料和健身休闲康复用品，巩固健身休闲和医疗专业人才梯队建设。

2. 拓展"健身休闲 +"多元业态

促进健身休闲产业与互联网、文化创意、农林、康养等产业相融合，打造健身休闲产业项目集群。促进"健身休闲 + 互联网"产业发展。结合智

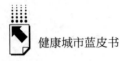
慧城市建设，鼓励开发以移动互联网、大数据、云计算技术为支撑的健身休闲服务，积极推动健身休闲在线平台企业发展壮大，促进线上线下、体验分享等多种消费业态兴起和发展，构建"智能体育"服务网络和平台，拓展"健身休闲＋互联网"新领域。推动互联网金融与健身休闲产业融合发展，鼓励体育类电子商务平台发挥技术、信息、资金优势，为体育消费提供优质服务。促进"健身休闲＋康养"产业发展。目前北京市老龄化率居全国第二位，老年人口占北京市户籍人口的24.5%，老人康养需求潜力巨大。通过将健身与康养相结合，培育新需求，拓展新业态，可大大释放康养产业的潜力，要促进"健身休闲＋特色小镇"产业发展；鼓励引导有条件的乡镇打造健身休闲产业园区，建设健身休闲特色小镇。

B.14
健康保险与公共卫生服务项目融合研究

郝建民 *

摘　要：　健康保险是健康产业的重要一环，在服务医改和健康中国战略中发挥着重要作用。各级政府及相关职能部门想通过发挥保险的社会管理作用来提升公共服务的提供水平和公共卫生的治理能力。典型案例分析显示，保险公司把政府部门工作中的"难点"和"痛点"作为切入点，保险公司的介入使公共卫生治理当中又多了一个主体，健康保险已成为政府治理社会的一种市场化替代方案或有益补充。不过，由于该类保险项目具有专业性强、条款开发难度大等特点，健康保险在公共卫生领域的社会治理职能尚未得到充分发挥，有待具备专业实力的健康保险公司深度挖掘。在政府主管部门方面，建议国家相关行业主管部门不仅要出政策，还要定期总结典型成功案例。从保险公司角度来说，则要提高政治站位，把服务健康中国建设作为核心工作来抓，加强专业人才培养与投入，开拓专业化发展路径，与政府部门通力合作，以健康保险服务公共卫生治理体系和治理能力的现代化。

关键词：　健康保险　公共卫生　健康产业

* 郝建民，中国人民健康保险股份有限公司北京分公司运营管理部副总经理，目前从事健康保险运营管理工作。

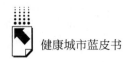
党的十九届四中全会通过了《中共中央关于坚持和完善中国特色社会主义制度　推进国家治理体系和治理能力现代化若干重大问题的决定》，进一步明确了提高国家治理体系和治理能力现代化的重要地位。跟社会治理相比，公共卫生治理和医疗卫生治理具有更专业化的方面，治理难度也更大。2019 年末，突如其来的新型冠状病毒肺炎（COVID - 19）疫情凸显了我国公共卫生治理和应对机制的薄弱。提高公共卫生治理体系和治理能力现代化成为摆在各级政府及卫生健康部门面前的一项重大课题。保险特别是健康保险的经济补偿和社会管理的属性决定了其在公共卫生治理方面将发挥重要作用。

一　健康保险及公共卫生治理理论分析

（一）健康保险理论及政策性文件

健康保险是指由保险公司对被保险人因健康或者医疗行为的发生给付保险金的保险，主要包括医疗保险、疾病保险、失能收入损失保险、护理保险以及医疗意外保险等。[①] 医疗保险和疾病保险是我国商业健康保险的主要产品形态，也是保费的主要来源。健康保险作为保险的一大类别，主要有三大功能：经济补偿功能、资金融通功能和社会管理功能。[②] 资金融通功能是保险的金融属性，不作为本文的研究重点。本文重点从经济补偿和社会管理角度进行研究。

为推动健康保险的发展，国务院办公厅印发了《关于加快发展商业健康保险的若干意见》。[③] 该文件提出，加快发展商业健康保险，有利于满足人民群众多样化的健康保障需求；有利于处理好政府和市场的关系，提升医

---

① 中国银保监会：《健康保险管理办法》，法律图书馆网站，http：//www. law lib. com/law/ law_ view. asp? id＝667874，最后访问日期：2020 年 8 月 10 日。
② 中国保险行业协会：《保险原理》，中国金融出版社，2016，第 22 ~ 32 页。
③ 国办发〔2014〕50 号。

疗保障服务效率和质量；有利于创新医疗卫生治理体制，提升医疗卫生治理能力现代化水平；明确了发展健康保险的重要意义。为贯彻落实国务院要求，北京市人民政府办公厅印发了《关于加快发展商业健康保险的实施意见》①，要求各级政府及相关部门主动运用保险机制改进公共服务、提升社会治理能力。全国人大通过了《基本医疗卫生与健康促进法》、中国银保监会再次修订了《健康保险管理办法》，将党中央、国务院深化医药卫生体制改革、发展健康产业的精神体现到了法律和规章当中。2020年春节前夕，中国银保监会等13部委联合印发了《关于促进社会服务领域商业保险发展的意见》。②该文件进一步明确要扩大商业健康保险供给，加快发展医疗意外保险，研究开发疫苗接种不良反应补偿保险。支持商业保险机构积极参与健康中国行动，推动健康保险与健康管理融合发展。鼓励地方政府及有关部门更多运用商业保险机制，提高公众风险分散转移能力、加强和改进社会治理。以上政策性文件的印发，为推动健康保险融入公共卫生领域提供了政策支持。

（二）公共卫生治理理论及政策性文件

公共卫生作为必须由政府投入的一种公共产品，是政府对全体国民的一种健康投入。公共卫生是关系到一国或一个地区人民大众健康的公共事业，公共卫生的研究对象是整个社会的卫生问题。随着一系列公共卫生危机的爆发，公共卫生已经超出了医学范畴，进入了政治领域，需要全球在各层面进行合作与协调。③而在我国行政体系中主要由各级卫生健康委承担相应职责，并由相应专业公共卫生机构落实。具体工作内容主要包括疾病预防控制（传染病及地方病防控、免疫接种、结核病与艾滋病人管理、慢性病管理、环境卫生、职业卫生、精神卫生、健康教育与健康促进等），妇幼健康管理（开展婚检孕检、儿童健康管理以及出生缺陷防治等）。公共卫生治理能力，

---

① 京政办发〔2016〕16号。
② 银保监发〔2020〕4号。
③ 敖双红、孙婵：《"一带一路"背景下中国参与全球卫生治理机制研究》，《法学论坛》2019年第183期。

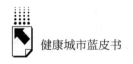

属于政府治理能力的重要组成部分，一般来说可以定义为政府在提供公共卫生产品、公共卫生服务和公共卫生环境等方面的一种综合性能力，具体表现为在有限资源的基础上，推进公共卫生服务均等化、提高受益群众满足感和获得感的重要能力。

（三）健康保险与公共卫生的渊源

2016 年，中共中央、国务院印发了《"健康中国 2030" 规划纲要》，在其所列出的 13 项指标中有 6 项为公共卫生指标，另外 7 项也与公共卫生工作息息相关。健康中国战略的目标人群是全体国民，与公共卫生的服务对象完全契合，工作指标又高度重合、相互交融。可以说，健康中国战略基本等同于公共卫生战略。同时，该纲领性文件前后 7 次提到健康保险，鼓励通过丰富健康保险产品，鼓励健康保险参与到健康中国建设的各个环节。国家卫生健康委、北京市人民政府在印发的政策性文件中，也将健康保险放到了前所未有的位置。此外，无论是健康保险还是公共卫生，都是围绕推进人身健康的工作，都是未雨绸缪的职业，二者天然的共通属性以及保险和公共卫生领域的政策支持促成了二者的有效结合。健康保险作为改善公共卫生治理的有效工具成为一种必然。保险公司通过对公共卫生保险项目中的被保险人提供经济补偿和健康管理服务，发挥其经济补偿和社会管理的功能，有助于推动公共卫生治理体系和治理能力现代化。

二　健康保险与公共卫生领域结合现状

（一）疫苗异常反应保险

2012 年，原北京市卫生局、北京市财政局联合印发《北京市预防接种异常反应补偿办法（试行）》①，北京市的异常反应补偿工作走上了法制化的

---

① 京卫疾控字〔2012〕29 号。

轨道。2013 年，为提高疫苗异常反应补偿票据核算的专业性，原北京市卫生局与中国人民健康保险公司签订了补偿核算协议，由保险公司代为核算补偿金额。在核算工作方面，为提高财政预算的稳定性和充分发挥第三方的作用，解决患儿家长投诉和信访问题，双方工作人员提出了尝试保险补偿的建议。2014 年，原国家卫生计生委等八部委印发《关于进一步做好预防接种异常反应处置工作的指导意见》[①]，提出鼓励和推进地方通过商业保险解决预防接种异常反应补偿问题。原北京市卫生计生委正式与中国人民健康保险股份有限公司北京分公司开展"预防接种引入保险补偿研究课题"，通过课题研究对补偿机制有了透彻的理解，正式决定引入商业保险补偿。2016 年，通过公开招投标，中国人民健康保险股份有限公司成功中标，在全国首次开展了此项业务。为推进异常反应保险补偿机制，国家卫生健康委自 2016 年起每年均召开专项工作会推进疫苗保险工作，目前已经覆盖 18 个省份（见表 1）。

表 1 各省份开展免疫规划情况

实施年份	免疫规划疫苗省份
2016	北京 江苏
2017	河北 云南 广东
2018	湖北 新疆 河南 贵州 重庆 广西 四川
2019	内蒙古 辽宁 浙江 上海 湖南 西藏

资料来源：各省份政府采购网站或卫健委网站。

（二）出生缺陷保险

出生缺陷即通常所说的"先天性畸形"，是指婴儿出生前发生的身体结构、功能或代谢异常。一般认为，出生缺陷由遗传因素和环境因素相互作用造成。通过开展婚前孕前检查和产前检查与筛查，可以有效降低出生

---

① 国卫疾控发〔2014〕19 号。

缺陷患儿出生率。在社会福利高度发达的瑞士，出生缺陷患儿父母可以申请将患儿纳入残疾保险，在确认该儿童患有遗传性疾病后，残疾保险将会代替支付出生患儿 20 岁以前的所有医疗费用，并在患儿成年后转入社会医疗保险。在我国的香港、重庆、浙江部分地区也曾试点母婴健康保险，将孕产妇意外身故和部分新生儿严重致残通过保险补偿的方式进行处理。2018 年 3 月，北京市卫生健康委受疫苗保险成功经验的启发，为解决唐氏儿和苯丙酮尿症患儿的上访问题，提出在重大出生缺陷中引入保险补偿，该思路得到了中国人民健康保险股份有限公司的积极响应，双方经过沟通后于 2019 年 3 月正式启动课题研究工作。课题研究完成后，又先后启动了卫生经济学评价、社会风险性评估，然后向卫健委报送请示文件，向财政局申请事前绩效评价并正式报请卫健委主任办公会通过。该项目已于 2020 年正式启动，北京市成为全国首个较为系统地将出生缺陷纳入保险补偿的省级行政区。

（三）其他公共卫生领域

目前，除了疫苗异常反应、出生缺陷保险参与到公共卫生治理体系当中以外，广东地区曾尝试严重精神障碍患者综合保障计划。此外，在慢性病、传染病等公共卫生领域也有少量个人险种涉及，但总体上涉及内容很少。在 2020 年的新冠肺炎疫情中，部分保险公司以捐赠保险等形式参与疫情防控，也发挥了一定作用。但是，从总体来看，我国在公共卫生领域引入保险补偿机制的成功案例还较少，与达到我国公共卫生治理的理想状态相去甚远。

三 典型案例与经验总结

预防接种、出生缺陷防治、传染病防控是国家公共卫生的主要任务。这里我们仍旧以疫苗异常反应保险和重大出生缺陷保险等为例进行经验总结。

（一）典型案例

1. 疫苗异常反应保险补偿机制

预防接种是全世界控制传染病发生和流行的最经济、最成功和最有效的公共卫生措施之一。中国实施计划免疫后，提高了人群免疫水平，有效预防和控制了传染病的发生和流行。但是，没有任何一种疫苗是绝对安全、绝对有效的。预防接种异常反应已成为影响群众接种信心的一个主要因素，国家有必要完善补偿制度，重构人们对免疫接种的信心。

为解决异常反应患者申请补偿与政府部门沟通不畅、易引发信访等问题。2016 年以来，北京市率先将保险机制引入预防接种异常反应补偿处置，开拓了疫苗预防接种异常反应补偿保险，先后将免疫规划疫苗（2016 年，政府投保）和非免疫规划疫苗（2018 年，疫苗生产企业投保）纳入保障范围，为国家推动预防接种异常反应处置机制从传统的财政补偿模式和企业补偿模式，向政府、企业、个人责任风险共担的预防接种异常反应补偿保险机制转变提供了有力的实践依据。截至目前，项目已稳定运行四年多，累计为超过 8000 万针次的接种者提供保险保障，共有效处置预防接种异常反应事件近 100 例，在显著提高疫苗接种异常反应保障水平的基础上，有效化解预防接种引发的各类社会矛盾，连续四年多无因保险补偿的信访上访事件发生，实现了接种群众、政府、疫苗生产企业和保险公司的多方共赢。

疫苗异常反应疾病保险的责任以北京市补偿办法为依托，包括医疗费用保险金、医疗津贴保险金、护理保险金、辅助医疗器具保险金和鉴定保险金。在疫苗异常反应中引入保险补偿机制，是政府在行政补偿领域的一种体制机制创新，填补了政府和企业在公共卫生补偿领域引入保险机制的空白。该项目还是在健康中国战略的大背景下，服务民生的一项具体举措，取得了良好的社会效益。一是提高了人民群众经济保障水平与满意度，转变了获取补偿的理念和行为模式。通过适当增加保障责任，提高了群众经济补偿额度，减少了社会摩擦。自引入保险机制以来，未发生一起因保险补偿引发的信访案例。二是创新了公共服务提供方式，促进了政府职能转换和公共卫生

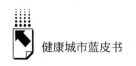

社会治理体系的建立。保险补偿机制把个人与政府之间的纠纷转化为比较客观的契约关系，政府从原有的行政补偿具体事务中解脱出来，集中精力把握政策机制设计、保险公司选择和服务监督考核，提高行政效率，是公共卫生社会治理体系的一种创新。三是疫苗保险项目为国家探索解决异常反应引发的群众信访提供了经验借鉴。2019 年 6 月颁布的《疫苗管理法》明确鼓励通过商业保险等多种形式对预防接种异常反应受种者予以补偿。保险公司在项目运行中，强化以服务为引导的理赔工作，充分发挥健康保险在公共卫生领域的社会治理功能，改变事后的补偿为事前、事中的主动管理，缓解了社会矛盾，诠释了北京市在公共卫生领域治理体系和治理能力现代化。

目前，在国家卫生健康委的推动下，已有 18 个省份完成了免疫规划疫苗的投保工作，2 个省份完成了非免疫规划疫苗的投保工作。该服务模式已在全国得到了广泛复制和推广。

2. 重大出生缺陷保险补偿机制

出生缺陷即俗称的"先天性畸形"，因其病种多、病因复杂、经济负担重、社会影响大，不仅是重大的公共卫生问题，更是一项社会问题。我国是出生缺陷高发国家之一，出生缺陷综合防控工作是满足人民群众健康需求、提高出生人口素质的重要抓手，是一项重要的民生工程。北京市卫生健康委为落实国务院《健康中国行动（2019—2030）》[①] 和国家卫生健康委《全国出生缺陷综合防治方案》[②] 的工作要求，并借鉴在预防接种异常反应补偿中引入保险补偿机制的经验，探索出生缺陷综合防治保障机制，通过组织访谈，开展相关研究，开展经费测算，最终通过主任办公会审议，决定在重大出生缺陷中引入保险补偿机制。该保险项目以引导个人提高对出生缺陷的认识和风险防范意识，提升公共卫生服务水平和社会治理能力为目标；以政府保基本、个人保补充、多元广泛参与为保障机制；实施健康保险与健康管理相融合，将健康保险作为奖励机制，以接受婚检孕检产筛产检的孕妇所娩活

---

① 国发〔2019〕3 号。
② 国办妇幼发〔2018〕19 号。

产儿为受益人群。形成出生缺陷预防与筛查和健康保险的良性互动的工作机制，提高妇女儿童的健康水平和保障水平。保险方案对唐氏儿、传导性耳聋予以一定的疾病保险金，对其他23种重大出生缺陷予以一定的医疗费用保险金。通过保险的激励机制，提高婚龄育龄女性对出生缺陷的认识和风险防控意识，提高婚检孕检率，从而降低出生缺陷发生率。

（二）经验分析

上面的典型案例，都是保险公司把政府部门工作中的"难点"和"痛点"作为切入点。保险公司的介入，使公共卫生治理当中又多了一个主体。疫苗异常反应保险和重大出生缺陷保险都是在公共卫生领域引入保险机制的典型成功案例，获得了各级政府和工作部门的高度认可与人民群众的广泛好评。以上案例之所以能够通过健康保险促进公共卫生治理体系及治理能力的现代化，主要是因为发挥了保险的经济补偿和社会管理功能。健康保险的经济补偿功能转移分散了风险，弥补了在实施公共卫生项目时对相应群众造成的疾病或健康损失，健康保险的社会管理功能将保险公司作为第三方参与到公共卫生治理当中，发挥了润滑剂和社会稳定剂的作用，大大降低了可能引发的社会矛盾。健康保险已成为政府治理社会的一种市场化替代方案或有益补充。

四　存在的问题及原因

（一）存在的问题

从目前来看，由于该类保险项目具有专业性强、条款开发难度大等特点，健康保险多以点的形式融入公共卫生工作，除疫苗保险在国家卫生健康委的主动推动下已覆盖国内大部分省份以外，出生缺陷保险、法定传染病保险、精神障碍综合防治等公共卫生领域的保险制度主要以点的方式在相关地区落地，健康保险在公共卫生领域的社会治理职能尚未得到充分发挥，目前

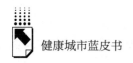

尚属一片蓝海，有待具备专业实力的健康险公司深度挖掘。在公共卫生这个专业领域实现拓展保险业务具有一定的难度，政府方面由于相关机构对保险的认识相对有限，没有掌握保险的原理、运营流程和功能。保险公司方面，由于多年来行业内的破坏性竞争，"重规模、轻效益"问题十分突出，专业人才也极为匮乏，相对于市场上具备规模效应的传统医疗险和疾病险产品，公共卫生保险这种小而精且需要前期投入专业人力培育的项目，很难引起保险公司的兴趣。

（二）原因剖析

1. 国内商业健康险总体上依然处于初期水平，专业能力尚未体现

中国保险行业协会 2017 年、2018 年先后发布我国健康保险发展指数[①]，显示我国的商业健康险总体上处于初期水平，居民保险深度和保险密度远低于美国等发达国家水平。在保费规模为王的大背景下，众多保险公司争抢传统的医疗保险及疾病保险，无暇顾及市场规模极为有限的公共卫生保险领域。整体上，业内人士认为健康险的经营有别于寿险经营，对保险公司的专业能力要求要更高，但目前大陆地区的绝大多数寿险公司乃至健康险公司，在健康险领域尚未展现出较强的专业能力。而公共卫生保险项目比普通的健康保险专业要求更高，一般健康险公司不具备专业开拓能力。

2. 公共卫生保险项目的开拓需要公共卫生主管部门的配合与支持

跨界合作需要深度融合，产品开发需要数据支持。一是专业公共卫生机构不但掌握着各项公共卫生工作的处理流程和工作标准，还垄断着大量的内部数据。既没有掌握专业领域的工作要求又缺少专业数据的支持，保险公司无法将公共卫生工作的要求融入产品开发以做到与政策无缝衔接，没有数据支撑更无法完成费率的厘定工作。二是各级公共卫生主管部门往往是公共卫生保险的购买机构，只有政府的公共卫生主管部门完成了公共卫生保险的首次购买后，保险公司才可借助政府公共卫生部门的引导，实现向个人保险产

---

① 我国 2017 年和 2018 年健康保险发展指数分别为 60.6 和 63.0，总体上仍处于初期水平。

品的销售，做大做强公共卫生保险项目。例如，北京市在疫苗保险和出生缺陷保险方面都是北京市卫生健康委解放思想、主动作为，与保险公司合作开展课题研究，并作为保险购买人在全国首个开创公共卫生保险项目，获得了各级政府和上级主管部门的高度肯定以及广大群众的欢迎。

五　政策建议与展望

（一）政府主管部门角度

为推动疫苗异常反应保险项目，国家卫生健康委已经连续三年召开全国专题推进会，并明确要求各省份积极推进，力争 2020 年实现疫苗保险全覆盖。从目前掌握的信息来看，取得了良好的效果。国家卫生健康委有关司局还将健康保险融入各项公共卫生工作写入了政策文件，体现了健康保险在实现国家各项公共卫生工作中的重要价值。但是，健康保险对政府部门来说还是一个新生事物，特别是基层政府对健康保险的认识还极为有限，尚未把健康保险的积极作用充分发挥出来。国家相关行业主管部门不仅要出政策，还要定期总结典型成功案例，像疫苗保险项目一样进行大力推广。对于已经实现政府购买的公共卫生保险项目，政府部门甚至还要送一程，帮助潜在人群提高风险防范意识，主动选择个人补充保险来分散个人风险。例如，江苏省在完成免疫规划疫苗的基础保险后，疾控部门主动为保险公司推广个人补充保险，取得了良好效果。

（二）保险公司角度

1. 提高政治站位，把服务健康中国建设作为核心工作来抓

从健康险公司原保费构成比来讲，医疗险和疾病保费占据了保费总规模的 80% 以上，而且保费质量不高，多数基层机构费差为负数。而以提升各项公共卫生服务水平能力建设为核心的健康中国建设，为专业健康险发展提供了一个独特的视角。保险公司主动与各级公共卫生机构寻求合作机会，将

健康保险融入专业公共卫生领域，服务公共卫生治理能力和治理水平现代化，是推动健康中国建设的一项具体举措。这需要保险公司摒弃保费规模至上的错误导向，摒弃规模是影响力的错误认知，而将精力集中到专业项目的耕耘上，并将其作为公司业务拓展的一项重要领域，同时将专业的服务内容融入健康险的运营，并将专业价值作为影响力评价的一项重要指标。保险公司特别是专业健康险公司应当围绕健康中国建设的各项指标，以疫苗保险和出生缺陷保险的成功经验作为参照，落实《健康保险管理办法》丰富健康保险供给的要求，逐步拓展献血不良反应和输血意外保险、严重精神障碍患者及其监护人综合保险、慢性病（含癌症早诊早治）筛查类保险、出入境人员传染病意外险、家医服务类综合保险、药品不良反应保险以及医疗意外保险等，实现群众、政府和保险公司三方共赢。

2. 以"专业、高效"为导向，加强专业人才的培养与投入，开拓专业化发展路径

疫苗保险、出生缺陷保险等公共卫生领域的保险项目是典型的政策要求高、专业要求强、客户服务难度大的保险项目。传统保险领域的竞争日趋激烈，边际效益日益降低。跳出传统领域人身保险经营的思路，另辟蹊径，遵循"专业、高效、精干、扁平"的工作方针，突出健康保险的专业特色，走出一条与传统人身险公司不同的差异化发展路径，引进专业人才开拓专业领域保险项目，在专业领域开拓属于自己的一片天地。在新兴领域寻找业务增长点，将成为专业健康险公司新时期发展转型的重要举措。

（三）保险公司与政府部门通力合作，以健康保险服务公共卫生治理体系和治理能力的现代化

将实施健康中国战略重点任务落到实处，做好公共卫生类健康保险项目，需要政府和保险公司协同发力。在现有经验的基础上，前期可通过签订合作框架协议、开展课题研究等方式开展合作，逐步将健康保险运用到预防接种异常反应补偿、出生缺陷防治、妇幼健康、传染病和慢性病及癌症筛查、精神障碍患者综合关爱、献血输血等领域。保险公司作为公共卫生治理

的一个新的主体，要配合政府部门共同参与公共卫生治理，促使公共卫生资源均等化服务每一名群众，最大限度地提高群众的获得感。

未来10年，是推进健康中国建设的重要战略机遇期，以健康保险为重点，促进健康产业发展，可以最大限度地提升健康保险的产业价值，并实施由单纯"提供经济补偿"向兼顾"提供风险管理"转变。要通过健康保险的激励和社会管理作用，向全体民众提供具有吸引力的公共卫生管理服务，提高全民健康水平和健康素养。保险公司则应该在提高疾病风险管控水平的基础上，推动健康保险专业化经营，最终实现公共卫生治理体系和治理能力的现代化与保险公司专业化经营的良性互动。

健康人群篇

Healthy People

B.15

北京市青少年健康危险行为
风险和流行状况

吕若然　王红梅　刘晓峰　段佳丽　王玲玲*

摘　要： 青少年的健康问题与其行为密切相关，健康危险行为可能给青
少年健康、完好状态乃至成年期健康和生活质量造成直接或间
接的损害。全国学生体质与健康调研结果显示，北京市儿童和
青少年营养状况存在"双峰"现象，即营养不良和超重/肥胖
同时存在，而儿童和青少年的营养状况与其饮食相关行为有密
切关系；北京市青少年生活习惯相关行为报告率普遍高于全

* 吕若然，博士，北京市疾病预防控制中心副所长，副主任医师，副教授，研究方向为健康促
进和儿少卫生；王红梅，北京市疾病预防控制中心副主任医师，主要从事公共卫生管理工作；
刘晓峰，北京市疾病预防控制中心副主任，主任医师，主要从事公共卫生管理工作、传染病
管理或卫生应急管理工作；段佳丽，北京市疾病预防控制中心所长，主任医师，研究方向为
健康促进和儿少卫生；王玲玲，首都医科大学，北京市疾病预防控制中心。

国；北京市青少年非故意伤害行为报告率与全国调查结果基本
一致；在暴力和校园暴力倾向的相关行为中，男生高于女生，
农村地区高于城市地区，提示教育部门应就这一问题对男生和
农村地区学生加以关注和教育引导；女生的现在吸烟率高于全
国水平，男生现在吸烟率显著低于全国水平。

关键词： 青少年　健康危险行为　健康风险

一　研究对象和方法

（一）研究对象

研究对象是北京市四年级以上的小学生和中学生。

共收回有效样本 31830 份，其中男生 15828 人，女生 16002 人；城郊比为
1∶1.01；调查对象的平均年龄为 14.2 ±2.7 岁。

（二）研究方法

采用风险矩阵评估法进行青少年健康危险行为风险分析研究。对青少年
健康危险行为流行状况，则采用流行病学描述性研究。

抽样方法：采用多阶段分层整群随机抽样的方法，保证数据的代表性。

资料收集方法：采用现况调查的方法收集信息。采用集中组织、个人匿
名自填方式，完成相关问卷信息收集。

二　研究结果

（一）北京市青少年健康危险行为风险分析

风险评估是指在风险事件发生之后，就该事件给人们的生活、生命、财

产等各个方面造成的影响和损失进行量化评估的工作。① 表 1 显示的是北京市部分危险行为风险评估结果。

表 1　北京市部分危险行为风险评估结果

序号	类别	部分危险行为	风险水平		风险级别
			发生可能性	严重程度	
1	不健康饮食行为	经常吃快餐	C(可能)	水平 2(较小)	M(中等危险度风险)
		不吃早餐	C(可能)	水平 2(较小)	M(中等危险度风险)
2	缺乏体力活动行为	长时间学习	C(可能)	水平 2(较小)	M(中等危险度风险)
		体育活动不足	B(很可能)	水平 2(较小)	H(高危险度风险)
3	导致各种伤害行为	步行违章	C(可能)	水平 3(中等)	H(高危险度风险)
		校园暴力	D(不太可能)	水平 3(中等)	M(中等危险度风险)
		自杀	D(不太可能)	水平 5(灾难性危害)	E(极严重风险)
4	精神性成瘾行为	游戏机成瘾	C(可能)	水平 3(中等)	H(高危险度风险)
		网络成瘾	D(不太可能)	水平 3(中等)	M(中等危险度风险)
5	物质性成瘾行为	吸烟	C(可能)	水平 3(中等)	H(高危险度风险)
		饮酒	B(很可能)	水平 3(中等)	H(高危险度风险)
		吸毒	D(不太可能)	水平 5(灾难性危害)	E(极严重风险)
		药物滥用	C(可能)	水平 4(较大)	H(高危险度风险)

（二）2016～2017 年北京市青少年健康危险行为流行状况

1. 小学生健康危险行为流行状况

（1）不健康饮食行为。北京市小学生不健康饮食行为的报告率为 33.5%。郊区学生报告率明显高于城市学生报告率，城乡差异不具有统计学意义（$x^2 = 2.314$，$P = 0.128$）。各年级学生报告率之间的差异不具有统计学意义（$x^2_{linear-by-linear} = 0.045$，$P = 0.833$）。来自各类型家庭的学生报告率之间的差异不具有统计学意义（$x^2 = 7.625$，$P = 0.178$）。

---

① 高婷、庞星火等：《2008 年北京奥运公共卫生安全的风险管理应用思路》，《首都公共卫生》2007 年第 2 期。

（2）静态生活及运动锻炼不足行为。北京市小学生静态生活方式行为的报告率为21.7%。郊区学生报告率（23.2%）明显高于城市学生报告率（18.6%），城乡差异具有统计学意义（$x^2 = 13.826$，$P = 0.000$）。男生报告率（25.1%）高于女生报告率（18.0%），性别差异具有统计学意义（$x^2 = 38.408$，$P = 0.000$）。六年级学生报告率（28.4%）高于其他年级学生报告率（$x^2 = 72.768$，$P = 0.000$）。来自重组家庭的学生报告率高于来自核心家庭、大家庭、单亲家庭、隔代家庭和其他家庭的学生报告率（$x^2 = 28.383$，$P = 0.000$）。

（3）故意伤害行为。北京市小学生曾受到欺侮的报告率为42.3%。城市学生报告率（47.1%）明显高于郊区学生报告率（40.0%），城乡差异具有统计学意义（$x^2 = 23.946$，$P = 0.000$）。男生报告率（48.5%）高于女生报告率（35.9%），性别差异具有统计学意义（$x^2 = 84.323$，$P = 0.000$）。各年级学生报告率之间的差异不具有统计学意义（$x^2 = 0.103$，$P = 0.748$）。来自其他家庭、单亲家庭的学生报告率高于来自核心家庭、大家庭、重组家庭和隔代家庭的学生报告率（$x^2 = 37.016$，$P = 0.000$）。

（4）吸烟行为。北京市小学生现在吸烟的报告率为1.9%。郊区学生报告率（2.1%）高于城市学生报告率（1.5%），城乡差异不具有统计学意义（$x^2 = 2.212$，$P = 0.137$）。男生报告率（3.1%）高于女生报告率（0.8%），性别差异具有统计学意义（$x^2 = 35.619$，$P = 0.000$）。四年级学生报告率高于其他年级学生报告率（$x^2_{linear-by-linear} = 4.838$，$P = 0.028$）。来自各家庭类型的学生报告率之间的差异不具有统计学意义（$x^2 = 5.936$，$P = 0.312$）。

2. 初中学生健康危险行为流行状况

（1）不健康饮食行为。北京市初中学生不健康饮食行为的报告率为25.8%。城市学生报告率（27.8%）高于郊区学生报告率（23.8%），城乡差异具有统计学意义（$x^2 = 27.718$，$P = 0.000$）。初一年级学生不健康饮食行为报告率高于其他年级学生报告率，各年级学生报告率之间的差异具有统计学意义（$x^2_{linear-by-linear} = 10.215$，$P = 0.001$）。来自大家庭的学生报告率高于核心家庭、单亲家庭、重组家庭、隔代家庭以及其他家庭的学生报告率，

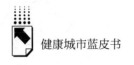

各类型家庭的学生报告率之间的差异具有统计学意义（$x^2 = 7.564$，$P = 0.006$）。

（2）不健康减肥行为。北京市初中学生不健康减肥行为的报告率为31.7%。郊区学生报告率（32.6%）明显高于城市学生报告率（30.8%），城乡差异具有统计学意义（$x^2 = 4.765$，$P = 0.029$）。女生报告率（37.0%）高于男生报告率（26.8%），性别差异具有统计学意义（$x^2 = 159.526$，$P = 0.000$）。各年级之间差异不具有统计学意义（$x^2 = 1.094$，$P = 0.296$）。来自重组家庭的学生报告率（39.6%）高于核心家庭、大家庭、单亲家庭、隔代家庭和其他家庭的学生报告率，各类型家庭学生报告率之间的差异具有统计学意义（$x^2 = 14.479$，$P = 0.013$）。

（3）静态生活及运动锻炼不足行为。北京市初中学生静态生活方式行为的报告率为38.8%。郊区学生报告率（42.3%）明显高于城市学生报告率（35.4%），城乡差异具有统计学意义（$x^2 = 66.009$，$P = 0.000$）。男生报告率（41.6%）高于女生报告率（35.8%），性别差异具有统计学意义（$x^2 = 45.618$，$P = 0.000$）。初二年级学生报告率（45.5%）高于其他年级学生报告率（$x^2 = 156.620$，$P = 0.000$）。来自重组家庭的学生报告率高于来自核心家庭、大家庭、单亲家庭、隔代家庭和其他家庭的学生报告率（$x^2 = 45.708$，$P = 0.000$）。

（4）非故意伤害行为。骑车违章行为的报告率为21.7%。郊区学生报告率（23.4%）明显高于城市学生报告率（20.1%），城乡差异具有统计学意义（$x^2 = 22.165$，$P = 0.000$）。男生报告率（29.6%）高于女生报告率（13.1%），性别差异具有统计学意义（$x^2 = 520.171$，$P = 0.000$）。初二年级学生报告率（23.1%）、初三年级学生报告率（23.0%）高于初一年级学生报告率（$x^2 = 16.003$，$P = 0.000$）。来自单亲家庭的学生报告率高于来自核心家庭、大家庭、重组家庭、隔代家庭和其他家庭的学生报告率（$x^2 = 15.024$，$P = 0.010$）。

步行违章行为的报告率为37.3%。城市学生报告率（38.7%）高于郊区学生报告率（35.9%），城乡差异具有统计学意义（$x^2 = 10.831$，$P = $

0.001）。男生报告率（41.1%）高于女生报告率（33.1%），性别差异具有统计学意义（$x^2 = 90.866$，$P = 0.000$）。初三年级学生报告率（40.3%）高于其他年级学生报告率（$x^2 = 36.119$，$P = 0.000$）。来自各类型家庭的学生报告率之间的差异不具有统计学意义（$x^2 = 6.465$，$P = 0.264$）。

不安全游泳行为的报告率为6.5%。郊区学生报告率（7.2%）高于城市学生报告率（5.8%），城乡差异具有统计学意义（$x^2 = 11.048$，$P = 0.001$）。男生报告率（7.9%）高于女生报告率（4.9%），性别差异具有统计学意义（$x^2 = 48.260$，$P = 0.000$）。各年级学生报告率之间的差异不具有统计学意义（$x^2 = 0.150$，$P = 0.699$）。来自隔代家庭的学生报告率高于来自核心家庭、大家庭、单亲家庭、重组家庭和其他家庭的学生报告率（$x^2 = 13.299$，$P = 0.021$）。

（5）故意伤害行为。打架行为的报告率为21.0%。城市学生报告率（21.5%）高于郊区学生报告率（20.5%），城乡差异不具有统计学意义（$x^2 = 2.060$，$P = 0.151$）。男生报告率（31.9%）高于女生报告率（9.1%），性别差异具有统计学意义（$x^2 = 996.123$，$P = 0.000$）。年级越低报告率越高（$x^2_{linear-by-linear} = 108.979$，$P = 0.000$）。来自单亲家庭学生报告率高于来自大家庭、核心家庭、重组家庭、隔代家庭以及其他家庭的学生报告率（$x^2 = 65.059$，$P = 0.000$）。

曾受到欺侮的报告率为35.8%。城市学生报告率（35.9%）高于郊区学生报告率（35.8%），城乡差异不具有统计学意义（$x^2 = 0.000$，$P = 0.985$）。男生报告率（42.8%）高于女生报告率（28.2%），性别差异具有统计学意义（$x^2 = 303.917$，$P = 0.000$）。年级越低报告率越高（$x^2_{linear-by-linear} = 79.422$，$P = 0.000$）。来自隔代家庭学生报告率高于大家庭、核心家庭、重组家庭、单亲家庭以及其他家庭的学生报告率（$x^2 = 40.682$，$P = 0.000$）。

（6）吸烟行为。郊区学生报告率（1.5%）明显高于城市学生报告率（0.6%），城乡差异具有统计学意义（$x^2 = 48.335$，$P = 0.000$）。男生报告率（3.2%）高于女生报告率（0.9%），性别差异具有统计学意义（$x^2 = $

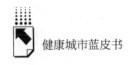

81.585，$P = 0.000$）。年级越高报告率越高（$x^2_{linear-by-linear} = 23.301$，$P = 0.000$）。来自重组家庭和隔代家庭的学生报告率高于来自其他类型家庭的学生报告率（$x^2 = 27.752$，$P = 0.000$）。

（7）饮酒行为。北京市初中学生现在饮酒的报告率为14.7%。城市学生报告率和郊区学生报告率分别为14.6%和14.8%，城乡差异不具有统计学意义（$x^2 = 0.192$，$P = 0.661$）。男生报告率（16.8%）高于女生报告率（12.3%），性别差异具有统计学意义（$x^2 = 54.405$，$P = 0.000$）。年级越高报告率越高（$x^2_{linear-by-linear} = 58.767$，$P = 0.000$）。来自重组家庭类型的学生报告率高于来自核心家庭、大家庭、单亲家庭、隔代家庭和其他家庭的学生报告率（$x^2 = 18.814$，$P = 0.002$）。

（8）吸毒和药物滥用行为。有吸毒行为的报告率为2.5%。城市学生报告率（2.8%）高于郊区学生报告率（2.1%），城乡差异具有统计学意义（$x^2 = 5.425$，$P = 0.020$）。男生报告率（2.9%）高于女生报告率（2.0%），性别差异具有统计学意义（$x^2 = 11.959$，$P = 0.001$）。各年级之间的学生报告率差异不具有统计学意义（$x^2 = 1.023$，$P = 0.312$）。来自单亲家庭的学生报告率高于来自核心家庭、大家庭、重组家庭、隔代家庭和其他家庭的学生报告率（$x^2 = 11.671$，$P = 0.040$）。

药物滥用行为的报告率为2.6%。城市学生报告率和郊区学生报告率分别为2.9%和2.3%，城乡差异具有统计学意义（$x^2 = 4.130$，$P = 0.042$）。各年级学生报告率之间的差异不具有统计学意义（$x^2 = 0.642$，$P = 0.429$）。来自各类型家庭的学生报告率之间的差异不具有统计学意义（$x^2 = 7.500$，$P = 0.186$）

（9）自杀。在过去12个月里有自杀计划的报告率为5.3%。其中城市学生报告率（5.7%）高于郊区学生报告率（5.0%），城乡差异不具有统计学意义（$x^2 = 3.366$，$P = 0.067$）。女生报告率（6.3%）高于男生报告率（4.4%），性别差异具有统计学意义（$x^2 = 23.102$，$P = 0.000$）。

在过去12个月里有自杀行为的报告率为1.9%。其中城市学生报告率（1.9%）高于郊区学生报告率（1.8%），城乡差异不具有统计学意义

（$x^2 = 0.299$，$P = 0.585$）。女生报告率（2.1%）高于男生报告率（1.7%），性别差异具有统计学意义（$x^2 = 2.772$，$P = 0.096$）。

3. 高中学生健康危险行为流行状况

（1）不健康饮食行为。北京市高中学生不健康饮食行为的报告率为22.8%。城市学生（26.3%）报告率高于郊区学生报告率（19.0%），城乡差异具有统计学意义（$x^2 = 103.687$，$P = 0.000$）。女生（24.6%）报告率高于男生报告率（20.7%），性别差异有统计学意义（$x^2 = 28.542$，$P = 0.000$）。各年级学生之间不健康饮食行为报告率差异不具有统计学意义（$x^2 = 1.115$，$P = 0.291$）。来自各类型家庭的学生报告率之间的差异不具有统计学意义（$x^2 = 1.771$，$P = 0.880$）。

（2）不健康减肥行为。北京市高中学生不健康减肥行为的报告率为39.2%。郊区学生报告率（40.2%）高于城市学生报告率（38.3%），城乡差异具有统计学意义（$x^2 = 4.926$，$P = 0.026$）。女生报告率（47.2%）高于男生报告率（30.3%），性别差异具有统计学意义（$x^2 = 414.054$，$P = 0.000$）。各年级学生报告率之间的差异不具有统计学意义（$x^2 = 0.786$，$P = 0.375$）。来自各类型家庭的学生报告率之间的差异不具有统计学意义（$x^2 = 11.045$，$P = 0.050$）。

（3）静态生活及运动锻炼不足行为。北京市高中学生静态生活方式行为的报告率为40.5%。郊区学生报告率（45.1%）明显高于城市学生报告率（36.1%），城乡差异具有统计学意义（$x^2 = 114.598$，$P = 0.000$）。男生报告率（41.7%）高于女生报告率（39.4%），性别差异具有统计学意义（$x^2 = 7.317$，$P = 0.007$）。高二年级学生报告率（44.2%）高于其他年级学生报告率（$x^2 = 57.015$，$P = 0.000$）。来自重组家庭的学生报告率高于来自核心家庭、大家庭、单亲家庭、隔代家庭和其他家庭的学生报告率（$x^2 = 41.527$，$P = 0.000$）。

（4）非故意伤害行为。骑车违章行为的报告率为19.9%。郊区学生报告率（22.5%）明显高于城市学生报告率（17.5%），城乡差异具有统计学意义（$x^2 = 52.862$，$P = 0.000$）。男生报告率（29.4%）高于女生报告率

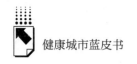

（11.8%），性别差异具有统计学意义（$x^2 = 652.218$，$P = 0.000$）。高一年级学生报告率高于其他年级学生报告率（$x^2 = 19.847$，$P = 0.000$）。来自各类型家庭的学生报告率之间的差异不具有统计学意义（$x^2 = 8.591$，$P = 0.127$）。

步行违章行为的报告率为44.1%。郊区学生报告率（44.4%）高于城市学生报告率（43.9%），城乡差异不具有统计学意义（$x^2 = 0.433$，$P = 0.511$）。男生报告率（49.4%）高于女生报告率（39.6%），性别差异具有统计学意义（$x^2 = 130.026$，$P = 0.000$）。各年级的学生报告率之间的差异不具有统计学意义（$x^2 = 2.483$，$P = 0.115$）。来自各类型家庭的学生报告率之间的差异不具有统计学意义（$x^2 = 8.561$，$P = 0.128$）。

不安全游泳行为的报告率为5.4%。郊区学生报告率（6.2%）高于城市学生报告率（4.6%），城乡差异具有统计学意义（$x^2 = 17.857$，$P = 0.000$）。男生报告率（7.6%）高于女生报告率（3.5%），性别差异具有统计学意义（$x^2 = 112.716$，$P = 0.000$）。年级越低的学生报告率越高（$x^2 = 6.921$，$P = 0.031$）。来自其他家庭的学生报告率高于来自核心家庭、大家庭、单亲家庭、重组家庭和隔代家庭的学生报告率（$x^2 = 24.898$，$P = 0.000$）。

（5）故意伤害行为。有打架行为的报告率为10.1%。郊区学生报告率（11.1%）高于城市学生报告率（9.2%），城乡差异具有统计学意义（$x^2 = 13.050$，$P = 0.000$）。男生报告率（17.1%）高于女生报告率（4.2%），性别差异具有统计学意义（$x^2 = 586.118$，$P = 0.000$）。年级越低报告率越高（$x^2_{linear-by-linear} = 58.170$，$P = 0.000$）。来自各类型家庭的学生报告率之间的差异不具有统计学意义（$x^2 = 11.185$，$P = 0.048$）。

曾受到欺侮的报告率为26.0%。郊区学生报告率（28.4%）高于城市学生报告率（23.8%），城乡差异具有统计学意义（$x^2 = 38.168$，$P = 0.000$）。男生报告率（33.1%）高于女生报告率（19.9%），性别差异具有统计学意义（$x^2 = 300.962$，$P = 0.000$）。年级越低报告率越高（$x^2_{linear-by-linear} = 12.774$，$P = 0.000$）。来自重组家庭学生报告率高于来自大家庭、核心家庭、隔代家庭、单亲家庭以及其他家庭的学生报告率（$x^2 = 18.906$，$P = $

0.002）。

（6）吸烟行为。北京市高中学生现在吸烟的报告率为4.0%。郊区学生报告率（6.0%）明显高于城市学生报告率（2.0%），城乡差异具有统计学意义（$x^2 = 143.853$，$P = 0.000$）。男生报告率（7.5%）高于女生报告率（0.9%），性别差异具有统计学意义（$x^2 = 366.526$，$P = 0.000$）。年级越高报告率越高（$x^2_{linear-by-linear} = 19.683$，$P = 0.000$）。来自隔代家庭的学生报告率高于来自核心家庭、大家庭、单亲家庭、重组家庭以及其他类型家庭的学生报告率（$x^2 = 17.205$，$P = 0.004$）。

（7）饮酒行为。北京市高中学生现在饮酒的报告率为21.1%。城市学生和郊区学生报告率分别为20.9%和21.3%，城乡差异不具有统计学意义（$x^2 = 0.288$，$P = 0.592$）。男生报告率（27.7%）高于女生报告率（15.4%），性别差异具有统计学意义（$x^2 = 304.464$，$P = 0.000$）。各年级学生报告率无差异（$x^2_{linear-by-linear} = 0.993$，$P = 0.319$）。来自隔代家庭的学生报告率高于来自核心家庭、大家庭、单亲家庭、重组家庭和其他家庭的学生报告率（$x^2 = 12.194$，$P = 0.032$）。

（8）吸毒和药物滥用行为。吸毒行为的报告率为3.2%。郊区学生报告率（3.5%）高于城市学生报告率（2.9%），城乡差异不具有统计学意义（$x^2 = 3.532$，$P = 0.060$）。男生报告率（4.1%）高于女生报告率（2.4%），性别差异不具有统计学意义（$x^2 = 30.930$，$P = 0.378$）。各年级的学生报告率之间的差异不具有统计学意义（$x^2 = 0.778$，$P = 0.580$）。来自各类型家庭的学生报告率之间的差异不具有统计学意义（$x^2 = 7.297$，$P = 0.200$）。

有药物滥用行为的报告率为3.3%。城市学生和郊区学生报告率分别为3.1%和3.5%，城乡差异不具有统计学意义（$x^2 = 2.073$，$P = 0.150$）。男生报告率（3.5%）高于女生报告率（3.2%），性别差异不具有统计学意义（$x^2 = 1.047$，$P = 0.306$）。各年级学生报告率之间的差异不具有统计学意义（$x^2 = 2.886$，$P = 0.236$）。来自隔代家庭的学生报告率高于来自核心家庭、大家庭、单亲家庭、重组家庭和其他家庭的学生报告率（$x^2 = 18.413$，$P = 0.002$）。

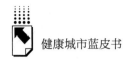

（9）自杀。在过去 12 个月里有自杀计划的报告率为 5.1%。其中郊区学生报告率（5.5%）高于城市学生报告率（4.8%），城乡差异不具有统计学意义（$x^2 = 3.585$，$P = 0.058$）。女生报告率等于男生报告率（5.1%），性别差异不具有统计学意义（$x^2 = 0.000$，$P = 0.990$）。

在过去 12 个月里有自杀行为的报告率为 2.1%。其中郊区学生报告率（2.3%）高于城市学生报告率（1.9%），城乡差异不具有统计学意义（$x^2 = 3.517$，$P = 0.061$）。男生报告率（2.5%）高于女生报告率（1.7%），性别差异具有统计学意义（$x^2 = 10.052$，$P = 0.002$）。

三　讨论与建议

（一）不健康饮食行为和不健康减肥行为

全国学生体质与健康调研结果显示，北京市儿童青少年营养状况存在"双峰"现象，即营养不良和超重/肥胖同时存在。[1] 而儿童青少年的营养状况与其饮食相关行为有密切关系。[2]

本次调查显示，北京市青少年饮食相关行为报告率普遍高于全国水平。[3] 其中经常吃西式快餐、不吃早餐的报告率是全国的 2 倍以上，偏食报告率比全国高 3.2 个百分点，为减肥或控制体重而故意把食物吐出来、长时间禁食、擅自使用减肥药的报告率是全国水平的 1.5～2.9 倍。北京市城市交通拥堵，尤其在早晚交通高峰，学生上下学路途和时间均较长，这可能是北京市学生经常吃西式快餐和不吃早餐报告率高的原因。

在不健康减肥行为中，女生高于男生。中学生正处于青春发育期，此时

① 吕若然：《北京市学生体质与健康调研报告 2010》，北京出版社，2012。
② McCurdy K.，Kisler T.，Gorman KS，et al.，"Food-and Health-Related Correlates of Self-Reported Body Mass Index Among Low-Income Mothers of Young Children"，*Journal of Nutrition Education and Behavior*，2015.
③ 季成叶：《中国青少年健康相关/危险行为调查综合报告 2005》，人民卫生出版社，2007。

他们正处于重塑人生价值观和对社会形成再认识的过程，一方面在接受家庭和学校的教育和管理，另一方面开始大量接受社会上的各种信息。随着科技的不断进步和网络的快速发展，微博、微信等新媒体能够将海量信息的传播变得空前快捷和便利，许多少女接受社会以瘦为美、追求骨感的审美观念，采取不健康减肥行为。

（二）静态生活行为和运动锻炼不足行为

儿童、青少年肥胖和视力不良成为新的受到政府、社会和家庭广泛关注的公共卫生问题。北京市学生超重、肥胖检出率分别达到 11.49%、15.19%，高于全国平均水平。北京市 7~18 岁学生视力不良检出率为60.20%。学生的肥胖和视力不良与其生活习惯相关行为有密切的关系，长时间看电视、上网、玩游戏等静态生活方式，都可对学生肥胖和视力不良产生较大影响。[1]

本次调查显示，北京市青少年生活习惯相关行为报告率普遍高于全国。静态生活行为方面，花很长时间做课外作业、长时间玩电子游戏、长时间上网的报告率均明显高于全国，其中长时间玩电子游戏、长时间上网的报告率均是全国水平的 2 倍以上。这一方面解释了北京市儿童、青少年超重/肥胖发生率高的原因，另一方面也反映出电子游戏、网络和手提电脑等电子产品的发展对儿童、青少年行为产生了巨大影响。

（三）非故意伤害行为

随着社会经济的发展和医疗卫生水平的提高，传染性疾病、慢性非传染性疾病和伤害成为当前社会的最主要的三大公共卫生问题。有资料显示，世界上很多国家尤其在西方发达国家，非故意伤害已经成为影响儿童、青少年

---

[1] LeBlanc A. G., Broyles S. T., Chaput J. P., et al., "Correlates of Objectively Measured Sedentary Time and Self-reported Screen Time in Canadian Children", *The International Journal of Behavioral Nutrition and Physical Activity*, 2015, 12 (1): 197.

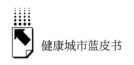
健康的主要原因。① 我国显示出同样的趋势，即伤害成为儿童的第一位死亡原因，其中以非故意伤害最为突出，它给儿童、青少年个体和家庭乃至全社会带来了严重损害。②

北京市青少年非故意伤害行为报告率与全国调查结果基本一致，其中骑车违规中的骑车带人和骑车闯红灯/乱穿马路的行为报告率还低于全国水平。③

步行违规和骑车违规行为在北京市中学生中较为普遍。62.3%的学生在过去30天有步行违规行为，骑车违规中以骑车带人和骑车闯红灯/乱穿马路最高，达到16.0%。骑车违规行为男生高于女生，农村高于城市，提示应对男生及农村地区学生加强交通法规的培训和教育。如何提高学生的交通安全意识从而保障社会交通安全，是教育部门和交通安全部门值得关注的问题。

游泳是促进健康、增加肺活量的一种很好的运动方式，但溺水也是危害极大的造成青少年伤害的原因之一，在夏季高发。本次调查发现，有54.6%的学生在过去的1年中没有游过泳，而游过泳的学生中，有16.5%的人曾在不安全的场所游泳。这一方面说明了学校教育和管理的缺失，另一方面也说明了社会提供给公众的运动设施和资源不足。

（四）故意伤害和自杀意向行为

在美国，车祸、暴力和自杀是导致青少年死亡的重要原因（75%）。它不仅造成惨重的生命损失，而且还带来一系列严重的社会心理问题。④

---

① Johnson N. B., Hayes L. D., Brown K., et al., "CDC National Health Report: Leading Causes of Morbidity and Mortality and Associated Behavioral Risk and Protective Factors—United States, 2005 – 2013", *Morbidity and Mortality Weekly Report Surveillance Summaries* (Washington, D. C.: 2002) 2014.

② Zhu H., Xiang H., Xia X., et al., "Unintentional Injuries among Chinese Children with Different Types and Severity of Disability", *Annals of Epidemiology*, 2014; 24 (1): 23 – 28.

③ 季成叶：《中国青少年健康相关/危险行为调查综合报告2005》，人民卫生出版社，2007。

④ Kann L., Kinchen S., Shanklin S. L., et al., "Youth Risk Behavior Surveillance—United States, 2013", *Morbidity and Mortality Weekly Report Surveillance Summaries* (Washington, DC: 2002) 2014.

在暴力和校园暴力倾向的相关行为中，男生高于女生，农村地区高于城市地区，提示教育部门应在这个问题上对男生和农村地区学生加以关注和教育引导。有些行为表现出明显的年级差异，低年级的学生报告率高。另外，入学新生在"无安全感""被索要财物""被有意排斥在集体活动之外或被孤立""被打、踢、推、挤或关在屋里恐吓"等方面报告率高于其他年级，显示新生容易成为校园暴力的受害者，教育部门应加强对他们的教育和保护。

自杀行为中自杀意念、计划和未遂表现出较高的一致性，有自杀意念和计划的女生高于男生，而实施计划未遂的男女差异不大，提示女生更容易出现心理问题。男生和女生分别在高一和初二年级报告率最高，符合性别发育的特点，即女生一般比男生提早2年进入青春发育期，而青春期的学生比较容易出现心理问题。因此，卫生、教育部门和家长应对这个年龄段的学生加强心理教育与疏导。①

（五）物质滥用行为

物质滥用行为是一类导致伤害的健康相关/危险行为的总称，它导致的伤害是长期、慢性的。这类行为包括吸烟、饮酒和药物滥用（包括吸毒）。②近年来，心脏病、脑血管病、呼吸系统疾病一直是北京市居民第2~4位死亡原因，而吸烟和饮酒是这几种慢性非传染性疾病的重要危险因素。③

本次调查显示，女生现在吸烟率高于全国水平，男生现在吸烟率显著低于全国水平。现在饮酒率呈同样的趋势，即女生高于全国平均水平，而男生低于全国水平。吸毒、药物滥用报告率均高于全国水平。北京市学生吸烟、饮酒率低于全国水平可能与家庭环境有关，尤其是北京市学生的母亲受教育

① McCauley A. P. , Salter C. , Kiragu K. , et al. , "Meeting the Needs of Young Adults", *Family Planning Programs*, 1995（41）：1 – 43.

② 季成叶：《中国青少年健康相关/危险行为调查综合报告2005》，人民卫生出版社，2007。

③ Bonita R. , Beaglehole R. , "Women and NCDs：Overcoming the Neglect", *Global Health Action*, 2014，7：23742.

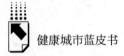
程度高于全国平均水平。而北京市女生的现在吸烟率和现在饮酒率高，与北京市成人的相关调查结果一致，女性的吸烟和饮酒行为值得关注。吸毒的社会危害大，北京市学生吸毒报告率高于全国水平，吸毒年龄呈现低龄化的趋势，值得关注。

B.16
北京市新冠肺炎疫情公众健康
教育及效果分析

刘秀荣 齐力 胡洋 徐露婷*

摘　要： 新型冠状病毒肺炎疫情自暴发以来对人们的生产生活造成了严重影响。北京市疾控中心于 2020 年 3 月对北京市 15 岁及以上居民开展了线上问卷调查。调查结果显示，北京市居民新冠肺炎相关知识的总体知晓率为 81.8%，居民对新冠肺炎防控的基本知识掌握良好，而且战胜疫情的信念和防护行为形成率都很高，表明前期的健康教育工作和健康信息传播起到了积极作用，效果明显。鉴于类似新冠肺炎的重大传染病疫情的防控要靠全社会的共同努力，建议加强部门协作及信息交流，有效利用传统媒体和新媒体，有针对性地开展健康教育，提升公众健康信息素养水平，做好心理健康教育，并开展健康教育效果评估。

关键词： 新冠肺炎　健康教育　疫情防控

一　背景

新冠肺炎的突发性和不确定性使得公众对其了解甚少，及时有效的健康

---

* 刘秀荣，北京市疾病预防控制中心健康教育所所长，主任医师，研究方向为健康教育与健康促进；齐力，北京市疾病预防控制中心健康教育所，医师，研究方向为健康教育与健康促进；胡洋，北京市疾病预防控制中心健康教育所，医师，研究方向为健康教育与健康促进；徐露婷，北京市疾病预防控制中心健康教育所，医师，研究方向为健康教育与健康促进。

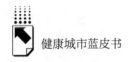

教育科普能够引导公众对疫情正确认识，从而采取有效的防护行为，保持积极稳定的情绪，避免社会出现大范围的恐慌和秩序紊乱。

北京市疾病预防控制中心是全市疾病预防控制的专业机构。自2020年初湖北省武汉市暴发新冠肺炎疫情后，北京市疾控中心迅速响应，从舆情研判到宣传定位，从材料开发到社会动员，从媒体传播到社区指导，用通俗易懂的形式引导全社会正确抗疫，结合疫情防控需要，紧跟舆论导向，博弈误区谣言，开展了大量的健康教育工作。

二 健康教育工作开展情况

（一）成立舆情宣传专班，建立专项工作机制

2020年1月20日，北京市疾控中心成立新冠肺炎重大疫情防控领导小组，下设舆情健教专班，专班成员由健康教育所、宣传中心、学校卫生所、党委办公室等具有传播职能的相关科室组成，并抽调中心其他科室具有较强科普能力的人参与专班工作，专班集中办公，由中心副主任任组长，统筹管理舆情宣教工作。同时，为方便工作，针对疫情防控特点，专班下设舆情宣传、健康教育、媒体沟通、自媒体管理等工作小组。

围绕工作目标，各小组在中心疫情防控领导小组和组长的统一组织和领导下，分工明确，互相协调和沟通，共同开展工作。为确保工作有效开展，舆情健教专班制定了工作计划和工作制度，建立了例会沟通机制，同时明确了信息发布、传播材料审核等审批程序和流程。

（二）分析研判舆情，开发制作多种传播材料

新冠肺炎是一种突发的传染病，舆情宣传组在疫情期间及时收集新冠肺炎流行、治疗与防控的最新进展、核心信息及材料，同时认真研究分析公众健康需求以及由于春节人员流动、复工复产、严防境外输入以及常态化防控等公众防控需求，根据核心信息制作适合在本地传播的信息和健康教育材

料，包括科普文章、视频、海报、折页等，按程序进行逐级审核通过后进行发布。截至 2020 年 5 月 15 日，舆情宣教专班共设计制作宣传海报、折页（单页）79 种、视频动画 70 个，公开出版科普图书 4 本。为向在京外籍人员开展防疫宣传工作提供便利，市疾控中心翻译并制作返岗复工、办公场所防控、培养健康行为等主题的英文海报 16 张。

（三）充分利用自身资源，开展自媒体宣传

近年来，为进一步履行职能，创建健康教育传播方式，北京市疾控中心、北京市健康教育所分别开通了官方微博、微信、网站、头条、抖音等官方自媒体。自媒体传播具有主动性、及时性、个性化的特点，特别适用于突发公共卫生事件中的健康传播，利用自媒体及时发布科学的防控信息，对科学引导舆情具有重要的意义。[①] 同时，通过浏览和分析发布信息下的评论，可以及时掌握舆情，从而有针对性地组织编辑相关信息，回应群众关切、困惑和热点问题，满足群众的防控需求。不仅如此，在疫情期间，由于其特殊的防控职能，北京市疾控中心官方微博、微信和网站发布的信息，对全社会而言也起到了一个风向标的作用。

2020 年 1 月 20 日至 5 月 15 日，北京市疾控中心官方网站设置了新型冠状病毒肺炎疫情防控专栏，共发布健康知识、防控指引、政策法规、疫情动态、防控工作等内容 400 余条，累计阅读量 50 万次。官方微信共发布科普信息 500 多篇，阅读量 5800 多万次。官方微博 500 多条，阅读量超过 1 亿次。北京健康教育所官方微博 795 条，阅读量 5889.42 万次；北京健康教育所共发布微信 260 条，阅读量超 103 万次；抖音发布超 40 条，阅读量 25 万次。

在此次疫情期间，公众可从疾控、健康教育机构官方发布的健康教育信息中获取正确专业的科普知识，了解事件的发展进度，大众媒体可从中汲取

---

① 《〈"新型冠状病毒肺炎"公众认知与信息传播调研报告〉正式发布》，中国青年网，https://d.youth.cn/shrgch/202002/t20200227_12214866.htm，最后访问日期：2020 年 8 月 15 日。

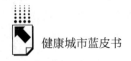
正确信息加以编辑进行二次传播，扩大正确信息与知识的传播广度与深度，遏制谣言的发展与扩散。在整个传播过程中，疾控、健康教育机构的公信力与影响力得以建立与巩固，获得民众对其专业能力的信任，树立权威、专业的形象。

（四）联合北京电视台，策划制作系列宣传片

疫情防控是全社会的责任，新闻媒体是健康教育和健康传播的主力军。2020年1月26日，在北京市委宣传部的协调下，北京电视台《养生堂》栏目、新闻中心和《健康北京》栏目三个主创团队与北京市疾控中心对接，成立联合宣传组，发挥各自专业和传播优势，共同策划、录制新冠肺炎疫情防控宣传节目。其间，《养生堂》栏目共录制《防控指引十八讲》28集、新闻中心录制《疾控说防控》1分钟短视频28集，《健康北京》栏目录制《众志成城　防控疫情》16期。

此外，中心领导及专家参加北京市政府新闻发布会33场，接受《北京日报》、《北京晚报》、《北京青年报》、BTV新闻、BTV"我是大医生"、北京交通广播等媒体和栏目采访24次，共有18位专家参与科普工作，为市民解读相关防控知识。

（五）召集名人、明星参与防控宣传

名人、明星的行为具有一定的社会引导作用，在社会传播过程中常常发挥重要作用。疫情期间，许多名人、明星有强烈的愿望发挥一技之长，积极参与疫情防控工作。为此，北京市疾控中心联合共青团中央北京市委、北京电视台，邀请吴京、海霞、申雪、栗坤、武大靖、聂一菁、张国政、张梓琳、玖月奇迹、关凌、刘媛媛、陈一冰、春妮、杨凌等青年榜样录制了"我承诺　我做到"和"做自己健康责任人"系列公益宣传视频。邀请春妮、李光复、蔡国庆、关晓彤、王小骞、谭江海、石雨濛、马驰、马艳丽、王为念、支修益、悦悦、乔杰、刘婧、伊能静、秦昊16名知名主持人及明星录制"拱手为礼健康过年""打喷嚏，掩口鼻"

"厢式电梯""公交防护""市爱卫会提醒您家庭大扫除""学生居家健康提示"等短视频30个，传播防控科普知识。

（六）开展社会动员，拓展传播渠道

为进一步扩大传播效果，北京市疾控中心舆情宣传专班积极进行广泛的社会动员，疫情期间先后协调了北京电视台（包括 BTV 北京卫视、文艺频道、科教频道、影视频道、财经频道、生活频道、青年频道、新闻频道、卡酷少儿频道和冬奥纪实频道）、北京人民广播电台（包括北京电台新闻广播、交通广播、城市广播、体育广播、外语广播、音乐广播、文艺广播、故事广播、青年广播、动听调频）、歌华有线电视、北广传媒城市电视、北广传媒移动电视、北广传媒地铁电视、14 家网络视听平台（爱奇艺、优酷、搜狐视频、新浪网、酷健燃视频、快手、抖音、今日头条、一点资讯、凤凰网、好看视频、花椒直播、梨视频、秒拍）、交互式网络电视、学习强国、铁路 12306 精准行程信息发布平台、高德地图、16 个区及亦庄经济开发区融媒体中心等媒体平台，为上述平台提供市疾控中心主创的防控宣传视频 90 个、海报 70 张、科普文章 105 篇、社会各行业单位防控技术指引 30 个、宣传口号和短信息 15 个等内容。各媒体平台尽可能提供资源，全面宣传疫情防控政策、知识和技能，实现了媒体全覆盖。各种传播材料在各种平台播放后累计曝光数量均以百万次、千万次甚至是亿次计算。

（七）发挥网络作用，指导社区开展宣传

此外，北京市疾控中心还组织全市疾控系统开展辖区居民防控宣传。在疫情期间，全市 16 个疾控中心官方微博、微信等共发布科普信息 340562 条，总阅读量约 57209 万次。制作发放海报、手册、折页和报纸共 3657 种约 369.8 万份，应用宣传板、宣传栏、滚动屏和广播频道合计 3935191 个。

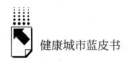

三　效果评价

为及时了解公众对新冠肺炎疫情防控的认知、行为及技能情况，评价健康教育的效果，并为进一步做好防控提供科学依据，2020年3月北京市疾控中心在全市范围内开展了北京市民新冠肺炎疫情防控认知及行为调查。

（一）调查对象与方法

（1）调查对象。2020年3月2～12日，采用滚雪球抽样的方法对北京市16个区15岁及以上居民进行调查。

（2）调查工具。基于知信行（KAP）模式[①]和已有的健康教育宣传基础，设计"北京市居民新型冠状病毒肺炎认知及行为调查"问卷，主要内容包括基本信息，新冠肺炎相关知识和态度、防护行为，信息获取途径等。对其中知识题进行赋分，每题1分，答对计1分，答错计0分，共23分。每道知识题知晓率（％）＝（正确回答的人数/被调查者总人数）×100％；知识总体知晓率（％）＝［调查对象共正确回答的知识题数/（调查对象人数×每人回答问题数）］×100％；信念持有率＝（持有某种信念的人数/被调查者总人数）×100％；行为持有率＝（持有某种行为的人数/被调查者总人数）×100％。

（3）调查方法。通过问卷星网上调查平台，创建网络问卷，把调查问卷二维码发送给调查对象，调查对象根据问卷指导语和题目提示，通过手机端或电脑端自行填写问卷后提交。

（4）质量控制。在问卷星平台设置每个IP只可提交一次数据，设置问卷的每个题目均为必答题，有未填写题目时无法提交，从而保证填写问卷的有效率。网络问卷平台自动监测答题时长，答题时长低于60秒的视为不合

---

① 《2018北京城乡居民健康素养监测结果发布　健康素养水平持续提升》，人民健康网，http://health.people.com.cn/n1/2019/0322/c14739-30990856.html，最后访问日期：2020年8月15日。

格问卷。

（5）数据处理与分析。从问卷星平台直接导出数据，采用 SPSS 20.0 软件进行清理和统计分析。

（二）调查结果

（1）基本情况。本次调查共回收有效问卷 162523 份，其中男性占 26.9%，女性占 73.1%；城镇居民占 74.1%，农村居民占 25.9%；平均年龄为 38.7±9.5 岁，其中 15~29 岁占 11.0%，30~39 岁占比最高，为 49.8%，40~49 岁占 27.2%，50 岁及以上占 12.0%；初中及以下文化程度占 11.7%，高中/职高占 20.6%，本科或大专占比最高，为 61.8%，硕士及以上占 5.9%（见表1）。

表1　调查对象人口学特征及知识得分情况

类别	数量（人）	占比（%）	平均得分（分）
性别			
男性	43774	26.9	18.45±2.25
女性	118749	73.1	18.96±2.10
地区			
城镇	120390	74.1	19.00±2.10
农村	42133	25.9	18.31±2.21
年龄（岁）			
15~29	17859	11.0	18.87±2.21
30~39	80881	49.8	18.86±2.10
40~49	44266	27.2	18.82±2.16
50 岁及以上	19517	12.0	18.60±2.25
文化程度			
初中及以下	19011	11.7	17.65±2.41
高中/职高	33419	20.6	18.32±2.12
本科或大专	100522	61.8	19.14±2.00
硕士及以上	9571	5.9	19.57±2.07
合计	162523	100.0	—

（2）新冠肺炎相关知识知晓情况。被调查对象的知识总体知晓率为81.8%，认知平均得分为18.82±2.15分。98.6%的被调查对象知晓新冠病毒可以通过飞沫传播，86.1%的被调查对象知晓新冠病毒可以通过接触传播；97.1%的被调查对象知晓新冠肺炎的主要症状是发热、咳嗽、乏力；76.4%的被调查对象知晓人群普遍易感；98.4%的被调查对象知晓隔离的医学观察期为14天，80.3%的被调查对象知晓需要居家隔离。90.9%的被调查对象知晓什么情况下需要洗手，43.5%的被调查对象知晓洗手的关键步骤是充分揉搓；96.0%的被调查对象知晓开窗通风的正确做法是"每天开窗两三次，每次半小时"；41.3%的被调查对象知晓咳嗽、打喷嚏时应用纸巾或胳膊肘弯处捂住口鼻；90.8%的被调查对象知晓家居表面可用含氯消毒剂擦拭消毒；87.5%的被调查对象知晓如果出现发热症状应前往定点医院发热门诊就医（见表2）。

表2　北京市居民新冠肺炎相关知识知晓率、信念/行为持有率

	知晓/持有人数	知晓/持有率(%)
相关知识		
新冠病毒可以通过飞沫传播	160204	98.6
新冠病毒可以通过接触传播	139854	86.1
新冠肺炎的主要症状是发热、咳嗽、乏力	157866	97.1
人群普遍易感	124118	76.4
医学观察期为14天	159902	98.4
需要居家隔离	130573	80.3
什么情况下需要洗手	147753	90.9
洗手的关键步骤是充分揉搓	70631	43.5
开窗通风的正确做法是"每天开窗两三次,每次半小时"	156100	96.0
咳嗽、打喷嚏时应用纸巾或胳膊肘弯处捂住口鼻	67092	41.3
家居表面可用含氯消毒剂擦拭消毒	147531	90.8
出现发热症状应前往定点医院发热门诊就医	142197	87.5

续表

	知晓/持有人数	知晓/持有率(%)
相关信念及态度		
担心自己会感染新冠肺炎	114143	70.2
新冠肺炎患者能有效医治,死亡率不高	119774	73.7
有信心战胜此次疫情	160724	98.9
支持政府所做的各项防控措施	155185	95.5
相关防护行为		
减少外出,不聚集	161517	99.4
外出时佩戴口罩	161143	99.2
勤洗手	160169	98.6
勤通风	156125	96.1
保持居室清洁、进行居家消毒	153501	94.4
预防性服用相关药物	19527	12.0

(3)新冠肺炎相关信念及态度。70.2%的被调查对象担心自己会感染新冠肺炎;73.7%的被调查者认为新冠肺炎患者能有效医治,死亡率不高;98.9%的被调查者有信心战胜此次疫情;95.5%的被调查者支持政府所做的各项防控措施。

(4)新冠肺炎相关防护行为。99.4%的被调查对象减少外出,不聚集;99.2%的被调查者外出时佩戴口罩,其中39.9%的被调查对象倾向于佩戴一次性医用口罩,32.6%选择医用外科口罩,26.1%选择医用防护口罩(N95),1.5%选择棉布口罩或活性炭口罩;98.6%和96.1%的被调查者能做到勤洗手和勤通风,且有97.1%的被调查者洗手频率明显高于平常;94.4%的被调查者能做到保持居室清洁、进行居家消毒;12.0%的被调查者选择预防性服用相关药物。

(5)新冠肺炎的信息获取途径及来源。88.3%的被调查对象相关信息的主要获取途径和来源为政府、卫生健康行政部门、卫生健康专业机构等的官方媒介(包括网站、微博、微信公众号等),87.9%的被调查对象选择央视新闻、人民日报等主流媒体,49.3%的被调查对象选择社区、居委会张贴的宣传品（海报、单页等）或短信、微信等发送的通知，29.2%的被调查对象通过所在单位或学校的宣传获取，22.5%的被调查对象通过微信（群、朋友圈）、微博等社交媒体获取，9.4%的被调查对象通过专业自媒体"大V"获取，1.4%的被调查对象通过周围亲戚/朋友等的口头传播获取（见图1）。

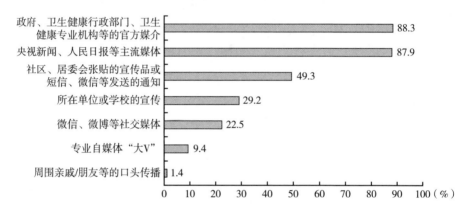

图1　居民新冠肺炎相关信息获取途径及来源

92.9%的被调查对象希望从政府、卫生健康相关部门的回应中获得新冠肺炎相关信息和防护知识，86.3%的被调查对象选择权威专家或医护人员的专业知识科普，67.8%的被调查对象选择主流媒体对相关事件进展的曝光，33.2%的被调查对象选择微信、微博等社交媒体发布的信息，25.1%的被调查对象选择政府热线咨询，19.4%的被调查对象选择专业自媒体"大V"的科普（见图2）。

（三）分析与讨论

调查结果显示，北京市居民新冠肺炎相关知识的总体知晓率为81.8%，居民对新冠肺炎防控的基本知识掌握良好，而且战胜疫情的信念和防护行为形成率都很高，表明前期的健康教育工作和健康信息传播起到了积极作用，效果明显。

不同性别、城乡、年龄组和文化程度的居民新冠肺炎相关知识平均得分差别均不到1分，这与其他省份居民新冠肺炎相关知识的研究结果相

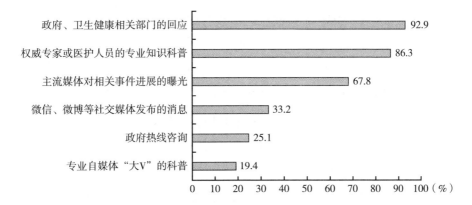

图2　居民希望从哪些途径获取新冠肺炎相关信息和防护知识

近。根据既往研究结果，健康知识的学习和掌握能力与文化程度高度相关。本次调查显示，居民的知识平均得分随文化程度的升高而增加，但初中及以下文化程度和硕士及以上文化程度的差距不超过2分，这也反映出人们对此次疫情的关注程度和相关健康教育信息的传播力度都是空前的，健康教育基本全面覆盖。虽然居民对知识的整体掌握情况良好，但也存在部分薄弱环节。例如，只有41.3%的被调查对象完全知晓咳嗽、打喷嚏时应用纸巾或胳膊肘弯处捂住口鼻，只有43.5%的被调查对象知晓洗手的关键步骤是充分揉搓。这些也是预防各种呼吸道传染病的关键内容，今后还应继续加强此方面的科普宣传。

调查显示，居民战胜此次疫情的信念持有率为98.9%，大部分居民对疫情防控持乐观态度。几乎所有被调查对象都能做到减少出行和外出时佩戴口罩，这可能一方面是由于居民认识到了新冠肺炎的严重性和易感性，从而采取健康保护行为；另一方面是因为政府采取了强有力的防控措施，很多公共场所要求佩戴口罩才能进入。在佩戴口罩的选择上，39.9%的居民选择一次性医用口罩，32.6%的居民选择医用外科口罩，26.1%的居民选择医用防护口罩，这可能与防护知识的宣传以及口罩是否容易获得有关，疫情发生早期防护建议是佩戴医用防护口罩或医用外科口罩，随后疾控中心发布了公众佩戴口罩指引，提出公众在日常工作和生活中佩戴一次性医用口罩即可。这

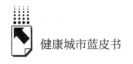

也提示我们，及时准确地传播健康核心信息十分重要，这会影响公众的认知和选择。

国家信息中心于 2020 年 2 月 27 日发布的《"新型冠状病毒肺炎"公众认知与信息传播调研报告》显示，90% 的受访者每天或每时每刻都在关注疫情，其中超过九成的公众选择互联网媒体作为获取信息的主要渠道。[①] 在互联网信息快速发展的今天，新媒体对突发公共卫生事件传播产生了广泛而深刻的影响，被公众视为了解新冠肺炎相关健康科普的最佳途径。但是，过多的信息也会让人们无所适从，这要求人们具备良好的健康信息素养。调查结果显示，绝大部分被调查对象主要从政府、卫生健康行政部门、卫生健康专业机构的官方媒介，或央视新闻、人民日报等主流媒体获取相关信息，反映了多数北京市居民对政府和主流媒体的发声有较高的信任。

为规避疫情期间的传染风险，本文研究采取了网络调查的方式，在短时间内获得了超过 16 万个样本，有较好的时效性。但是，本次调查人群女性偏多、老年人较少，可能存在一定的偏颇。

（四）思考与建议

1. 加强部门协作及信息交流

类似新冠肺炎的重大传染病疫情的防控要靠全社会共同努力。因此，要加强疾控机构健康教育部门和突发公共卫生事件应急处理部门，与其他医疗机构以及与教育、信息、新闻媒体、社区居委会等非医疗机构的合作和沟通。根据各部门的职责，要对非公共卫生专业的相关工作人员开展专门的健康知识培训，以确保信息传递的准确和个人防护到位。同时配合政府，进行及时、科学、准确的预警信息及疫情信息发布，多部门合作共同控制疫情发展。

[①]《〈"新型冠状病毒肺炎"公众认知与信息传播调研报告〉正式发布》，中国青年网，https：//d. youth. cn/shrgch/202002/t20200227_ 12214866. htm，最后访问日期：2020 年 8 月 15 日。

2. 有效利用传统媒体和新媒体，有针对性地开展健康教育

2020 年 4 月 30 日，北京新冠肺炎疫情应急响应级别由一级调至二级。随着疫情形势好转，各企业单位全面复工，学校复课，人们逐渐恢复出行和休闲活动。但是，应急响应级别的下调，并不意味着防控工作的放松，对于一些重点人群、重点场所防控措施仍要坚持。需要进一步针对不同目标人群制定相应的健康科普传播、宣传和教育策略。

3. 提升公众健康信息素养水平

在移动互联网快速发展的今天，人们获取信息的途径越来越多，但各类健康相关信息泥沙俱下，这要求人们不仅要有理解健康知识的能力，更要有获取权威健康信息的方法和甄别信息真实与否的能力。健康信息素养正是反映了人们对社会媒体及不同渠道提供的健康相关信息的获取、理解及甄别能力。2018 年北京市居民健康素养调查结果显示，北京市常住居民健康信息素养水平为 32.8%[1]，有近 2/3 的居民缺乏对健康信息的应用能力和对虚假健康信息的辨识能力。在新冠肺炎这种新发传染病面前，信息量爆炸，这对公众的信息辨识能力更是一种考验。健康教育在普及健康知识的同时，还应广泛宣传权威健康信息的发布渠道及其获得方法。

4. 做好心理健康教育

《中华人民共和国精神卫生法》第十四条规定："各级人民政府和县级以上人民政府制定的突发事件应急预案，应该包括心理援助的内容。"[2] 在突发公共卫生事件中，对人群心理健康教育不可或缺。2003 年 "非典" 疫情期间出现大量急性应激障碍、创伤后应激障碍、焦虑、抑郁等疾病的患者，出现严重问题的是病人和隔离观察者，同时医护人员也面临巨大的心理压力。在疫情期间，对于患者和隔离观察者我们要注意抚慰其情绪，适当进

---

① 《2018 北京城乡居民健康素养监测结果发布　健康素养水平持续提升》，人民健康网，http：//health. people. com. cn/n1/2019/0322/c14739 - 30990856. html，最后访问日期：2020 年 8 月 15 日。

② 《中华人民共和国精神卫生法》，中央人民政府网站，http：//www. gov. cn/jrzg/2012 - 10/26/content_ 2252122. htm，最后访问日期：2020 年 8 月 15 日。

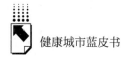

行心理疏导；对疫情的应急处置人员要及时跟进心理干预，缓解其巨大压力和不良情绪。复旦大学健康传播所针对此次新冠肺炎疫情的公众心理健康调查显示，55.3%的人有不同程度的焦虑症状；在本次针对北京市居民的问卷调查中也显示，70.3%的居民担心自己会感染新冠肺炎。这提醒我们，对一般公众的心理健康教育不容忽视，要正确指导公众保持良好的心态应对紧张、焦虑的情绪，避免因恐慌心理造成自我伤害。

5. 开展健康教育效果评估

等到疫情接近尾声或结束时，健康教育的工作并不会结束，还需要继续开展健康教育的效果评估，除了对公众知识掌握和行为改变的评价外，还应包括对宣传材料的适宜性评估，梳理优秀宣传材料特征，从而建立重大传染病的突发公共卫生事件健康传播核心信息库、传播材料库等。同时，总结成功经验，反思工作中出现的问题，为今后的健康教育开展提供借鉴和指导。

B.17
北京市社区中老年人健身安全实现路径探讨[*]

史江平　马鸿韬　周萍　张云[**]

摘　要： 随着我国社会逐步向老龄化发展，中老年人的健身安全问题也日益凸显。如何在中老年健身过程中识别风险，采取有效的措施控制风险，以确保中老年人健身安全，也是应对老龄化社会发展的一大重要举措。笔者随机走访北京市八大城区的街道、社区、公园、广场等健身场所，通过现场沟通、观察、发放问卷以及专家访谈等形式对北京社区中老年人的健身现状，尤其是健身风险方面进行访谈调查，提出北京市社区中老年人健身安全实现路径：对中老年人进行体检及体质体格测试，融合医务监督和运动测试的优势，提高体医融合服务水平；科学健身，合理确定运动内容、运动强度及运动时间等，提高运动质量；不断规范和提高健身环境及健身器材的安全性；普及宣传膳食管理与情绪管理对老年健身安全的重要性；有条件的社区和健身者最好能在健身指导员的指导下进行适宜的健身活动，并在社区体育部门的有效管理下，建立社区中老年居民健康管理档案，以实现健身安全，切实增进身体健康，积极响应"健康中国"这一国家战略。

---

　* 本文为北京市体育局群众体育处研究项目。

** 史江平，北京市体育局群众体育处处长，高级经济师，研究方向为劳动经济、人力资源、信息技术信息、"体育＋"；马鸿韬，北京体育大学教授，博士生导师，研究方向为体育艺术学、全民健身理论与实践等；周萍，北京体育大学博士，研究方向为老年体育；张云，北京市体育局群众体育处，研究方向为社会体育、体育管理、社区体育。

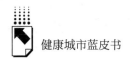

关键词: 社区健身 中老年人健身 健身安全

《北京市老龄事业发展报告 (2018)》指出,截至 2018 年底,北京市 60 岁及以上户籍老年人口为 349.1 万人,占户籍总人口的 25.4%。大量研究表明,面对日益加剧的老龄化问题,通过健身活动获得健康与快乐是实现健康老龄化的主动应对措施,并且中老年人的健康运动是增进健康、延缓衰老最安全、最有效、最环保的方法之一。但是,老龄人口数量的急剧增多以及其相对薄弱的身体条件大大增加了他们在健身运动中受伤的可能性,使中老年人的健身安全问题日益凸显。如何在中老年健身过程中识别风险,采取有效的措施控制风险,以确保中老年人健身安全,是目前全社会尤其是承担中老年健身监督作用的社区必须面对的重大课题。

一 中老年人健身风险

中老年人①因年龄的增长,身体机能状态和心理状态都有所下降,有其特殊性,也因此更容易发生健身风险。我们从北医三院、北京体育医院、积水潭医院、301 医院等北京几家大医院了解到,这两年在健身锻炼中发病或者发生运动损伤的人数呈明显增长趋势,尤其是老年人群。参照以事故致因理论为主线的安全理论体系,依据中老年人参与社区健身活动的实际情况,将中老年人参与社区健身活动的风险归为环境的因素、人的因素和物的因素三个方面,分别包括以下因素。

(一)环境的因素

主要包括:自然界不可抗拒的因素,如地震、龙卷风、台风等自然灾害;天气和气候的突然变化;空气质量差(如北京的沙尘暴、雾霾天

---

① 为了研究需要,本文中的中老年人是指 50~80 岁的人群。

气）；周围干扰因素比较多；周边流动人口数量较多及构成情况较复杂、治安状况较乱、交通状况较差；没有相对完善的事故应急处理制度；体检制度不完善、不合理；人际关系不融洽，健身者之间的关系不和谐。

（二）人的因素

包括习练者本人的因素和指导者因素。就健身习练者而言，健身风险主要包括：运动前准备活动不充分；不按规定动作练习，急于求成，有的自身身体素质差，运动时不能做到量力而行；运动过量，单次锻炼时间太长；发生运动性疾病，或自身有某种疾病而不告知；没有掌握方法，盲目锻炼；练习中受周围环境干扰，思想不集中；运动着装不适当，没有适当补充能量；情绪压抑、心情烦躁；睡眠不足和饮食健康等问题；缺乏自我调节能力，自我保护能力差；缺乏健身运动知识、常识以及安全意识；没有掌握基本的运动损伤的自救方法，缺乏自救与救助他人的能力；没有做放松整理活动；单凭兴趣锻炼，而不考虑健身内容是否适合自己；从未进行医务监督，完全凭个人感觉。

（三）物的因素

主要包括：健身器材本身的质量不合格，状态不符合要求，或者某些器材的设计存在一定的安全隐患；对器材可能导致的危险结果未作警示，或者警示内容不明显，如贴放位置比较隐蔽、字体颜色不醒目等；缺少对器材的定期检查、维修和保养。

二　北京社区中老年人健身锻炼现状

笔者在参阅国内外大量文献资料和研究成果的基础上，随机实地走访了北京市东城区、西城区、朝阳区、海淀区、石景山区、丰台区、昌平区等地的街道、社区、公园、广场等健身场所，通过现场沟通、观察、发放问卷以及专家访谈等形式，对北京社区中老年人的健身现状尤其是健身风险进行调查和了解。

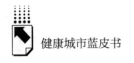
（一）基本情况

本次调查的目标人群是 50～80 岁的中老年人，参与健身锻炼者中女性明显多于男性。在以 5 岁为一个年龄跨度进行的调查中，61～65 岁年龄段的人群最多，超过 50%。学历情况参差不齐，占比最大的是高中或中专组，其次是大专、本科及以上组，小学及以下组占比最小。从居住状况来看，多数是与老伴一起居住，其次是与子女甚至孙辈一起居住，独居的人群占比较小，不足 10%。从健身状况来看，自认为比较健康的占大多数，患有至少一种慢性疾病的中老年人超过 30%，其中患有高血压和心脑血管疾病的人最多，其次是糖尿病、骨质疏松等疾病。

（二）健身内容

（1）健身时间。调查发现，每天健身一次的人基本选择在上午锻炼，其次是早晨，一天锻炼不止一次的人会选在下午再锻炼一次；每周锻炼 3～4 次者居多，其次是 1～2 次、5～6 次；每次锻炼 1～2 小时的居多，其次是每天锻炼 2 小时以上，然后为 30～60 分钟，尤其是选择跳广场舞或健身操的人每天的锻炼时间都相对较长，有的甚至超过 3 个小时。

（2）健身地点。中老年人选择健身的地点或场所以小区花园或广场居多，其次是公园及小区外的广场、小区健身路径，少数选择周边学校等免费体育场所，极个别会选择偶尔去一下健身房等收费健身场所。

（3）健身形式。多数会选择与朋友结伴或参加社区的统一活动，长期参加健身锻炼的人一般都有比较固定的健身地点，也会形成固定的健身圈子。较少数参加健身走、慢跑等个人项目的人，会独自参加锻炼。

（4）健身项目。调查发现，绝大部分中老年人在选择健身项目时会受到周围锻炼者的影响，跟随训练现象严重，或者看着这个项目还不错，有点兴趣，就选择练习，而并没有去研究或者说并不是十分了解这个项目有什么健身功效，自己的身体是否适合练此项目。其中以选择健身走、广场舞、健身操、太极拳或者在健身路径锻炼的居多，少数会选择打花棍、抖空竹、太极柔力球等需要购买部分器械的项目。一般在每天的锻炼中会进行至少 2 项的内容，一般一个是主项，一个是附带项。

（5）健身指导。在被问到健身时是否有人来指导锻炼时，超过 80% 的人选择了偶尔有人指导，主要是社会体育健身指导员和有经验的健身锻炼者。在京外的很多研究中，此类选项很多人选择从来没有人指导，偶尔也会有经验的健身者指导。可见，北京社区的社会体育健身指导员工作还是相对比较到位的。

（6）健身隐患。多数健身者认为自己对自己的身体还是比较了解的，一般一年体检 1 次，有的甚至半年体检 1 次，很少有人从未体检过。但是，在健身过程中很少有人会经常做准备活动和放松整理活动，大部分人会在健身前偶尔做准备活动或者健身结束后做放松整理活动，有很大一部分人从来没有做过准备活动或者放松活动，有的甚至都不知道什么是准备活动和放松整理活动。大部分人在健身锻炼时不会去刻意检查场地器材情况，少数人会偶尔检查，极少数人会经常检查，还没有人每次都会先去检查场地器材。很多人并不了解在健身过程中如何进行自我保护或者自我急救方法，少数人有所了解，极个别人非常了解，这部分人往往有从医经验或曾是体育工作者，一般在运动过程中不会补充能量，最多就是喝水，基本都是健身完回家后再补充能量。在锻炼时基本会选择穿运动鞋和运动服，或者是比较宽松的衣服，也会根据健身项目不同选穿合适的专业衣服和鞋子，如舞蹈服和舞蹈鞋等。

（三）风险事件发生情况

在被调查的人群中，近两年曾在健身锻炼中受过伤的人数占到 15% 以上，女性多于男性，发生风险事件的概率随年龄增加而递增，50～55 岁组别的中老年健身者风险事件的发生率最低，70 岁以上组别风险事件的发生率则要高很多。

调查发现，中老年人在健身锻炼中发生风险，多数在户外，超过 80%，并且以发生在小区、街道路边的居多；多数都发生在白天，尤以 10 点前的

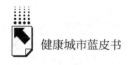

发生概率最大。

在所调查的风险事件中，超过一半的损伤发生在四肢部位，其次是腰部；多数是软组织损伤，如挫伤、皮肤擦伤，其次是骨折，还有个别是慢性病发作，脑震荡等，一般都是跌倒所致，如绊倒、滑倒、坐空或踩空等。此类损伤大半没有造成严重的功能障碍，小部分损伤会对日常活动产生影响，个别损伤会造成身体功能障碍，如有的老人在跳广场舞时因场地不平，自己不慎绊倒，导致腰部骨折，并且发生在冬天，光住院就超过一个月。

在调查是否担心自己会在健身时受伤时，未曾发生过风险的人都很少担心或者不担心在健身中会受伤，而曾发生过损伤的人员则会比较担心甚至非常担心受伤；多数人认为受伤的风险是可以预防的，其次是认为比较难预防，个别人认为不能预防。

健身运动，安全先行。如不能保证安全，一切都是徒劳，说明人们在运动的价值取向上追求的是健康，在锻炼的方式上选择的是安全。以健身增进健康，以安全保障运动、快乐享受健康运动，是现代大众体育的健康观和健身观。强化健身运动安全教育，不但能提高健康锻炼的成效，降低运动伤病的概率，还能为广大健身者的身心健康提供必要的保障支持。

三　社区中老年人健身锻炼原则

要想科学地进行健身锻炼，提高健身效果，避免伤害事故，就必须遵循以下健身锻炼原则，养成良好的健身锻炼习惯。

（一）安全性原则

安全性原则主要是指在参加健身锻炼时，要保证健身的安全，要保证健身者不发生或者尽量避免发生运动伤害事故。随着年龄的增长，中老年人的各个器官功能逐渐退化，其协调性、灵敏性都在下降，所以千万不能在锻炼时要求像年轻人一样激烈，以免出现不适反应甚至对身体造成伤害，必须从安全出发。中老年人在健身活动中如出现头晕、头痛、口渴、饥饿、气喘、乏力、疼痛等异常感觉时应暂停健身，并立即就医或咨询专家，切不可为了健身盲目跟风、盲目大运动量锻炼，以防造成身体伤害。本着安全性原则，中老年人在健身锻炼前首先应该进行身体健康检查和体质测量与评价，根据自身特点和周边的健身环境确定科学的运动处方或健身方案，在健身前做好充分的准备活动或热身活动，选择适宜的运动强度和健身方式，运动后做好整理活动或放松活动，并配合合理的膳食和有效的情绪管控，实施全程医务监督，并做好运动损伤的预防和处理。

（二）经常性原则

经常性原则是指要经常性地参加健身锻炼，这样健身的效果才会明显和持久，而不应"三天打鱼，两天晒网"。应该养成经常健身锻炼的习惯，坚持不懈，使身体保持良好的状态，同时合理安排健身计划，形成规律，生活有规律对中老年人非常重要，同样按体育锻炼的规律指导老年健身也十分重要，违背体育锻炼的规律将适得其反，伤害身体。如遇到因气候条件不能在室外急性健身锻炼时，可以改在室内或者暂时变换一下锻炼内容。

（三）循序渐进原则

循序渐进原则是指在进行健身锻炼时，要科学地、由小到大、由易到难、由简到繁、逐步增加健身活动时间和运动强度。中老年人对体力负荷的适应能力较差，因而在运动时应有较长的适应阶段，切忌急于求成而猛增运动量。中老年人在运动时要量力而行，掌握好运动量，预防过度疲劳，反对争强好胜，更不能逞强，不要勉强做动作，不要总和年轻人比或是和自己年轻时比。动作不能太猛、太快、幅度太大，避免运动量过大。

（四）全面性原则

全面性原则是指在进行健身锻炼时，要注意健身内容的多样性，要使身体各个部位都参与运动，使身体各个器官系统的机能水平得到全面提高，使身体的整体机能得到全面、协调发展。健身的全面性不仅是指健身的项目要

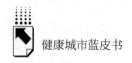

丰富多彩，还可以指即使是受条件限制，不能选择较多的运动项目时，也可以选择一种能使较多器官和部位得到锻炼的运动形式，以保证对整体产生全面影响。

（五）区别对待原则

区别对待原则是指要根据中老年健身者的年龄、性别、爱好、身体条件、周边的健身环境、运动基础等不同的情况做到区别对待，使健身更有针对性，同时根据每个人的遗传特征、机能特点和运动习惯等制订个性化的健身方案。

（六）卫生保健原则

在运动时要注意对关节的保护，避免关节过度屈伸，运动后应注意身体的保温，不能马上洗澡，更不能洗冷水澡、吹电风扇，冬季运动后不能到室外吹风等。饭后不宜即刻参加健身锻炼，运动中不宜大量饮水，运动后要有计划地补充水分，少量多次。

（七）结伴健身原则

中老年人随着年龄的增长，身体各器官、系统的机能水平都在不断下降，包括身体的协调性、反应能力等也都在下降，并且随着体质的衰退，很大一部分人都患有不同程度的疾病尤其是老年病，在健身锻炼时由于运动会使身体产生一定程度的应激反应，随时都有可能出现突发状况，如独自锻炼，将会非常危险。因此，中老年人宜结伴参加健身锻炼，以便相互照顾，如有意外发生也可进行现场呼救等。

四　社区中老年人健身安全实现路径

中老年人参加健身运动的目的就是防病祛病，延年益寿，增进身体健康。要实现这一健身目的，需要从多途径、多渠道着手，控制风险因素，实现健身安全。

（1）要对中老年人的体质健康情况进行实时评价，既要包括健康体检，也要包括体质体格测试。

（2）结合实际健身环境，既包括自然环境，如气候、季节、天气等，也包括社会环境和人文环境。

（3）制订科学的健身计划，主要包括健身目的、健身类型或健身项目、运动强度、运动时间、运动频率和注意事项六个方面。

（4）选择符合国家相关安全标准的体育设施设备，严格遵照使用说明、注意事项和特别警告，定期检查、检修以及保养。

（5）根据健身者特点，分别在运动前、运动中以及运动后保证合理的营养膳食，以保证健身效果。

（6）要对中老年人的不好情绪尤其是抑郁和焦虑等常见的不良情绪进行有效控制，以免由于情绪不佳而发生意外伤害。

（7）要做好运动损伤的防治工作，防患于未然，正确识别健身中的风险因素，采取有效措施规避和杜绝。即使发生风险也要有基本处理能力，把握好治伤的黄金时间，争取妥善处理和实现最佳治疗。

（8）要在健身过程中进行自我监督和短期、中期、长期跟进的医务监督，实时监控异常变化，及时处理，及时就医。

（9）有条件的社区和健身者最好能在社会体育健身指导员的指导下进行适宜的健身活动，并建立社区中老年居民健康管理档案，实现健身安全，切实增进身体健康，积极响应"健康中国"这一国家战略。

综上，社区中老年人健身安全实现路径如图1所示。

健身锻炼在某种意义上说是一把"双刃剑"，科学的健身锻炼确实能增进健康、防病治病、改善生活质量，但如果健身过程不科学，没有必要的防范措施，不但达不到理想的健身效果，还会发生伤害事故或引发疾病。因此，提高健身风险识别能力，增强健身的安全性，不仅是确保社区中老年健身活动顺利进行的基础要素，也是获得健身锻炼积极效果的有效保障，更是推进全民健身工作积极发展的重要基础性工作。

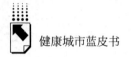
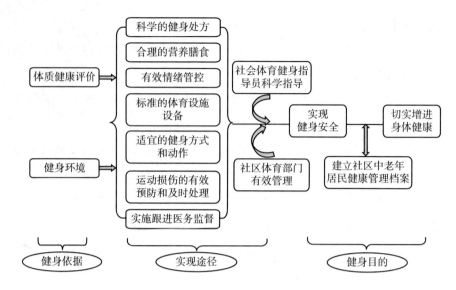

图1 社区中老年健身安全实现路径

B.18
后 记

本书由中国医药卫生事业发展基金会、北京市卫生健康委员会、首都社会经济发展研究所、北京健康城市建设促进会、北京民力健康传播中心、北京健康城市建设研究中心等单位共同研创和组织编写完成。中国医药卫生事业发展基金会原理事长、中国城市报中国健康城市研究院名誉院长王彦峰，北京市卫生健康委员会党委书记、主任雷海潮担任编委会主任。中国城市报中国健康城市研究院院长、北京健康城市建设促进会理事长、北京健康城市建设研究中心主任王鸿春，中国医药卫生事业发展基金会理事长兼秘书长王丹，北京市卫生健康委员会一级巡视员高小俊，首都社会经济发展研究所所长盛继洪，北京民力健康传播中心理事长、北京健康城市建设促进会监事长李小峰担任编委会副主任。王鸿春、盛继洪任主编。本书的整个研创工作是由王彦峰、雷海潮、王鸿春、王丹、高小俊、盛继洪和李小峰集体策划组织实施完成的。

首都社会经济发展研究所经济处处长鹿春江、北京健康城市建设促进会副秘书长兼办公室主任范冬冬和北京健康城市建设促进会副秘书长兼宣传部主任夏吴雪做了大量组织和协调工作。

感谢社会科学文献出版社政法传媒分社总编辑曹义恒先生在本书的策划和编辑过程中的耐心指导，以及在沟通协调方面给予的大力支持。本项目为北京市社会科学基金研究基地重点项目，感谢北京市社科联、北京市哲学社会科学规划办公室在立项和研究过程中给予的大力支持、具体指导以及帮助。

《北京健康城市建设研究报告（2020）》编辑委员会谨代表本书全体成员，对为本书报告做出贡献、给予支持、提供帮助的各位领导、专家和同人深表谢忱！

《北京健康城市建设研究报告（2020）》编辑委员会
2020 年 10 月于北京

Abstract

People's health is an important symbol of national prosperity and national prosperity, healthy city is a healthy-oriented city development thought, is an important symbol of all-round development of cities. As a political center, cultural center, international communication center and science and technology innovation center, Beijing has given priority to the development of healthy city construction.

In March 2020, in order to implement the Healthy China Strategy and the State Council's Opinions on the Implementation of Healthy China Action, the Health Beijing Action Commission issued the Health Beijing Action (2020 – 2030), which requires that the phase target set by the Healthy China Action be fully met or exceeded by 2022, and that a healthy urban pattern should be basically completed in accordance with the international first-class harmonious livable capital by 2030. This book aims at according to the healthy Beijing construction new request, combines the new crown epidemic situation to the Beijing healthy city construction all aspects test, carries out the Beijing healthy city construction research work in depth, promotes the healthy Beijing action, for the municipal Party committee, the municipal government decision-making and the construction healthy Beijing, formulates the healthy Beijing "Fourteen Five" the development plan provides the beneficial theory reference and the policy suggestion.

The overall report objectively presents the output of the "ten-year action plan" through a comprehensive assessment of the implementation of the objectives of the "Healthy Beijing People—National Health Promotion Decade Action Plan (2009 – 2018)", and analyzes the challenges faced by the construction of a healthy Beijing in the new period. We should further improve the organizational system, optimize the mechanism of multi-sectoral cooperation; coordinate the policies of multi-sectoral health promotion, strengthen the regulatory capacity of policy; innovate intervention activities, establish long-term mechanism, promote the

296

improvement of people's healthy behavior lifestyle; improve the evaluation index system and evaluation mechanism.

The report focuses on the improvement of health education and health care in Beijing, the promotion of public health and health care, the promotion of public health and health care, the promotion of public health and health care, the improvement of public health and health care, the improvement of public health and health care, and the improvement of public health and social health and health and health care, and the improvement of public health and social health and health and health and health and health and health and health and health and health and health, health and health and health and health and health and health and health, health and health and health and health and health and health and health and health and quality of the health and health and health and health and quality of the health and health and health and health and health of the health and health and health and health and health of the health and health and health and health and health and social quality of the public quality of the public health and health and health and health and health and health and health Change unhealthy lifestyle and so on, develop healthy culture.

Keywords: Healthy Beijing; Healthy City; Healthy Education; Healthy Promotion

Contents

I General Report

Abstract: In the post Olympic period, the Beijing municipal government, based on the concept of general health, has issued the "Healthy Beijing People— National Health Promotion Decade Action Plan (2009 −2018)", aiming at the main health problems of Beijing residents. The final evaluation conducted in 2018 showed that among the 11 health indicators, health literacy, daily salt intake of residents, smoking rate, regular exercise proportion, daily tooth brushing rate, annual physical examination rate, maternal mortality rate, infant mortality rate, per capita life expectancy and other indicators reached the goal of the "ten year action plan", the detection rate of obesity in primary and secondary school students increased slightly, and the residents daily edible oil The results show that the "three rates" of intake and hypertension have not reached the target; 9 health promotion actions and 7 security measures have been effectively implemented, and rich experience has been obtained, among which, multi department coordination mechanism and tobacco control action have achieved remarkable results, health knowledge popularization action, fitness action and maternal and infant health action have characteristics. It is suggested that we should further improve the organizational system, optimize the multi sectoral cooperation mechanism, coordinate the multi sector health promotion policies, strengthen the regulatory capacity of policies, innovate intervention activities, establish a long − term mechanism to promote the improvement of people's healthy behavior and lifestyle, and improve the evaluation index system and evaluation mechanism.

Keywords: Health Promotion; Health Behavior Index; Ten Year Action Plan; Healthy Beijing

Ⅱ Healthy Environment

B. 2 Establishment of a Sanitary City and Construction

of a City's Healthy Environment

—*Taking Chaoyang District of Beijing as an Example*

Li Liang, Xiao Zhifeng, Song Lichen and Xu Jing / 036

Abstract: The healthy environment construction is the key link of the healthy city construction. As far as Beijing is concerned, promoting healthy environment construction is an important measure to build a top-notch area, an important guarantee to enhance urban competition and a realistic need to improve people's livelihood. The establishment of a healthy city provides a basic path for speeding up the construction of a healthy environment and promoting the construction of a healthy city. Beijing Chaoyang District to create a national health area to promote health environmental construction, highlight the people's health center, stress the goal of harmony and livable, solidify the concept of healthy life, go all out, mobilize the whole people, highlight the important role of health to

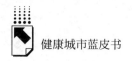

health environmental construction. Through the establishment of national health district, the overall health environment of Chaoyang district has been improved obviously, the human settlement environment has been improved remarkably, and the city construction has more quality. In the future, we should strengthen the top-level design of healthy environment construction by creating health, form a good situation of promoting healthy environment construction by creating health, concentrate on promoting healthy environment construction by creating health, provide multiple guarantees to promote healthy environment construction by creating health, and continue to carry out publicity to promote people's health consciousness and accomplishment.

Keywords: Healthy City; Create a Healthy City; Healthy Environment; Chaoyang District

B. 3　Study on the Construction of Glacier Green Valley Eco-gully in Yanqing District of Beijing

Xia Shengyin, Xu Zhizhong and Qian Yong / 050

Abstract: Glacier green valley is an important area of urban eco-gully in Beijing, and it is also an important hand for Beijing to build a harmonious and livable city and a beautiful village. The natural resources of the Glacier Green Valley are unique, the culture is deep and the geographical advantage is outstanding. Based on this, in the process of the ecological construction of the Glacier Green Valley, it has made great efforts to clean up the dirt, solve the disorder, increase the green and control the pollution. It is dedicated to beautifying the environment, brightening the industry and fine management, and has achieved good results. However, there are some problems in the construction of infrastructure in gully area, such as the poor service level of public transportation, the asymmetry of interactive information between urban and rural areas, and the lack of talent support in the construction of beautiful countryside. Therefore, we must start with policy support, project promotion, publicity and promotion, talent introduction, and so on, to promote the ecological construction of the Glacier Green Valley.

Keywords: Ecological Gully; Glacial Green Valley; Healthy Environment; Yanqing District

B. 4   The Status and Analysis of Domestic Waste Classfication

in Beijing   *Tang Wenxian, Liu Guohai* / 061

Abstract: With the implementation of the revised "Regulations on the Administration of Domestic Waste in Beijing", Beijing has launched a new chapter on the full implementation of the classification of domestic waste. Source classification is the key link and difficulty of garbage classification management, and the residents are the actors in the garbage classification, which plays a fundamental role in the success of garbage classification. At present, the four types of waste classification models explored in Beijing are more useful experience in the front-end classification of residents as the subject of responsibility, lack of the front-end classification of residents, property and street communities in the coordination between the three sides, it is necessary to Beijing's current domestic waste classification status and model of the overall comb, to find a can be clear residents, property and street community responsibility and obligations, but also feasible source classification mechanism of domestic waste classification. In source classification, there are problems such as low participation rate of residents, low property initiative, low coverage in scope and insufficient effectiveness in supervision. It is suggested to implement the three-level classification mechanism of residents, property and community, to solidify the working mechanism of community cadres sinking into the classification of community garbage, to give play to the demonstration role of community key people participating in the classification of garbage, to set up the database of domestic garbage and the promotion center of street garbage classification, to encourage the community to

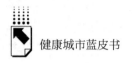

introduce social resources to realize kitchen waste out of the community, and to construct a fully covered digital supervision system of garbage classification.

Keywords: Garbage Classification; Source Classification; Precise Classification; Three-level Classification and Step-by-step Mechanism

Ⅲ   Healthy Society

B. 5   Research on Development of Health Hotline Service
—On the Development and Layout of Health Services in Beijing

Duan Changxia , Han Yinping / 080

Abstract: Since Beijing "12320" health hotline was opened, service demand has been increasing, service scope has been expanding, service form has been enriching, service function has been expanding. The overall rising trend of the call volume is directly related to the practical convenience and service accessibility of the traditional telephone consultation channels, as well as the authority of the policy information of the government service hotline, the accuracy of the professional knowledge, the professional quality of the service staff, the specific demand of the government function supporting services, and the limitation of the use of network technology and emerging media by the specific groups such as the elderly; while the slowdown of the growth rate is directly related to the popularization of the network and the rise of the healthy access of the new media. Although the growth rate of hotline service has slowed down, it still has a broad base of service audience and a strong demand for services, which cannot be replaced. In the future development process, it is necessary to do a good job of "original" call service in "new" way, integrate "original" propaganda service in "new" form, and support government decision-making with data management analysis.

Keywords: Health Hotline; Health Needs; Health Services

B. 6 Epidemic Prevention and Control and Community Management

—Take the Prevention and Control of Pneumonia Epidemic

Situation in Xinhua Street as an Example Teng Yongxin / 104

Abstract: Community is the first line of the joint prevention and control of the new crown pneumonia epidemic, and community governance is the grass-roots unit of the national governance system. Beijing Tongzhou District Xinhua Street adhere to and improve the Party building leading, actively build a multi-participation community governance mechanism, in the early outbreak, the streets ahead of the planning, rapid response to the prevention and control of the epidemic situation as the most important work to grasp the real catch landing. During the normal prevention and control period of epidemic situation, the emergency management mechanism of prevention and control of epidemic situation was optimized, and the citizen's appeal was not appealed to, so as to speed up the improvement of regional governance ability. In practice, Xinhua Street Precise Prevention and Control is still subject to the low efficiency of property management services, fuzzy community function boundary, low comprehensive quality of community personnel, intelligent full coverage of funds and other issues. The research shows that party building is the key to effectively integrate all the forces of community governance, the function boundary of community neighborhood committee is the premise of community governance, the construction of community team five and the improvement of social worker's overall quality are the guarantee of community's work, the accurate control of population information and the dynamic management of rental housing are the keys of community governance, the construction of citizen and enterprise credit reward and punishment civilization system is the effective path of social good governance, and the application of scientific and technological means is the direction of community governance in the future.

Keywords: Epidemic Prevention and Control; Community Management; Tongzhou District

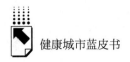

B. 7   Health Management of Workplace During the

Epidemic Prevention

Yan Yan, Dong Jing, Shi Ning and Zhou Limei / 121

Abstract: Workplace, as an important place closely related to laborer's work and life, is an important line of defense against and control of epidemic situation, at the same time, it takes on the important task of maintaining social stability and promoting economic development, and it is of great significance to do a good job in the health management of workplaces during the epidemic period. The content of workplace health management during the outbreak period is: to understand the "special" needs of special period, to carry out the health management in special period, to pay attention to the psychological protection of professional population in special period, to bring into play the advantages of traditional Chinese medicine. It is an important part of the social epidemic prevention and control work to combine the prevention and control of epidemic situation with the health management of the normal workplace, carry out the guidance of multi-measures and simultaneous prevention and control of epidemic situation, and protect the physical and mental health of workers during the special period of prevention and control of epidemic situation.

Keywords: COVID-19; Health Management; Healthy Society

Ⅳ   Healthy Service

B. 8   A Study on Enhancing Public Mental Health Literacy

and Responding to Sudden Public Events in Beijing

Yang Fude, Song Chongsheng and Pang Yu / 138

Abstract: After the "National Health and Health Commission Issued the Ten Articles" on mental health literacy in 2018, Beijing carried out a series of practice activities to improve mental health literacy. Taking college students as an example, the evaluation shows that mental health literacy is generally better, but there is still room for improvement. The outbreak of new coronavirus pneumonia has put forward higher demands on mental health literacy. In terms of how to improve the mental health quality of the citizens to cope with the development strategy of public emergencies, we should set up the service platform of mental health literacy in the capital, plan to improve citizens' ability of coping with public emergencies, set up the unified number psychological assistance hotline platform, plan to improve the ability of hot line service and work efficiency, set up the talent bank of mental health literacy service in the capital, strengthen the construction of psychological crisis intervention team five, establish the positive psychological aid and crisis intervention system of public events, set up the capital, set up the information platform of public affairs, and put in the capital's mental health quality of scientific research, improve the project, improve the information platform of public affairs, improve the capital's ability of public affairs, improve the public affairs, improve the public affairs, improve the public affairs, improve the public affairs, improve the public affairs, improve the public affairs, and public affairs, improve the public service, improve the public service, improve the public service, improve the public service, improve the public service, improve the ability of science and public service, improve the public service, improve the research and promote the ability of public service, improve the ability.

Keywords: Mental Health Literacy; Sudden Public Events; Psychological Crisis Intervention

B. 9 The Status Analysis of Maternal Healthcare in Daxing

Abstract: The health index of pregnancy and pregnancy in Daxing continued to improve in 2010 − 2019. In terms of health indicators of maternal

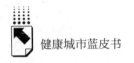
health, maternal mortality fluctuates, perinatal mortality decreases, and the prevention and treatment of birth defects are outstanding. In terms of maternal health care services, pre-pregnancy health care is gradually integrated, prenatal health care services are steadily moving forward, prenatal health care services continue to improve, post-natal health services continue to upgrade. The main experience is: the government-led, departmental cooperation, promote the healthy development of women and children health cause; improve the network, standardize management, improve the construction of women and children health service system; adhere to the bottom line, strictly grasp the implementation of the area to ensure maternal and child safety; innovative development, do better, optimize maternal and child health service model; extensive publicity, vigorously guide, gradually improve maternal and child health literacy.

Keywords: Maternal and Child Health Care; Maternal and Child Health Services; Maternal and Child Safety; Daxing District

V　Healthy Culture

B. 10　Research on the Protection and Development of the
　　　　Cultural Heritage of Geographical Names
　　　　—*Example of the Three Hills and Five Gardens Region*
　　　　in Beijing　　　　　　　　　　　　　　　*Li Hao* / 176

Abstract: The Three Hills and Five Gardens Region in Beijing is an important historical and cultural protection area in the western suburbs of Beijing, and its place names have important academic value and development benefits. At present, there are some problems in the protection and utilization of the cultural heritage of place names in the region, such as lack of research results, destruction of historical features, insufficient publicity and narrow development vision. It is suggested to promote the protection and development of the cultural heritage of place names in the region from six aspects. We will strengthen the collection, classification and research of geographical names in the area of the Three Hills and Five Gardens Region in Beijing, establish expert groups on the work of the five parks in three hills; open up governments at all levels and relevant departments to establish unified offices for the protection and development of place names; do a good job in the management of place names and the naming of new place names should pay attention to the historical context and heritage; maintain historical and cultural features, restore the overall landscape of people with historical place names; strengthen the cultural propaganda in the area, enrich the way and the cultural vision of the western areas, and the development methods of the city.

Keywords: The Three Hills and Five Gardens Region; Place Name Cultural Heritage; Healthy Culture

B. 11 Report on 2019 Third Beijing Adult Tobacco Survey

Xu Luting, Shi Jianhui, Qi Li and Du Shichang / 186

Abstract: To investigate the status quo of adult residents' tobacco use and the government's tobacco control efforts, and to scientifically evaluate the effectiveness of the 2015 Beijing Smoking Control Regulation, during March to August 2019, the Department of Health Education, Beijing Center for Disease Control and Prevention conducted the third wave of Beijing Adult Tobacco Survey. The current smoking prevalence of Beijing adults aged 15 and older was 20.3% in 2019, 37.1% for males and 2.4% for females. The smoking prevalence dropped by 2% from year 2016, 3.1% from 2014. 31.6% of the current smokers had tried to quit in the past 12 months, and 16.2% of them was planning to quit in the next 12 months. Among all the past and current smokers, 31.3% had already quit. 30.0% of Beijing adults were exposed to secondhand smoke at home. 27.0% were exposed at indoor workplace. The rate of secondhand smoke exposure in public places, as ordered from high to low by the type of venues were bars/nightclubs (71.2%), restaurants (42.5%), while waiting in line (40.4%), primary and secondary schools (34.9%), universities (16.1%), government

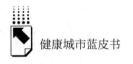

buildings（8.6%）, health care facilities（6.9%）and public transports（2.2%）. The results showed that the adult smoking prevalence in Beijing was declining steadily, and that the 2015 Regulation was overall effective. We suggested that male middle-aged and elderly people, females and youth should be key target populations of future tobacco control interventions. More efforts should be paid to the enforcement of the existing smoking control legislation, as well as public education of tobacco harm knowledge.

Keywords: Tobacco Control; Adult Smoking Rate; Smoke-free Legislation

B. 12　Report the Cultivation of Health Population in Beijing

Liu Xiurong, Cao Yuan, Han Mei and Li Zhijun / 215

Abstract: Beijing attaches great importance to the healthy work of the people. Over the years, in order to continuously improve the health of the people, through the continuous introduction of a number of health education and health promotion work plans, continuous implementation of health into all policies, vigorously carry out health-supporting environmental construction, and strive to create a good urban and rural health environment and health culture atmosphere, for the maintenance and promotion of the health level of the people in the capital played an important role. Its concrete practice is embodied in the following aspects: the implementation of health education and health promotion planning, the construction and promotion of health promotion schools, the development of health promotion hospitals, the construction of health promotion demonstration villages（communities）, based on the regional construction of health promotion sites, has achieved fruitful results. In recent years, the health of the people has improved markedly, and the level of health literacy has improved year by year. In 2018, the average life expectancy of the city reached 82. 2 years, and the level of health literacy reached 32. 3%.

Keywords: Healthy Education; Healthy People; Healthy Promotion

VI Healthy Industry

B. 13 Research on the Countermeasures of Accelerating the
Development of National Fitness Leisure Industry in Beijing

Shi Jiangping, Zhang Yun / 232

Abstract: Fitness and leisure industry is an important part of sports industry. Accelerating the development of fitness and leisure industry is a strong engine to promote the development of sports industry in depth, and is an important content of building " healthy China". In recent years, the state and Beijing Municipal Government have issued a series of policies to promote the development of fitness and leisure industries. The development of Beijing's fitness and leisure industry has gone through the stage of mass spontaneous development, the stage of developing the concept of leisure and the stage of rapid development of the demand for fitness and leisure. From the perspective of development trend, the scale of fitness and leisure industry is expanding, the fusion of new industries is developing continuously, and the Beijing-Tianjin-Hebei fitness and leisure industry is developing rapidly. The main ways to promote the development of the national fitness and leisure industry in Beijing are to increase the supply of fitness and leisure venues, to promote the development of the national fitness and leisure industry with the help of major sports events, to stimulate social vitality through policies, and to increase the training of fitness instructors. It is suggested to strengthen the overall management of fitness and leisure industry of the whole people, strengthen the construction of fitness and leisure facilities of the whole people, actively promote the transformation and upgrading of fitness and leisure industry, and promote the development of industrial integration.

Keywords: Fitness and Leisure Industry; Sports Industry; Healthy People

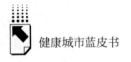

B. 14　Research on the Integration of Health Insurance

　　and Public Health Services　　　　　*Hao Jianmin* / 243

Abstract: Health insurance is an important part of health industry and plays an important role in serving health reform and health strategy in China. Governments at all levels and relevant functional departments intend to enhance the level of public service delivery and public health governance through the play of the social management role of insurance. Typical case analysis shows that insurance companies all take the "difficult point" and "pain point" in the government work as the starting point, the intervention of insurance companies makes public health management more than one main body, health insurance has become a market-oriented alternative to government governance society or a beneficial supplement. However, because this kind of insurance project has the specialty strong, the clause development difficulty and so on the characteristic, the health insurance social management function in the public health domain has not got the full play, needs to have the specialized strength health insurance company to dig deeply. In terms of government departments, it is suggested that the competent departments of relevant industries should not only make policies, but also regularly summarize typical successful cases. From the perspective of insurance companies, it is necessary to improve the political standing, the construction of service health in China as the core work to grasp, strengthen professional talent training and input, explore the path of professional development, and work with government departments to serve health insurance public health governance system and governance capacity modernization.

Keywords: Health Insurance; Public Health; Healthy Industry

Ⅶ   Healthy People

Abstract: The health problems of adolescents are closely related to their behaviors. The health risk behaviors may cause direct or indirect damage to their health, well-being and even adult health and quality of life. The results of the National Student Physical and Health Survey show that the nutritional status of children and adolescents in Beijing is "double peak", i. e. , malnutrition and overweight/ obesity, while the nutritional status of children and adolescents is closely related to their diet-related behaviors; the report rate of behaviors related to adolescent living habits in Beijing is generally higher than that of the whole country; the report rate of unintentional injury among teenagers is basically similar to the national survey; among the related behaviors of violence and campus violence, the boys and the rural areas, the students are more concerned with the rate of children, the education is higher than the whole country.

Keywords: Adolescent; Health Risk Behavior; Health Risk

Abstract: Since the outbreak of the epidemic of COVID −19, the production and life of people have been seriously affected. Beijing CDC carried out an online

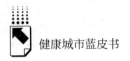
questionnaire survey on residents aged 15 and over in Beijing in March 2020. The results show that the overall awareness rate of the knowledge about COVID-19 of Beijing residents is 81. 8% , the basic knowledge of the prevention and control of COVID-19 of Beijing residents is well mastered, and the formation rate of the belief and protective behavior to overcome the epidemic situation is very high, which indicates that the health education work and the health information dissemination in the early stage have played a positive role and the effect is obvious. In view of the common efforts of the whole society to prevent and control the epidemic situation of major infectious diseases, it is suggested to strengthen the cooperation and information exchange between departments, make effective use of traditional media and new media, carry out health education in a targeted way, improve the level of public health information literacy, do a good job in mental health education, and carry out health education effect evaluation.

Keywords: The Epidemic of COVID-19; Health Education; Epidemic Prevention and Control

B. 17 Research on the Realization Path of Fitness Safety of Middle-aged and Elderly People in Beijing's Community

Shi Jiangping, Ma Hongtao, Zhou Ping and Zhang Yun / 285

Abstract: With the development of aging society in China, the problem of fitness safety of middle-aged and elderly is becoming more and more prominent. How to identify risks and take effective measures to control risks to ensure the safety of fitness of Middle-aged and elderly is also an important measure to deal with the development of aging society. On the basis of a large number of documents and research results at home and abroad, this paper randomly visited the streets, communities, parks, squares and other fitness places in the eight major urban areas of Beijing. The authors conducted an interview survey on the fitness status of middle-aged and elderly people in Beijing community, especially on the aspect of fitness risk. Then to explore and put forward the realization path of fitness safety for middle-aged and old people in Beijing community: physical examination and physique test for middle-aged and old people, combining the advantages of medical supervision and exercise test, improving the service level of sports-medicine integration; scientific fitness, rational planning of exercise intensity and exercise time and other factors to improve the quality of exercise; constantly standardizing and improving the safety of fitness environment and fitness equipment; popularizing and publicizing the importance of diet management and emotional management for the elderly fitness safety; Conditional community and fitness workers should be able to carry out appropriate fitness activities under the guidance of fitness instructors, and under the effective management of community sports departments, establish health management files for middle-aged and elderly residents in the community, so as to achieve fitness safety, effectively improve physical health, and respond positively to the national strategy of "healthy China".

Keywords: Community Fitness; Middle-aged and Elderly Fitness; Fitness Safety

社会科学文献出版社

皮书

智库报告的主要形式
同一主题智库报告的聚合

❖ 皮书定义 ❖

皮书是对中国与世界发展状况和热点问题进行年度监测，以专业的角度、专家的视野和实证研究方法，针对某一领域或区域现状与发展态势展开分析和预测，具备前沿性、原创性、实证性、连续性、时效性等特点的公开出版物，由一系列权威研究报告组成。

❖ 皮书作者 ❖

皮书系列报告作者以国内外一流研究机构、知名高校等重点智库的研究人员为主，多为相关领域一流专家学者，他们的观点代表了当下学界对中国与世界的现实和未来最高水平的解读与分析。截至2020年，皮书研创机构有近千家，报告作者累计超过7万人。

❖ 皮书荣誉 ❖

皮书系列已成为社会科学文献出版社的著名图书品牌和中国社会科学院的知名学术品牌。2016年皮书系列正式列入"十三五"国家重点出版规划项目；2013~2020年，重点皮书列入中国社会科学院承担的国家哲学社会科学创新工程项目。

中国皮书网

（网址：www.pishu.cn）

发布皮书研创资讯，传播皮书精彩内容
引领皮书出版潮流，打造皮书服务平台

栏目设置

◆**关于皮书**
何谓皮书、皮书分类、皮书大事记、
皮书荣誉、皮书出版第一人、皮书编辑部

◆**最新资讯**
通知公告、新闻动态、媒体聚焦、
网站专题、视频直播、下载专区

◆**皮书研创**
皮书规范、皮书选题、皮书出版、
皮书研究、研创团队

◆**皮书评奖评价**
指标体系、皮书评价、皮书评奖

◆**互动专区**
皮书说、社科数托邦、皮书微博、留言板

所获荣誉

◆2008年、2011年、2014年，中国皮书
网均在全国新闻出版业网站荣誉评选中
获得"最具商业价值网站"称号；
◆2012年,获得"出版业网站百强"称号。

网库合一

2014年，中国皮书网与皮书数据库端口
合一，实现资源共享。

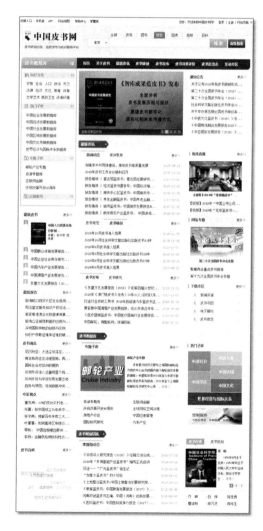

权威报告·一手数据·特色资源

皮书数据库
ANNUAL REPORT(YEARBOOK)
DATABASE

分析解读当下中国发展变迁的高端智库平台

所获荣誉

- 2019年，入围国家新闻出版署数字出版精品遴选推荐计划项目
- 2016年，入选"'十三五'国家重点电子出版物出版规划骨干工程"
- 2015年，荣获"搜索中国正能量 点赞2015""创新中国科技创新奖"
- 2013年，荣获"中国出版政府奖·网络出版物奖"提名奖
- 连续多年荣获中国数字出版博览会"数字出版·优秀品牌"奖

成为会员

通过网址www.pishu.com.cn访问皮书数据库网站或下载皮书数据库APP，进行手机号码验证或邮箱验证即可成为皮书数据库会员。

会员福利

- 已注册用户购书后可免费获赠100元皮书数据库充值卡。刮开充值卡涂层获取充值密码，登录并进入"会员中心"—"在线充值"—"充值卡充值"，充值成功即可购买和查看数据库内容。
- 会员福利最终解释权归社会科学文献出版社所有。

数据库服务热线：400-008-6695
数据库服务QQ：2475522410
数据库服务邮箱：database@ssap.cn
图书销售热线：010-59367070/7028
图书服务QQ：1265056568
图书服务邮箱：duzhe@ssap.cn

中国社会发展数据库（下设 12 个子库）

　　整合国内外中国社会发展研究成果，汇聚独家统计数据、深度分析报告，涉及社会、人口、政治、教育、法律等 12 个领域，为了解中国社会发展动态、跟踪社会核心热点、分析社会发展趋势提供一站式资源搜索和数据服务。

中国经济发展数据库（下设 12 个子库）

　　围绕国内外中国经济发展主题研究报告、学术资讯、基础数据等资料构建，内容涵盖宏观经济、农业经济、工业经济、产业经济等 12 个重点经济领域，为实时掌控经济运行态势、把握经济发展规律、洞察经济形势、进行经济决策提供参考和依据。

中国行业发展数据库（下设 17 个子库）

　　以中国国民经济行业分类为依据，覆盖金融业、旅游、医疗卫生、交通运输、能源矿产等 100 多个行业，跟踪分析国民经济相关行业市场运行状况和政策导向，汇集行业发展前沿资讯，为投资、从业及各种经济决策提供理论基础和实践指导。

中国区域发展数据库（下设 6 个子库）

　　对中国特定区域内的经济、社会、文化等领域现状与发展情况进行深度分析和预测，研究层级至县及县以下行政区，涉及地区、区域经济体、城市、农村等不同维度，为地方经济社会宏观态势研究、发展经验研究、案例分析提供数据服务。

中国文化传媒数据库（下设 18 个子库）

　　汇聚文化传媒领域专家观点、热点资讯，梳理国内外中国文化发展相关学术研究成果、一手统计数据，涵盖文化产业、新闻传播、电影娱乐、文学艺术、群众文化等 18 个重点研究领域。为文化传媒研究提供相关数据、研究报告和综合分析服务。

世界经济与国际关系数据库（下设 6 个子库）

　　立足"皮书系列"世界经济、国际关系相关学术资源，整合世界经济、国际政治、世界文化与科技、全球性问题、国际组织与国际法、区域研究 6 大领域研究成果，为世界经济与国际关系研究提供全方位数据分析，为决策和形势研判提供参考。

法律声明

"皮书系列"（含蓝皮书、绿皮书、黄皮书）之品牌由社会科学文献出版社最早使用并持续至今，现已被中国图书市场所熟知。"皮书系列"的相关商标已在中华人民共和国国家工商行政管理总局商标局注册，如LOGO（ ）、皮书、Pishu、经济蓝皮书、社会蓝皮书等。"皮书系列"图书的注册商标专用权及封面设计、版式设计的著作权均为社会科学文献出版社所有。未经社会科学文献出版社书面授权许可，任何使用与"皮书系列"图书注册商标、封面设计、版式设计相同或者近似的文字、图形或其组合的行为均系侵权行为。

经作者授权，本书的专有出版权及信息网络传播权等为社会科学文献出版社享有。未经社会科学文献出版社书面授权许可，任何就本书内容的复制、发行或以数字形式进行网络传播的行为均系侵权行为。

社会科学文献出版社将通过法律途径追究上述侵权行为的法律责任，维护自身合法权益。

欢迎社会各界人士对侵犯社会科学文献出版社上述权利的侵权行为进行举报。电话：010-59367121，电子邮箱：fawubu@ssap.cn。

社会科学文献出版社